· 全国医学高职高专教材 ·

人体解剖学

（供护理学、检验学、药学、药物制剂、卫生管理、生物医学工程、
医学心理学等非临床医学专业本、专科用）

马大军　主　编

雍刘军　鞠　梅　**副主编**

编　者（以姓氏笔画为序）

马大军　马原野　刘卫华　刘传荣　米永杰

李　健　李　鑫　况　勇　张永昌　杨治国

周红利　雍刘军　谯时文　鞠　梅

U0218890

中国协和医科大学出版社

图书在版编目（CIP）数据

人体解剖学／马大军主编. —北京：中国协和医科大学出版社，2008.4
供护理学、检验学、药学、药物制剂、卫生管理、生物医学工程、医学心理学等非临床医学专业本、专科用
ISBN 978 - 7 - 81136 - 001 - 1

Ⅰ．人…　Ⅱ．马…　Ⅲ．人体解剖学 - 高等学校：技术学校 - 教材　Ⅳ．R322

中国版本图书馆 CIP 数据核字（2008）第 008908 号

人体解剖学

主　　编：马大军
责任编辑：左　谦　李培丽

出版发行　中国协和医科大学出版社
　　　　　（北京东单三条九号　邮编 100730　电话 65260378）
网　　址：www. pumcp. com
经　　销：新华书店总店北京发行所
印　　刷：北京丽源印刷厂

开　　本：889×1194 毫米　1/16 开
印　　张：16
字　　数：380 千字
版　　次：2008 年 4 月第一版　　2008 年 9 月第二次印刷
印　　数：5001-8000
定　　价：42.00 元

ISBN 978 - 7 - 81136 - 001 - 1／R·001

前　言

近年来，高职高专教育发展迅速，但在高职高专非临床医学专业和护理专业的解剖学教学中，缺少自己的专用教材，目前大多沿用临床医学教材，其内容不适合高职高专教学和人才培养需求。有鉴于此，我们针对培养对象的培养目标，组织常年工作在高职高专一线的老师，编写了适合本层次人才培养的《人体解剖学》教材。

在本教材的编写中，力求做到：

1. 实用、简明　本教材在编写过程中，在保持本学科基本知识完整性的基础上，根据教学对象和培养目标，重点突出了"必须、实用和够用"的原则。删除对学生用处不大或与其他学科重叠的内容，简化叙述非重点内容。行文尽量简洁明快、深入浅出。

2. 学习目标明确，内容生动　本书在每章开始有提示学生该章要求掌握的重点内容，使学生学习目标明确，重点突出。每章后面各有复习思考题，便于学生复习，提高学习效率。在每章中加入插入框，其内容为解剖学相关知识与临床问题，简明扼要地介绍解剖学相关知识与临床应用之间的关系。其目的是启发学生思维，加深对所学解剖学知识的理解和记忆，提高学习兴趣和解决问题的能力。

3. 突出形态学教学特点　为突出形态学教学特点，本书安排了300余幅高质量的插图。这些图片不仅从内容上清楚地展示人体的主要结构，给人以深刻印象，而且帮助学生学习理解记忆解剖学相关知识。

在本书的编撰过程中，各参编单位及中国协和医科大学出版社给予了大力支持；吉林医药学院窦肇华教授也给予了鼎力协助；各位编委为编好此书，呕心沥血，做了大量工作。在此一并表示衷心的感谢。

因编者水平有限，不当之处在所难免，敬请广大读者及解剖学界的同仁不吝批评指正，提出宝贵的意见，以便再版时改正，使本教材日臻完善。

马大军

2007 年 10 月于成都医学院

目录

绪　论

运 动 系 统

内 脏 学

目录

感　觉　器

神　经　系　统

内　分　泌　系　统

绪　论

【重点内容】
1. 人体解剖学的定义和分科。
2. 解剖学姿势和方位术语。
3. 人体器官的组成和系统的划分。

一、人体解剖学的定义

人体解剖学（human anatomy）是研究正常人体器官形态结构及其发生发展的科学。它和医学各科有着密切的联系，是医学科学的一门重要基础课程。据统计，1/3 以上的医学名词来源于解剖学，故人体解剖学是一门重要的医学基础科学。

学习人体解剖学的目的，在于通过理论与实践相结合的教学方法，从医学专业的实际需要出发，理解和掌握人体形态结构的基本知识，为学习其他基础医学课程和临床医学课程奠定坚实的基础。

二、人体解剖学的分类

人体解剖学是一门比较古老的形态学科学。**解剖**一词含有分割、切开的意思。持刀切割的方法是研究人体形态结构的基本方法之一。由于科学技术和研究方法的进展，解剖学的研究范围逐渐扩大和加深，门类也增多。广义的人体解剖学包括大体解剖学、组织学和胚胎学 3 部分。

大体解剖学（gross anatomy）是凭借肉眼观察的方法，研究正常人体形态结构的科学。按其研究方法和叙述的方式不同，解剖学又可分为系统解剖学和局部解剖学。**系统解剖学**（systematic anatomy）是按人体功能系统来进行描述和研究的科学称为系统解剖学。一般所说的解剖学就是指系统解剖学而言。**局部解剖学**（regional anatomy）是在系统解剖学的基础上按人体自然分区（头、颈、胸、腹、四肢等）由浅入深，逐层研究各部形态结构及相互位置关系的解剖学称为局部解剖学。

组织学（histology）是借助于显微镜观察的方法，研究人体细胞、组织、器官微细结构的科学。

胚胎学（embryology）是研究人体在发生发育过程中，形态结构变化的科学。

此外，由于研究角度和目的的不同，人体解剖学又可以分出若干门类，如从外科应用的角度加以叙述的**外科解剖学**；运用 X 线摄影技术研究人体器官形态结构的 **X 线解剖学**；以分析研究运动器官形态，提高体育运动效率为目的的**运动解剖学**；以研究个体生长发育、年龄变化为特征的**成长解剖学**；研究人体各局部或器官的断面形态结构的**断面解剖学**等。

三、人体的组成和系统的划分

人体结构和功能最基本的单位是**细胞**。许多形态相似、功能相近的细胞和细胞间质，按一定方式组成具有一定功能的结构，称为**组织**。人体有 4 种基本组织，即上皮组织、结缔组织、肌组织和神经组织。几种不同的组织结合成具有一定形态和功能的结构，叫器官，如心、肺、肾和胃等。许多器官联合在一起完成一个共同性的生理功能，构成系统。人体有九大系统，包括运动系统、消化系统、呼吸系统、泌尿系统、生殖系统、脉管系统、感觉器、内分泌系统和神经系统。各系统在神经体液的支配和调节下，彼此联系，互相影响，实现各种复杂的生命活动，使人体成为一个完整、统一的有机体。

按人体的外形，可将人体划分为**头部**（包括颅、面部）、**颈部**（包括颈、项部）、**躯干部**（包括胸部、腹部、背部、盆会阴部）。**上肢**分为肩、臂、前臂和手；**下肢**又分为臀、大腿、小腿和足四部分。

四、人体解剖学发展简史

解剖学是一门历史悠久的科学，是前人在漫长的历史过程中不断地探索、实践和积累知识而发展起来的。解剖学的知识可从古代的中国、印度、希腊和埃及的一些书籍中见到。在我国战国时代（公元前500年）的第一部医学著作《内经》中，就已明确提出了"解剖"的认识方法。

公元前300～200年，我国最早的一部医学著作《黄帝内经》中记载了人体形态结构。

1247年，宋代宋慈著《洗冤集录》，对人体骨骼及胚胎学等有较详细的记载，还附了检骨图。

1543年，比利时的 Andreas Vesalius 在大量人体解剖的基础上，写出了划时代的七卷解剖学著作《人体的构造》，奠定了现在解剖学的基础。

1768～1831年，清朝王清任在临床工作中深感解剖知识的重要，并亲自解剖了30具尸体，著述了《医林改错》，修订了古医书中的错误。

1867年，我国第一代西医黄宽在南华医学校承担解剖学、生理学教学期间，第一次在中国使用尸体进行解剖教学。

1893年，北洋医学堂开设了《人体解剖学》课程，至此，解剖学在我国成为一门独立的学科。

1930年，电子显微镜问世，使形态科学研究进入到分子生物水平。

1994年，运用计算机技术将人体断层标本图像进行数字重建，美国 Colorado 大学建立了世界第一个"数字虚拟人"。

20世纪末，我国著名解剖学家钟世镇院士开展了"数字虚拟人"的研究。

综上所述，解剖学的发展大致经历了大体解剖学、显微解剖学、超微结构解剖学等阶段。随着生物力学、免疫学、组织化学、分子生物学等向解剖学渗透，一些新兴技术如示踪技术、免疫组织化学技术、细胞培养技术和原位分子杂交技术等在形态学研究中被广泛采用，使这个古老的学科焕发青春的异彩，近年来发展的数字化"虚拟人体"的研究，为人体解剖学科带来了新的契机。因此，人体解剖学的形态科学研究将随着研究手段和方法的不断改革而不断向前发展。

五、解剖学姿势和方位术语

为了正确地描述人体结构的形态、位置以及它们间的相互关系，必须制定公认的统一标准和描述用语。为此，确定了解剖学标准姿势和轴、面、方位等标准术语。初学者必须准确掌握这些概念和术语，以利于学习、交流而避免误解。

（一）解剖学姿势

解剖学姿势 anatomical position（图绪-1）是指身体直立、两眼平视正前方，两足并拢，足尖向前，双上肢下垂于躯干的两侧，掌心向前。描述人体的任何结构时，均应以此姿势为标准，即使观察的客体、标本或模型是俯卧位、仰卧位、横位或倒置，或只是身体的一部分，仍应按人体的标准姿势进行描述。

（二）方位术语

方位术语（图绪-1）主要用于描述人体各部分在解剖学姿势下的位置以及两结构间的相对关系。常用的解剖方位术语如下：

1. 上（superior）和下（inferior）是描述器官或结构距头或足底的相对远近关系的术语。近头者为上；近足者为下。

2. 前（anterior）和后（posterior）是描述器官或结构距身体前面或后面距离相对远近的术语。近腹者为前，又称腹侧；近背者为后，又称背侧。

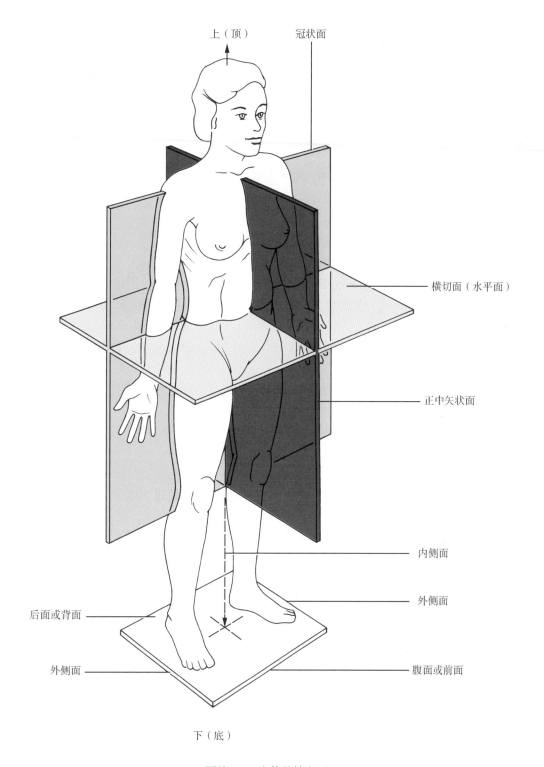

上（顶）
冠状面
横切面（水平面）
正中矢状面
内侧面
外侧面
后面或背面
外侧面
腹面或前面
下（底）

图绪-1　人体的轴和面

3．内侧（medial）和外侧（lateral）是描述器官或结构距人体正中矢状面相对远近关系的术语。近正中矢状面者为内侧；远离正中矢状面者为外侧。

4．内（internal）和外（external）是描述空腔器官相互位置关系的术语。在腔内者为内；在腔外者为外。

5．浅（superficial）和深（profound）是描述与皮肤表面相对距离关系的术语。近皮肤者为浅；

远离皮肤者为深。

6. **近侧（proximal）和远侧（distal）** 在四肢距离躯干较近的一端为近侧，远离躯干的一端为远侧。

7. **桡侧（radial）和尺侧（ulnar）** 在前臂，桡骨位于前臂的外侧，尺骨位于前臂的内侧，因此前臂的外侧又称桡侧，其内侧又称尺侧。

8. **腓侧（fibular）和胫侧（tibial）** 在小腿，腓骨位于小腿的外侧，胫骨位于小腿的内侧，因此小腿的外侧又称腓侧，其内侧又称胫侧。

（三）人体的轴和面

1. **轴（axis）** 为了分析关节的运动，可在解剖学姿势条件下，作出相互垂直的三个轴，分别为：

（1）**垂直轴**：为上下方与身体长轴平行的轴。

（2）**矢状轴**：为前后方向与人体长轴相垂直的轴。

（3）**冠状轴**：为左右方向与人体长轴相垂直的轴。

2. **面** 人体或任一局部均可在标准姿势下作相互垂直的三个切面（图绪-1）。

（1）**矢状面（sagittal plane）**：从前后方向将人体和器官纵切为左右两部，其断面即矢状面。如矢状面将人体分为左右相等的两半者，该切面即为正中矢状面 median sigittal plane。

（2）**冠状面（coronal plane）**：也称额状面，即与矢状面垂直，从左、右方向，将人或器官纵切为前后两部，其断面即冠状面。

（3）**水平面（horizontal plane）**：也称横切面，与矢状面、冠状面相垂直，将人体分为上、下两部的面称水平面。

器官切面的描述一般不以人体的长轴为准而以其器官本身的长轴为准，即沿其长轴所做的切面叫纵切面，与其长轴垂直的切面叫横切面。

六、人体器官的变异、异常和畸形的概念

根据中国人体质调查资料，通常把统计学上占优势的结构（超过50%）称之为正常（normal）。少数人（50%以下）某些器官的形态、构造、位置、大小等与正常不同，就可认为它为异常（abnormal）。异常的情况不尽相同，如有的异常与正常相差不显著，又不影响其正常功能，则称之为变异（variation）。有的变异代表人类进化的方向，如有的人只有28颗恒牙，称进化性变异；有的变异属返祖现象，如出现颈肋，称退化性变异。若超出一定变异范围，统计学上出现率极低，且影响其正常生理功能者，就称为畸形（malformation），如新生儿脊柱裂。畸形属于病理范畴。

七、学习人体解剖学的基本观点和方法

人体解剖学是一门形态科学。要全面而准确地认识和理解人体的形态结构及其演变规律，学习时应以辩证唯物主义思想为指导，运用进化发展的观点、形态和功能相互联系、相互制约的观点，局部和整体统一的观点和理论联系实际的观点，才能学得好记得牢。

（一）进化发展的观点

人类的形态结构是经过长期的生物进化发展，由低级动物经过不同的发育阶段，逐步发展进化而来的。因此，从人体的器官和组织，直到微视的细胞和分子结构，都与脊椎动物有许多共同之处。学习人体解剖学应联系种系发生和个体发生的知识，在研究人体形态结构的基础上，进一步了解人体的由来及其发生、发展规律，从而使分散的、静止的、孤立的形态描述成为有规律的知识，以便加深对人体形态结构的理解。

（二）形态与功能相互联系、相互制约的观点

人体每一个器官的形态结构都有其特定的功能，器官的形态结构是功能的物质基础，功能的变化影响器官形态结构的改变，形态结构的改变也必将影响功能的变化。因此，形态和功能相互依赖、相互影响，在学习的过程中将二者相互联系起来，对更好的认识和掌握器官的形态特征是十分重要的。

（三）局部与整体统一的观点

人体是由各种不同的细胞、组织和众多的器官及系统组成的一个有机整体。任何一个器官或局部都是整体不可分割的一部分，局部和整体相互联系，又相互制约。为了学习方便，我们要分系统、逐个器官着手进行分析，但在学习过程中，必须注意应用归纳、综合的方法，从整体的角度认识人体，建立从器官到系统，从局部到整体的概念，防止认识上的片面性。

（四）理论与实践相结合的观点

学习的目的是为了应用，学习解剖学是为了更好地认识人体，从而为医学理论和实践服务。人体解剖学是一门实践性很强的学科，形态描述多，名词多，偏重记忆是人体形态学的特点。因此，必须重视实践，学会运用图谱和模型等形象教材，把理论知识和实验室的学习、标本观察、活体触摸以及必要的临床应用等结合起来，认真进行解剖操作和勤于观察标本，从标本联想到活体，比较分析它们的共性和个性。这样在学习过程中既有理论知识指导实践，又在实践中验证理论，以便更全面的熟悉和掌握人体解剖学知识。

【复习思考题】

1. 广义的解剖学包括哪些？
2. 简述解剖学姿势和立正姿势的异同点。
3. 人体解剖学常用的切面有哪些？

（马大军）

运 动 系 统

运动系统（locomotor system）由骨、骨连结和骨骼肌三部分构成，占成人体重的60%～70%。全身各骨借骨连结组成骨骼（skeleton），形成人体的支架，对人体起着运动、支持和保护等作用。骨骼肌（skeletal muscle）附着于骨，并跨过一个或多个关节，收缩时牵动骨，通过关节产生运动。在运动中，骨起杠杆作用，关节为运动的枢纽，而骨骼肌则为运动的动力器官。它们在神经系统的支配和其他系统的调节配合下，形成统一的整体，可完成各种随意运动，以适应外界环境的各种需要。

第一章 骨 学

【重点内容】

1. 运动系统的组成，骨的基本构造。
2. 躯干骨的组成。
3. 颅骨的组成。脑颅和面颅各骨的名称、位置。
4. 骨性鼻窦的位置。新生儿颅的特征。
5. 四肢骨的组成及基本形态。

第一节 总 论

骨是一种坚硬的器官，每块骨都具有一定的形态、构造和功能。骨有血管、淋巴管和神经分布，不断地进行着新陈代谢和生长发育，并具有修复、重建和再生的能力。经常锻炼可促进骨骼的良好发育和生长，长期不用可导致骨质疏松。

成人有206块骨（图1-1）。按部位可分为颅骨29块（包括听小骨头6块），躯干骨51块，上肢骨64块和下肢骨62块。骨的主要功能是保护重要器官、支持身体以及在运动中起杠杆作用。此外骨还参与钙、磷代谢，骨髓有造血功能。

一、骨的形态

根据所在部位、功能和发生的不同，可将骨分为长骨、短骨、扁骨和不规则骨4种。

（一）长骨

长骨（long bone）呈长管状，多分布于四肢，如上肢的肱骨和下肢的股骨等。长骨分一体两端。体又称骨干，内有空腔称骨髓腔，容纳骨髓。两端膨大称为骺（epiphysis），具有光滑的关节面，在活体上有关节软骨覆盖。骨干与骺相邻的部分称为干骺端。长骨多起支持和杠杆作用。

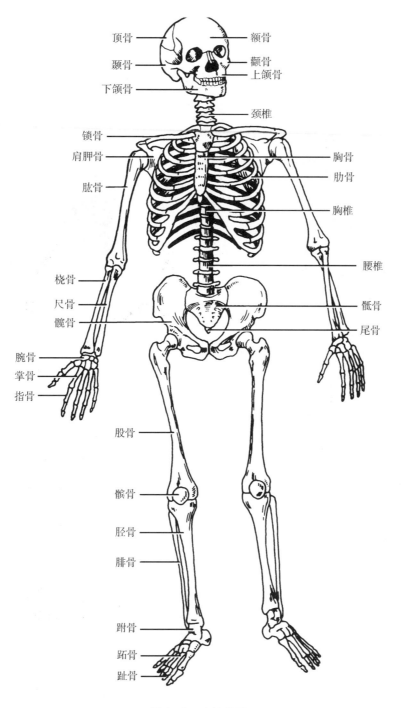

图 1-1 人体骨骼

在幼年时，骺与骨干之间有骺软骨存在，骺软骨细胞不断分裂繁殖，使骨不断增长。如骺软骨受损，可影响骨的生长。成年后，骺软骨骨化，干和骺融为一体，遗留有线形的痕迹，称骺线，此时，骨的长度不再增长。

（二）短骨

短骨（short bone）形似立方体，分布于承受压力较大而运动较复杂的部位，如腕骨和跗骨。

（三）扁骨

扁骨（flat bone）呈板状，主要构成颅腔、胸腔和盆腔的壁，以保护腔内的器官。

（四）不规则骨

不规则骨（irregular bone）形状不规则，主要分布于躯干、颅底和面部，如躯干的椎骨、颅底的颞骨和面部的上颌骨等。有的颅骨内含有空腔，又称含气骨，可对发音起共鸣和减轻颅骨重量的作用。

籽骨（sesamoid bone），主要分布于手和足的肌腱内，在运动中起减少摩擦和转变肌牵引方向的作用，最大的籽骨为位于髌韧带内的髌骨。

二、骨的基本构造

骨由骨质、骨髓和骨膜构成（图1-2）。

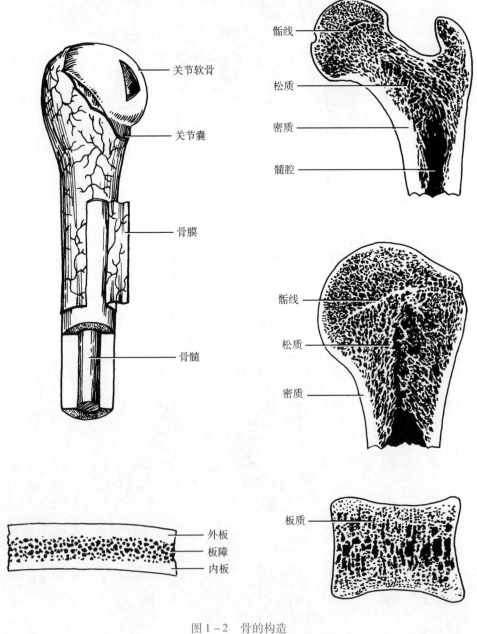

图1-2 骨的构造

（一）骨质

骨质（bone substance）由骨组织构成，按结构分为骨密质和骨松质。

1. **骨密质**（compact bone） 质地致密，耐压性强，配布于骨的表面。

2. **骨松质**（spongy bone） 呈海绵状，主要分布在长骨两端和短骨、扁骨内，由相互交错排列的骨小梁构成。骨小梁的厚薄及彼此间的距离，各骨有所不同，其排列方向是与骨所承受的压力和张力的方向一致。

颅盖骨的外、内表层的骨密质，分别称**外板**、**内板**，两板之间的骨松质称**板障**。

（二）骨髓

骨髓（bone marrow） 为柔软而富有血管的组织，填充于骨髓腔和骨松质的间隙内，是人体最大的造血器官。可分为红骨髓和黄骨髓两种。

1. **红骨髓**（red bone marrow） 呈红色，人体内的红细胞和大部分白细胞由此产生。因此，它是重要的造血组织。胎儿和幼儿的骨髓全是红骨髓，随着年龄的增长，在5~6岁以后，长骨骨髓腔内的红骨髓逐渐转化成为黄骨髓。

2. **黄骨髓**（yellow bonemarrow） 含有大量的脂肪组织，已不具备造血功能。但当大量失血时，它仍可能转化为红骨髓进行造血。在长骨的两端、椎骨、胸骨等骨松质内的骨髓，终生为红骨髓。

应用解剖学要点：
临床上常在髂前上棘及胸骨等处进行骨髓穿刺获取骨髓，用于骨髓象检查，了解骨髓的造血功能，或获得造血干细胞、基质细胞等。

（三）骨膜

骨膜（periosteum） 除关节面的部分外，新鲜骨的表面都覆有骨膜。骨膜由致密结缔组织构成，富含血管、神经和淋巴管，对骨的营养、再生、重建和修复有重要的作用。

骨膜可分为内、外两层：外层致密，有许多胶原纤维束穿入骨质，使之固着于骨面；内层疏松，含有成骨细胞和破骨细胞，分别具有产生新骨和破坏骨质的功能。

骨膜在幼年期功能非常活跃，直接参与骨的生成，到成年时转为静止状态，但是一旦发生骨损坏，如骨折，其可恢复成骨的功能，参与骨折的修复愈合。因此，骨膜剥离太多或损伤过大，则骨折愈合困难。

三、骨的化学成分和物理特性

骨的化学成分由无机质和有机质组成。有机质主要由骨胶原蛋白和粘多糖蛋白组成，它使骨具有一定弹性和韧性；无机质主要由钙、磷等盐类组成，它使骨具有硬度。成人新鲜骨的有机质含量约占1/3；无机质含量约占2/3。骨的化学成分和物理特性都随年龄、生活条件、健康状况的变化而不断变化，年龄愈大，其无机盐的比例愈高。年幼者骨易变形，年长者易发生骨折。

第二节 躯 干 骨

成人躯干骨由24块椎骨、1块骶骨、1块尾骨、1块胸骨和12对肋组成。

一、椎骨

椎骨（vertebra） 幼儿时为32~33块，即颈椎7块、胸椎12块、腰椎5块、骶椎5块和尾椎3~4块。成年后5块骶椎融合成1块骶骨，3~4块尾椎融合为1块尾骨，共计24块。

（一）椎骨的一般形态

椎骨为不规则骨，由椎体和椎弓构成（图1-3）。

1. **椎体**（vertebral body） 为椎骨前部的短圆柱状结构，承受体重的主要部分。其表面为一层薄的骨密质，内部为骨松质，在垂直暴力作用下易发生压缩性骨折。

2. **椎弓**（vertebral arch） 是椎体后方的弓形骨板，它与椎体围成**椎孔**（vertebral foramen），各

椎骨的椎孔连接起来，构成椎管（vertebral canal），管中容纳脊髓。椎弓与椎体相接的部分较细，称椎弓根，其上、下缘各有一较浅的切迹，称椎上切迹、椎下切迹。相邻椎骨的椎上、下切迹围成椎间孔（intervertebral foramina）。孔内有脊神经和血管通过。椎弓的后部称椎骨弓板。从椎弓板上发出7个突起：即椎弓正中向后的突起称棘突；向两侧的突起称横突；向上下各发出1对上关节突和下关节突。

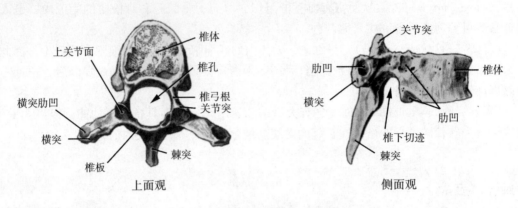

图1-3 椎骨的一般形态（胸椎）

（二）各部椎骨的特征

1．颈椎（cervical vertebrae）（图1-4） 有7块，椎体较小，椎孔相对较大。横突上有横突孔，有椎动脉和椎静脉通过。棘突较短小且末端有分权。

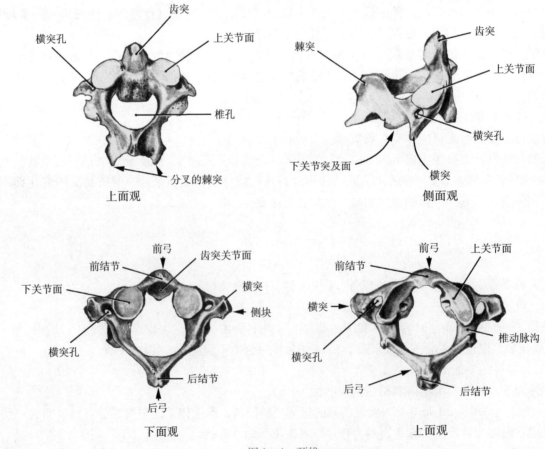

图1-4 颈椎

第1颈椎又称寰椎，呈环状，无椎体，由前弓、后弓和两边的侧块围成。

第2颈椎又称枢椎，椎体上面有向上的齿突。

第7颈椎又称隆椎，棘突长，末端呈结节状隆起，活体易于触及，常作为计数椎骨序数的体表标志。

2. **胸椎**（thoracic vertebrae）（图1-3） 有12块，椎体似心形，椎孔相对较小，由于胸椎两侧与肋骨相接，故椎体两侧的上、下和横突末端均有半圆形的小关节面，称肋凹。胸椎棘突较长且向后下倾斜，相邻棘突依次重叠呈叠瓦状。

3. **腰椎**（lumbar vertebrae）（图1-5） 有5块。椎体肥厚，椎孔大。棘突宽扁呈板状，水平伸向后方，棘突之间的间隙较宽，临床可在第四、五腰椎棘突间隙作腰椎穿刺术。

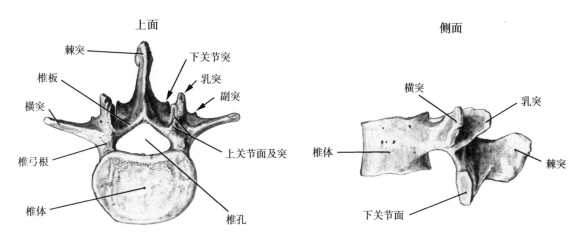

图1-5 腰椎

4. **骶骨**（sacrum）（图1-6） 由5块骶椎融合而成，呈三角形，底向上，尖向下。骶骨分前、后面和侧面。

骶骨底前缘向前突出，称**岬**（promontory），女性骶骨岬是产科测量骨盆大小的重要标志之一。侧面有耳状关节面，与髋骨的耳面相对应，形成骶髂关节。骶骨中央有纵贯全长的骶管，下端有三角形开口，称骶管裂孔，裂孔两侧有向下的小突起，称**骶角**（sacral cornu），可在体表触及，是临床上骶管麻醉时确认骶管裂孔的体表标志。骶骨前面凹而光滑，后面凸而粗糙不平，前、后面各有4对孔，

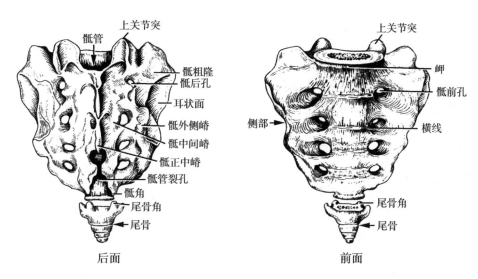

图1-6 骶骨和尾骨（前、后观）

分别称为骶前孔和骶后孔，有脊神经前、后支及血管通过。

5. 尾骨（coccyx）（图1-6） 由3~4块尾椎融合而成，上接骶骨，下端游离为尾骨尖。

二、胸骨

胸骨（sternum）（图1-7）属扁骨，位居胸前壁正中，全长可从体表摸到，自上而下分为胸骨柄、胸骨体和剑突3部分。**胸骨柄**（manubrium of sternum）宽短，其上缘正中凹陷，称颈静脉切迹（jugular notch），**胸骨体**（body of sternum）呈长方形，两侧的肋切迹与第2~7肋相连结；柄、体连接处形成向前突出的横行隆起，称**胸骨角**（sternal angle），在体表可以触及，两侧平对第2肋，是计数肋的骨性标志。**剑突**（xiphoid process）为一薄骨片，下端游离。

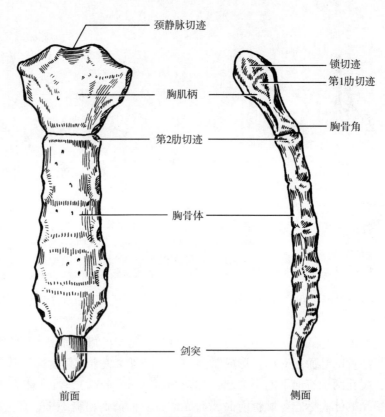

颈静脉切迹

锁切迹
第1肋切迹

胸肌柄

胸骨角

第2肋切迹

胸骨体

剑突

前面　　　　　　　　侧面

图1-7　胸骨（前面观及侧面观）

三、肋

肋（ribs）（图1-8）由肋骨和肋软骨组成，共12对。第1~7对肋前端与胸骨连接，称真肋；第8~10对肋前端分别借肋软骨与上位肋软骨连接，形成肋弓，称假肋；第11、12对肋前端游离于腹壁肌层内，称浮肋。

肋骨为细长的弓形扁骨，分为体和前、后两端。后端膨大，称肋头，与相应胸椎的肋凹相关节。肋头外侧稍细称为肋颈。肋颈外侧稍隆起部为肋结节，与胸椎的横突肋凹相关节。肋体可分内、外两面和上、下两缘，内面近下缘处有肋沟，沟内有肋间血管和神经通过。

肋软骨位于各肋骨（除11、12肋）的前端，由透明软骨构成，终生不骨化。

躯干骨重要的骨性标志：隆椎棘突、骶角、肋弓、颈静脉切迹、胸骨角和剑突。

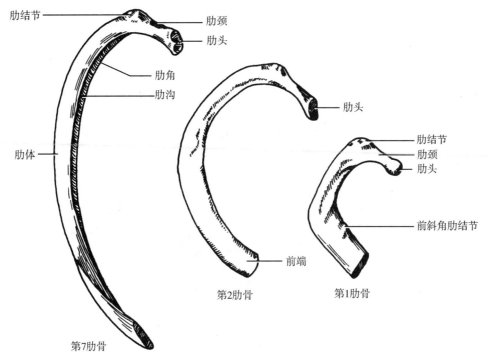

图 1－8　肋骨

第三节　颅　骨

成人颅（cranium skull）（图 1－9，10）由 23 块颅骨组成，另有 3 对听小骨位于颞骨内。
颅骨主要对脑和感觉器官起支持和保护作用。按颅骨的位置将其分为脑颅骨和面颅骨，脑颅骨位

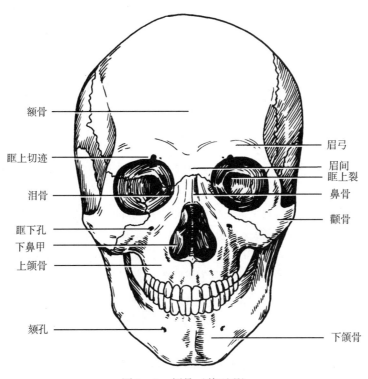

图 1－9　颅骨（前面观）

于颅的后上方，围成的腔为颅腔，容纳脑；面颅骨位于颅的前下方，形成面部的轮廓，并构成骨性眶、鼻腔和口腔。

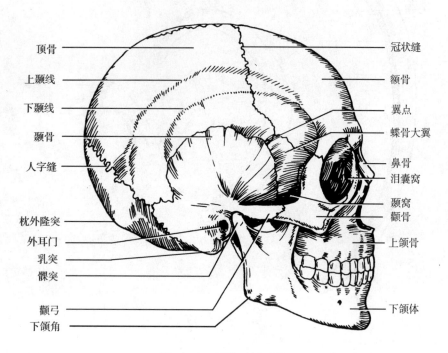

图 1 – 10　颅骨（侧面观）

左侧标注（从上到下）：顶骨、上颞线、下颞线、颞骨、人字缝、枕外隆突、外耳门、乳突、髁突、颧弓、下颌角

右侧标注（从上到下）：冠状缝、额骨、翼点、蝶骨大翼、鼻骨、泪囊窝、颞窝、颧骨、上颌骨、下颌体

一、脑颅骨

脑颅骨围成颅腔，容纳脑，有 8 块，即前方突出的额骨（frontal bone），头顶两侧各有一块顶骨（parietal bone），后方突出的枕骨（occipital bone），两颞部各一块颞骨（temporal bone），下方颅底中部有一块蝶骨及其前方的筛骨。

脑颅骨中的颞骨、蝶骨和筛骨形态较复杂。蝶骨 sphenoid bone 位于颅底中央，形似蝴蝶，可分为蝶骨体、大翼、小翼和翼突 4 部分，其中蝶骨体内有含气空腔，称蝶窦。颞骨（temporal bone）参与颅底和颅腔侧壁的构成，以外耳门为中心分为鳞部、鼓部和岩部 3 部。筛骨（ethmoid bone）为骨质菲薄的含气骨。位于两眶之间，呈"巾"字形，分为筛板、垂直板和筛骨迷路三部分。筛板呈水平位。垂直板参与构成鼻中隔。筛骨迷路位于垂直板的两侧，内有许多小房，称筛窦。迷路内侧壁有上、下两个向下卷曲的骨片，称上鼻甲和中鼻甲。

二、面颅骨

面颅骨构成面部支架，容纳视觉、嗅觉和味觉器官，有 15 块：包括成对的上颌骨、鼻骨、泪骨、颧骨、下鼻甲和腭骨，不成对的犁骨、下颌骨和舌骨。

1. 下颌骨（mandible）（图 1 – 11）　呈马蹄铁形，分中部的下颌体和两侧的下颌支。体的上缘为牙槽弓，前外侧面有一对颏孔。下颌支为长方形骨板，支上有两个突起，前方的为冠突，后方的为髁突，髁突的上端膨大称下颌头，头的下方较细，称下颌颈。下颌支内侧面中央有下颌孔，此孔有下牙槽血管和神经通过。再经下颌管通颏孔。下颌体下缘与下颌支相交处为下颌角，在体表可以触及。

2. 舌骨（hyoid bone）　位于下颌骨后下方，呈"U"形，其中部较宽的部分称舌骨体，由体向后外伸出的长突为大角，向上后伸出短小突起是小角。舌骨大角和体都可在颈部皮下扪及。

三、颅的整体观

除下颌骨和舌骨外，颅的各骨都借结缔组织牢固地结合成一个整体，彼此间没有活动。

（一）颅的顶面观

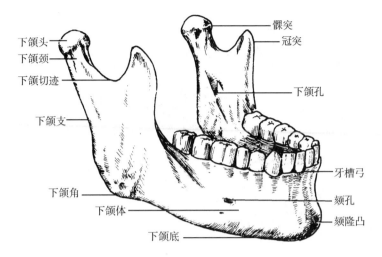

图 1 – 11　下颌骨（外侧面）

颅的顶面呈卵圆形，前窄后宽，光滑隆凸。颅顶有 3 条缝，位于额骨与顶骨之间的称冠状缝；两顶骨之间称矢状缝；两顶骨与枕骨之间的称人字缝（图 1 – 10）。

（二）颅的侧面观

颅的侧面中部有外耳门，向内通外耳道，外耳门的前上方是**颧弓**（zygomatic arch），后方向下的突起称**乳突**（mastoidprocess）（图 1 – 10），两者在体表可摸到，是重要的骨性标志。颧弓将颅外侧面分为上方的颞窝和下方的颞下窝。

应用解剖学要点：

在颞窝的内侧壁，额、顶、颞、蝶四骨会合处构成"H"形的缝，该区域称**翼点**（pterion）。翼点处骨质最薄，骨折时容易损伤经过其内面的脑膜中动脉引起颅内出血压迫脑。针灸的"太阳穴"即位于翼点处。

（三）颅的前面观

颅的前面由上至下分为眶、骨性鼻腔和骨性口腔（图 1 – 9）。

1. **眶**（orbit）　容纳眼球及其附属结构，呈 0 锥体形，尖向后内方，经视神经管通入颅腔。前方的眶底称眶口，口的上、下缘分别称眶上缘和眶下缘，眶上缘的中、内 1/3 交界处有眶上切迹（或眶上孔）。眶下缘中点的下底方有眶下孔。均有血管和神经通过。眶有四个壁：眶的上壁为颅前窝的底，其前外侧有泪腺窝；眶的下壁是上颌窦的顶，其骨面上有沟称眶下沟，向前移行为眶下管，通眶下孔；眶的内侧壁前下部有泪囊窝，向下延伸为鼻泪管，通鼻腔；眶外侧壁上部有泪腺窝，后半上、下各有眶上裂和眶下裂。

2. **骨性鼻腔**（bony nasal cavity）（图 1 – 12）　位于面颅中央，由骨性鼻中隔分为左右两部分。骨性鼻中隔由筛骨垂直板和犁骨构成。鼻腔前方的开口称梨状孔，后方的为鼻后孔。鼻腔的顶主要由筛骨的筛板构成。外侧壁结构复杂，由上而下有 3 个向下卷曲的骨片，依次称上鼻甲、中鼻甲和下鼻甲。各鼻甲下方都有相应的鼻道，分别称上鼻道、中鼻道和下鼻道。鼻道内有鼻泪管和鼻旁窦的开口。上鼻甲的后上方与蝶骨体之间的浅窝称蝶筛隐窝。

3. **鼻窦**（图 1 – 12）　原称鼻旁窦或副鼻窦，是上颌骨、额骨、筛骨及蝶骨内含气的骨腔，位于鼻腔周围并开口于鼻腔。额窦（frontal sinus）位于眉弓深面，左、右各一，窦口向后下，开口于中鼻道。筛窦（ethmoidal sinus）是筛骨迷路内蜂窝状小房的总称。分为前、中、后 3 群。前、中群开口

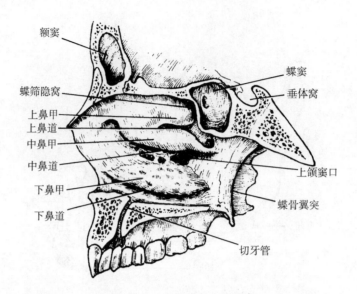

额窦
蝶窦
蝶筛隐窝
垂体窝
上鼻甲
上鼻道
中鼻甲
中鼻道
上颌窦口
下鼻甲
蝶骨翼突
下鼻道
切牙管

图 1 - 12　鼻腔外侧壁（右侧）

于中鼻道，后群开口于上鼻道。**蝶窦**（sphenoidal sinus）位于蝶骨体内，被骨板分割成左、右两腔，多不对称，向前开口于蝶筛隐窝。**上颌窦**（maxillary sinus）最大，在上颌骨体内。

（四）颅底内面观

颅底内面自前向后呈阶梯状排列着 3 个窝（图 1 - 13）：①**颅前窝**（anterior cranial fossa）位置最

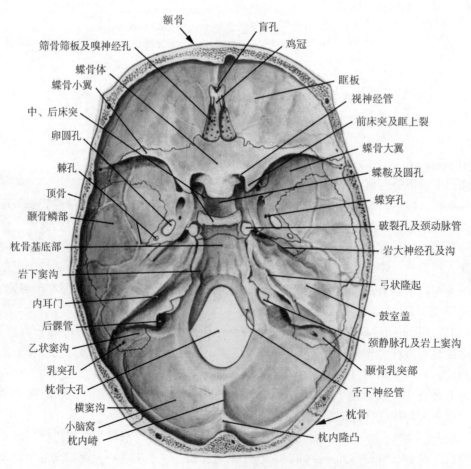

额骨
盲孔
筛骨筛板及嗅神经孔
鸡冠
蝶骨体
眶板
蝶骨小翼
视神经管
中、后床突
前床突及眶上裂
卵圆孔
蝶骨大翼
棘孔
蝶鞍及圆孔
顶骨
蝶穿孔
颞骨鳞部
破裂孔及颈动脉管
枕骨基底部
岩大神经孔及沟
岩下窦沟
弓状隆起
内耳门
鼓室盖
后髁管
颈静脉孔及岩上窦沟
乙状窦沟
颞骨乳突部
乳突孔
舌下神经管
枕骨大孔
枕骨
横窦沟
小脑窝
枕内隆凸
枕内嵴

图 1 - 13　颅底内面观

高，由额骨、筛骨和位于二者后方的蝶骨构成。其正中有一向上的突起称鸡冠，其两侧的水平骨板称**筛板**，筛板上的许多小孔称筛孔；②**颅中窝**（middle cranial fossa）由蝶骨和颞骨等构成。中央呈马鞍形的结构为蝶鞍，正中有一容纳垂体的**垂体窝**。窝前外侧有视神经管与眶交通，两侧由前向后依次是眶上裂、圆孔、卵圆孔和棘孔；③**颅后窝**（posterior cranial fossa）由枕骨和颞骨构成。中央最低处有枕骨大孔，枕骨大孔前外侧缘上有舌下神经管。颅后窝的后壁中央有一隆起，称枕内隆凸，向两侧续为横窦沟，此沟向外移行于乙状窦沟，末端续于颈静脉孔。颅后窝前外侧壁有内耳门，通内耳道。

（五）颅底外面观

颅底外面的前部有骨腭（图1-14），腭后有鼻后孔。后部正中有枕骨大孔，后上方有**枕外隆凸**（external occipital protuberance）。枕骨大孔两侧有椭圆形的枕髁。枕髁的根部有舌下神经管外口，前外侧有**颈静脉孔**（jugular foramen），此孔的前方有颈动脉管外口。在乳突前内侧有一细长的突起叫茎突，二者之间有茎乳孔。颧弓根部后方有下颌窝，窝前的突起，称关节结节。

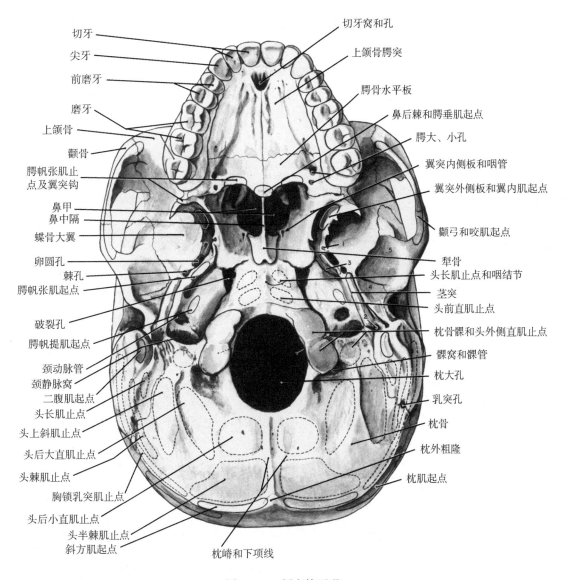

切牙	切牙窝和孔
尖牙	上颌骨腭突
前磨牙	腭骨水平板
磨牙	鼻后棘和腭垂肌起点
上颌骨	腭大、小孔
颧骨	翼突内侧板和咽管
腭帆张肌止点及翼突钩	翼突外侧板和翼内肌起点
鼻甲	颧弓和咬肌起点
鼻中隔	犁骨
蝶骨大翼	头长肌止点和咽结节
卵圆孔	茎突
棘孔	头前直肌止点
腭帆张肌起点	枕骨髁和头外侧直肌止点
破裂孔	髁窝和髁管
腭帆提肌起点	枕大孔
颈动脉管	乳突孔
颈静脉窝	枕骨
二腹肌起点	枕外粗隆
头长肌止点	枕肌起点
头上斜肌止点	
头后大直肌止点	
头棘肌止点	
胸锁乳突肌止点	
头后小直肌止点	
头半棘肌止点	
斜方肌起点	
枕嵴和下项线	

图1-14　颅底外面观

颅骨的重要的骨性标志：颧弓、翼点、乳突、枕外隆凸、下颌角。

四、新生儿颅骨的特征

胎儿时期由于脑及感觉器官比咀嚼器官和呼吸器官，特别是鼻旁窦和上、下颌骨发育早，所以脑颅比面颅大得多。新生儿面颅是脑颅的1/8，而成人的面颅是脑颅的1/4。新生儿颅有许多骨尚未完全发育，特别是颅顶各骨交接处，仍为结缔组织膜连接，这些交接处的间隙，称颅囟（cranial fontanelles）（图1-15）。最大的囟位于矢状缝与冠状缝相接处，呈菱形，称前囟（anterior fontanelle）。位于矢状缝与人字缝会合处，呈三角形，称后囟（posterior fontanelle）。前囟一般在生后两岁半左右闭合，其余各囟都在生后2~3个月闭合。

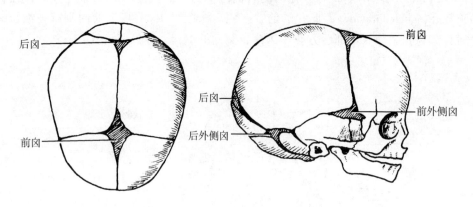

图1-15　新生儿颅

应用解剖学要点：

颅囟闭合的时间可做为了解婴儿发育状况的标志。囟闭合延迟，可能与营养不良有关。前囟正常时平坦，扣之柔软，可见其随脉搏而跳动。如颅内压增高时则膨隆（如急性脑膜炎、脑积水等），颅内压低时下陷（如严重脱水等），因此在新生儿观察和触摸前囟的状态已成为判断颅内压高低的重要指标，窥测疾病的"窗口"。患佝偻病或脑积水时，前、后囟均延迟闭合。

第四节　上　肢　骨

人类由于身体直立，上肢从支撑体重作用中解放出来，成为劳动器官，身体的重量落在下肢。随着上下肢分工的不同，在漫长的进化过程中，上肢变得较小，更适合于劳动。上肢骨包括上肢带骨和自由上肢骨。

一、上肢带骨

上肢带骨包括锁骨和肩胛骨。

（一）锁骨

锁骨（clavicle）（图1-16）横架于胸廓前上方，全长均易触及，是重要的骨性标志。锁骨呈"～"形，上面平滑，下面粗糙，分两端一体。内侧端粗大，称胸骨端，与胸骨柄相关节；外侧端扁平，称肩峰端，与肩胛骨的肩峰相关节。锁骨内2/3段凸向前，外1/3段凸向后。锁骨的外、中1/3交界处较细，骨折易发生于此处。锁骨是上肢骨唯一与躯干骨构成关节的骨，它对固定上肢、支持肩胛骨、便于上肢灵活的运动起重要作用。此外，还对行经其下方的上肢大血管和神经起保护。

（二）肩胛骨

肩胛骨 scapula（图1-17）为三角形扁骨，位于胸廓后外侧上份，介于第2~7肋之间，有两面、

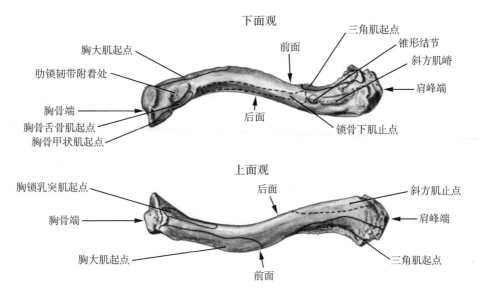

下面观

胸大肌起点
肋锁韧带附着处
胸骨端
胸骨舌骨肌起点
胸骨甲状肌起点

前面
后面

三角肌起点
锥形结节
斜方肌嵴
肩峰端
锁骨下肌止点

上面观

胸锁乳突肌起点
胸骨端
胸大肌起点

后面
前面

斜方肌止点
肩峰端
三角肌起点

图 1-16　锁骨下面、上面观

三缘和三角。前面微凹，称肩胛下窝；后面有横行隆起，称肩胛冈，其外侧端扁平，称肩峰，是肩部最高点。肩胛冈上、下方的浅窝，分别称冈上窝和冈下窝。上缘最短，外侧有肩胛切迹，更外侧有弯曲呈指状的突起称喙突；内侧缘对向脊柱；外侧缘较厚，对向腋窝。上角为上缘和脊柱缘的会合处，平对第 2 肋骨；下角平对第 7 肋，易于触及，是计数肋的骨性标志；外侧角形成关节面，称关节盂，与肱骨头相关节。

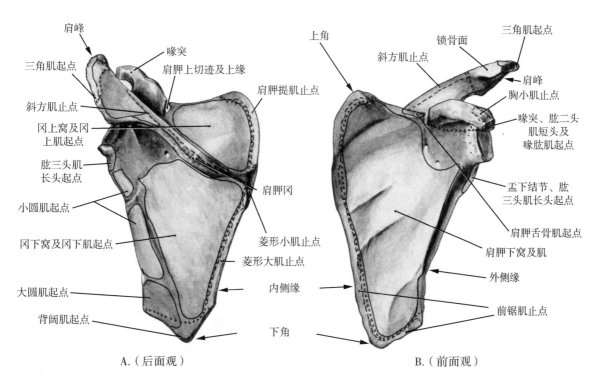

肩峰
三角肌起点
斜方肌止点
冈上窝及冈
上肌起点
肱三头肌
长头起点
小圆肌起点
冈下窝及冈下肌起点
大圆肌起点
背阔肌起点

喙突
肩胛上切迹及上缘
肩胛提肌止点
肩胛冈
菱形小肌止点
菱形大肌止点
内侧缘
下角

A.（后面观）

上角
斜方肌止点

锁骨面
三角肌起点
肩峰
胸小肌止点
喙突、肱二头
肌短头及
喙肱肌起点
盂下结节、肱
三头肌长头起点
肩胛舌骨肌起点
肩胛下窝及肌
外侧缘
前锯肌止点

B.（前面观）

图 1-17　肩胛骨

二、自由上肢骨

自由上肢骨包括肱骨、尺骨、桡骨和手骨。

（一）肱骨

肱骨（humerus）（图1-18）是位于臂部的长骨，分一体两端。

上端膨大，有半球形的肱骨头，与肩胛骨的关节盂相关节。头周围的环行浅沟，称解剖颈（anatomical neck）。在肱骨头的外侧和前方的隆起，称大结节和小结节。上端与体交界处较细，称外科颈（surgical neck），为较易发生骨折的部位。

肱骨体中部外侧面有粗糙的三角肌粗隆，是三角肌的附着处。其后内侧有一条由内上斜向外下的浅沟，称桡神经沟（sulcus for radial nerve），其内有桡神经走行。肱骨中段骨折时易损伤此神经。

下端的内、外侧各有一突起，分别称为内上髁和外上髁，二者在体表均可触及，是上肢重要的体表标志。下端前面外侧部有半球状的肱骨小头，与桡骨相关节；内侧部有与尺骨相关节的肱骨滑车（trochlea of humerus）；在滑车后面的上方有鹰嘴窝。内上髁后方的浅沟称尺神经沟，尺神经由此经过。

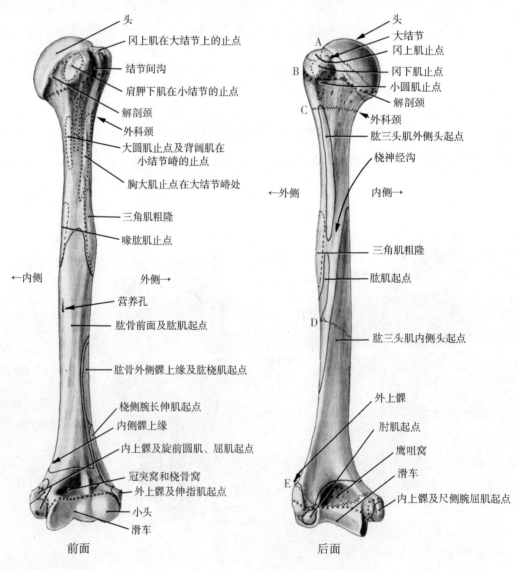

图1-18 肱骨

（二）尺骨

尺骨（ulna）（图1-19）位于前臂内侧，分一体两端。上端大，前面有半月形的深凹，称滑车切迹，与肱骨滑车相关节。切迹的前下方和后上方各有一突起，分别称冠突和鹰嘴。冠突外侧面的浅凹称桡切迹，与桡骨头环状关节面相关节。尺骨体呈棱柱形。下端称尺骨头，周缘有环状关节面，与桡骨的尺切迹相关节。尺骨头后内侧有向下突出的尺骨茎突，是重要的体表标志。

（三）桡骨

桡骨（radius）（图1-19）位于前臂外侧，分一体两端。上端细小，称桡骨头（head of radius），头的上面微凹与肱骨小头相关节。头周缘有环状关节面与尺骨相关节，头下稍细部分称桡骨颈，颈下内侧有粗糙的突起，称桡骨粗隆。桡骨体呈三棱柱形。桡骨下端膨大，其外侧部向下突出称桡骨茎突，在体表可触及，是重要的体表标志；下端内侧面的关节面称尺切迹，与尺骨头相关节；下端下面有腕关节面与腕骨相关节。

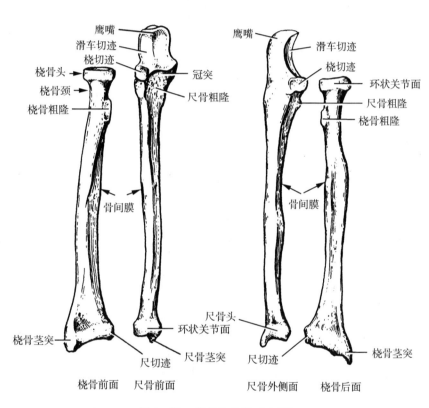

图1-19 桡骨和尺骨（右侧）

（四）手骨

手骨包括腕骨、掌骨和指骨（图1-20）。

1. 腕骨（carpal bone） 8块，排成远、近两横列。每列4块。近侧列由桡侧至尺侧依次为手舟骨、月骨、三角骨和豌豆骨，远侧列依次为大多角骨、小多角骨、头状骨和钩骨。

2. 掌骨（metacarpal bone） 5块，由桡侧向尺侧分别称第1~5掌骨。每块掌骨由近及远分底、体和头三部分。

3. 指骨（phalanges） 共14节，除拇指为两节外，其余各指均为三节，由近侧向远侧分别为近节指骨、中节指骨和远节指骨。

上肢骨重要的骨性标志：锁骨、肩胛冈、肩峰、肩胛下角、肱骨内上髁、肱骨外上髁、尺神经沟、尺骨鹰嘴和桡骨茎突。

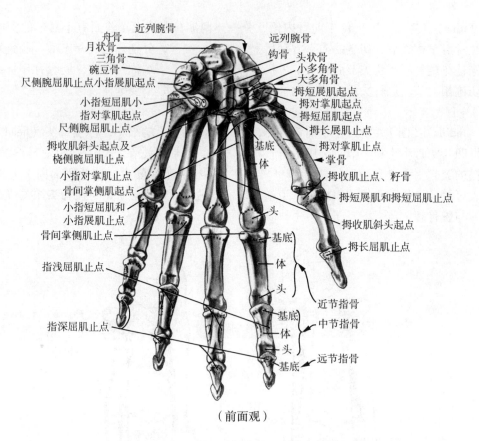

近列腕骨　　　　远列腕骨
舟骨　　　　　钩骨　头状骨
月状骨　　　　　　　小多角骨
三角骨　　　　　　　大多角骨
豌豆骨　　　　　　　拇短展肌起点
尺侧腕屈肌止点小指展肌起点　　拇对掌肌起点
小指短屈肌小　　　拇短屈肌起点
指对掌肌起点　　　拇长展肌止点
尺侧腕屈肌止点　　拇对掌肌止点
拇收肌斜头起点及　　基底
桡侧腕屈肌止点　　体　　掌骨
小指对掌肌止点　　　拇收肌止点、籽骨
骨间掌侧肌起点　　　拇短展肌和拇短屈肌止点
小指短屈肌和　　　头　　拇收肌斜头起点
小指展肌止点　　基底　　拇长屈肌止点
骨间掌侧肌止点　　体
指浅屈肌止点　　头　　近节指骨
指深屈肌止点　　基底　　中节指骨
体
头
基底　远节指骨

（前面观）

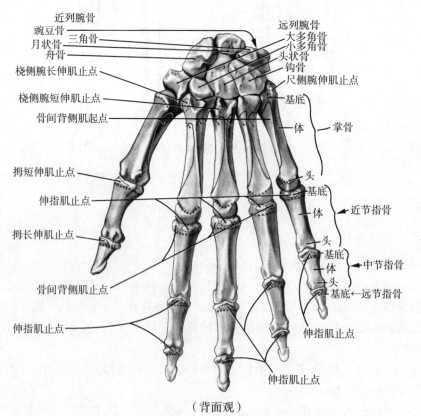

近列腕骨　　　　远列腕骨
豌豆骨　　　　　大多角骨
月状骨　三角骨　　小多角骨
舟骨　　　　　头状骨
桡侧腕长伸肌止点　　钩骨
桡侧腕短伸肌止点　　尺侧腕伸肌止点
骨间背侧肌起点　　基底
体　掌骨
拇短伸肌止点　　头
伸指肌止点　　基底
近节指骨
拇长伸肌止点　　体
头
基底　中节指骨
骨间背侧肌止点　　体
头
基底　远节指骨
伸指肌止点　　伸指肌止点
伸指肌止点

（背面观）

图 1-20　手骨

第五节 下 肢 骨

下肢骨包括下肢带骨和自由下肢骨。

一、下肢带骨

下肢带骨即髋骨（hip bone）（图1-21），为不规则骨。由髂骨、耻骨和坐骨构成。幼年时3块骨借软骨相连，到15岁后软骨逐渐钙化融合为1块骨。其外侧面融合处有一深窝，称髋臼（acetabulum）。髋臼的下部有一大孔，称闭孔。

（一）髂骨

髂骨 ilium 位于髋骨的后上部，分为髂骨体和髂骨翼。髂骨体构成髋臼的上部，肥厚粗壮，对承受上身体重起重要作用。髂骨翼在体的上方，为宽阔的骨板，上缘弧形，称髂嵴（iliac crest）。髂嵴的前端为髂前上棘（anterior superior iliac spine），后端为髂后上棘。在髂前上棘后方5~7cm处，髂嵴向外侧的粗糙突起称髂结节（tubercle of iliac crest）。髂骨内面为一大浅窝，称髂窝，窝的下界是弧形的骨嵴，称弓状线。髂窝后方有粗糙的耳状关节面，与骶骨的耳状关节面相关节。

下肢骨重要的骨性标志：髂嵴、髂前上棘、髂后上棘、髂结节。

（二）坐骨

坐骨（ischium）位于髋骨的后下部，分坐骨体和坐骨支。坐骨体构成髋臼的后下部，肥厚粗壮，体向后下延续为坐骨支。坐骨支下端粗大，称坐骨结节（ischial tuberosity），在体表可触及，是重要的骨性标志。坐骨体后缘有一锥状突起称坐骨棘，其上、下方的凹陷分别称坐骨大切迹和坐骨小切迹。

（三）耻骨

耻骨（pubis）位于髋骨的前下部，分耻骨体和上、下两支。耻骨体构成髋臼的前下部，向前下延伸为耻骨上支，再转向后下续为耻骨下支。耻骨上、

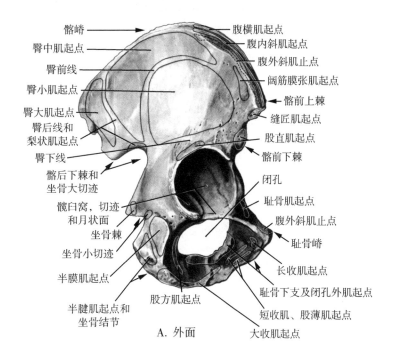

髂嵴 — 腹横肌起点
臀中肌起点 — 腹内斜肌起点
臀前线 — 腹外斜肌止点
臀小肌起点 — 阔筋膜张肌起点
臀大肌起点 — 髂前上棘
臀后线和梨状肌起点 — 缝匠肌起点
臀下线 — 股直肌起点
髂后下棘和坐骨大切迹 — 髂前下棘
髋臼窝，切迹和月状面 — 闭孔
坐骨棘 — 耻骨肌起点
坐骨小切迹 — 腹外斜肌止点
半膜肌起点 — 耻骨嵴
股方肌起点 — 长收肌起点
半腱肌起点和坐骨结节 — 耻骨下支及闭孔外肌起点
短收肌、股薄肌起点
大收肌起点

A. 外面

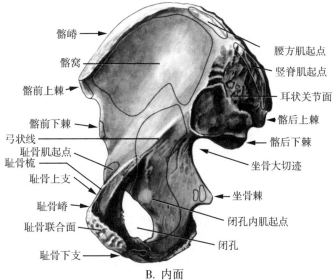

髂嵴 — 腰方肌起点
髂窝 — 竖脊肌起点
髂前上棘 — 耳状关节面
髂前下棘 — 髂后上棘
弓状线 — 髂后下棘
耻骨肌起点 — 坐骨大切迹
耻骨梳 — 坐骨棘
耻骨上支 — 闭孔内肌起点
耻骨嵴 — 闭孔
耻骨联合面 — 耻骨下支

B. 内面

图1-21 髋骨

下支移行处的内侧面称**耻骨联合面**。耻骨上支上缘的骨嵴称耻骨梳，耻骨上支的前端有一突起，称**耻骨结节**是重要的骨性标志。

二、自由下肢骨

自由下肢骨包括股骨、髌骨、胫骨、腓骨和足骨。

（一）股骨

股骨（femur）（图1-22）位于股部，是人体最长最粗壮的长骨，分一体两端。

上端有朝向内上方的**股骨头**与髋臼相关节，头中央有股骨头凹，是股骨头韧带附着处。头下外侧较细部为**股骨颈**，体与颈交界处外上方的隆起称股骨大转子，内下方隆起称**股骨小转子**。

股骨体呈圆柱形，稍向前凸，前面光滑，后面的纵行骨嵴称粗线，此线上端偏外侧的粗糙隆起称**臀肌粗隆**，为臀大肌的附着点。下端有两个向后的突起，分别称内侧髁和外侧髁，两髁之间的深窝称**髁间窝**，两髁侧面上方分别有突出的内上髁与外上髁，在体表易于触及，是重要的骨性标志。

（二）髌骨

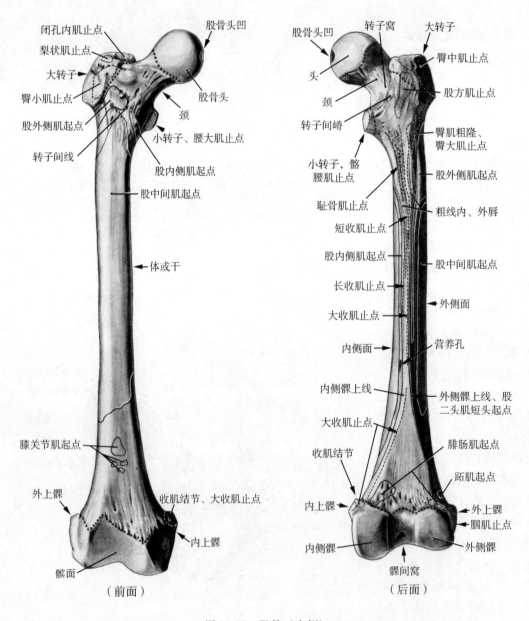

闭孔内肌止点　梨状肌止点　大转子　臀小肌止点　股外侧肌起点　转子间线　股骨头凹　股骨头　颈　小转子、腰大肌止点　股内侧肌起点　股中间肌起点　体或干　膝关节肌起点　外上髁　收肌结节、大收肌止点　内上髁　髌面

（前面）

股骨头凹　转子窝　大转子　臀中肌止点　头　股方肌止点　颈　转子间嵴　臀肌粗隆、臀大肌止点　小转子，髂腰肌止点　股外侧肌起点　耻骨肌止点　粗线内、外唇　短收肌止点　股内侧肌起点　股中间肌起点　长收肌止点　外侧面　大收肌止点　营养孔　内侧面　内侧髁上线　外侧髁上线、股二头肌短头起点　大收肌止点　收肌结节　腓肠肌起点　跖肌起点　内上髁　外上髁　腘肌止点　内侧髁　外侧髁　髁间窝

（后面）

图1-22　股骨（右侧）

髌骨（patella）（图1-23）是全身最大的籽骨，上宽下尖，前面粗糙，位于股四头肌腱内，后面为光滑的关节面，与股骨内、外侧髁的髌面相关节。

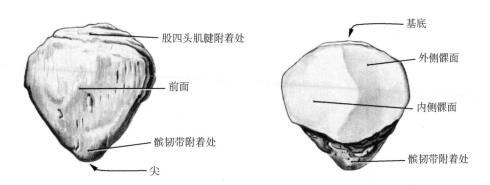

图1-23 髌骨

（三）胫骨

胫骨（tibia）（图1-24）是位于小腿内侧的长骨，有一体两端。

上端膨大，向两侧突出，形成**内侧髁**和**外侧髁**，两髁之间向上的隆起，称髁间隆起。两侧髁的上面各有上关节面，与股骨相应的髁相关节。外侧髁的后下方有腓关节面，与腓骨头相关节。上端前面的粗糙隆起称**胫骨粗隆**，是髌韧带的附着处。

胫骨体呈三棱柱形，其前缘和内侧面都可在体表扪及。下端稍膨大，其内侧向下的突起，称内**踝**，在体表可触及，是重要的骨性标志；外侧面有三角形的腓切迹，与腓骨相接；底面有关节凹，与

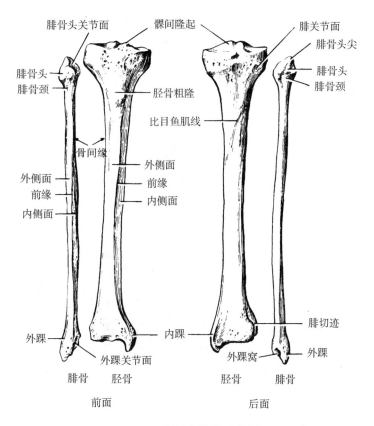

图1-24 胫骨和腓骨（右侧）

距骨相关节。

（四）腓骨

腓骨（fibula）（图1-24）居小腿外侧部，细长，有一体两端。上端称腓骨头，与胫骨相关节。腓骨头稍下方为腓骨颈。体呈三棱柱形。下端膨大并向下突出形成外踝，在体表可触及，是重要的骨性标志，其内侧面是外踝关节面，与距骨相关节。

（五）足骨

足骨（bones of foot）（图1-25）包括跗骨、跖骨和趾骨。

1. **跗骨**（tarsus） 7块，排为前、中、后三列。后列包括位于前上方的距骨和后下方的跟骨；中列为足舟骨，前列由内侧至外侧，依次为内侧楔骨、中间楔骨、外侧楔骨和骰骨。跗骨几乎占全足

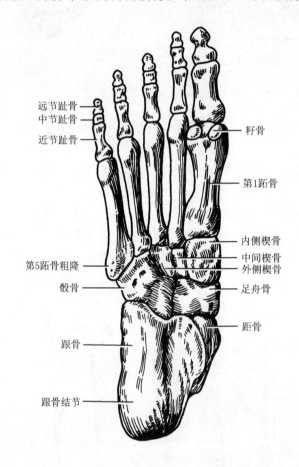

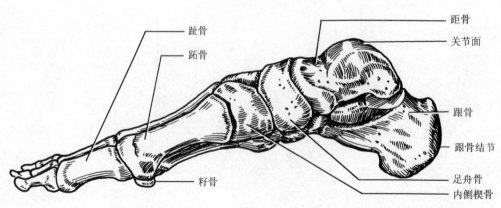

图1-25 足骨（右侧）

的后半，这与下肢的支持和负重功能有关。

2. 跖骨（metatarsus）　5 块，由内侧向外侧分别为第 1~5 跖骨，其形态与掌骨相似。

3. 趾骨（phalanges of the foot）　14 节，其形态、命名均与指骨相同。

下肢骨重要的骨性标志：髂嵴、髂结节、髂前上棘、耻骨结节、坐骨结节、股骨大转子、髌骨、腓骨头、胫骨粗隆、内踝、外踝和跟骨结节。

【复习思考题】

1. 简述骨的形态和结构。

2. 颈、胸、腰椎的形态特征。

3. 脑颅和面颅各由哪些骨组成？

4. 在模型或标本上识别颅整体观的主要结构。新生儿颅有何特征？

5. 在自身活体上触摸确认躯干骨、颅骨、四肢骨的主要骨性标志并说出其临床意义。

（谯时文）

第二章 骨 连 结

【重点内容】

1. 关节的基本结构。

2. 脊柱连结韧带的名称和位置，椎间盘的结构特点。

3. 颞下颌关节的组成及结构特点。

4. 胸廓的组成、形态和运动。

5. 肩关节、肘关节、桡腕关节、髋关节、膝关节、踝关节的组成、结构特点及运动。

6. 骨盆的组成、大、小骨盆划分。

第一节 总 论

骨与骨之间借纤维结缔组织、软骨或骨相连，构成骨连结。按骨连结的连结形式不同可分为直接连结和间接连结两类（图2-1）。

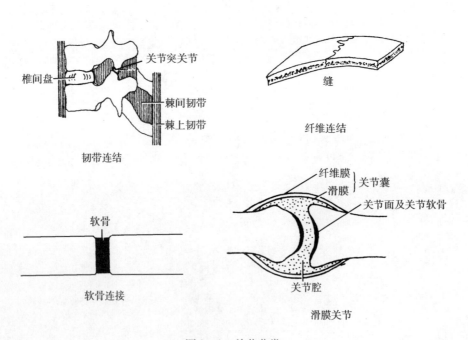

图2-1 关节分类

一、直接连结

直接连结的特点是骨与骨之间借结缔组织、软骨或骨相连，活动度小，无间隙。如颅骨之间的骨缝、椎骨之间的椎间盘和骶椎间的结合等。

二、间接连结

间接连结又称关节（articulation）或滑膜关节（synovial joint），其特点是骨与骨之间借其周围的结缔组织囊相连，相连骨之间有腔隙，运动范围较大。

（一）关节的基本结构

每个关节都具备关节面、关节囊和关节腔3种基本结构（图2-2）。

1. **关节面**（articular surface）　是构成关节各骨的邻接面，通常为一凹一凸，凸面称关节头，凹面称关节窝。关节面有**关节软骨**覆盖，表面光滑，具有弹性，有减少摩擦和缓冲震荡的作用。

2. **关节囊**（articular capsule）　为结缔组织囊，附着于关节面周缘的骨面上，可分为外层和内层。外层为**纤维膜**，厚而坚韧；内层为**滑膜层**，薄而柔软，衬贴于纤维层内面，并附于关节软骨周缘，能产生滑液，润滑关节腔和营养关节软骨。

3. **关节腔**（articular cavity）　是关节囊滑膜层与关节软骨之间围成的密闭腔隙，内含少量滑液，可减少运动时关节面之间的摩擦。腔内为负压，对维持关节的稳定性起一定的作用。

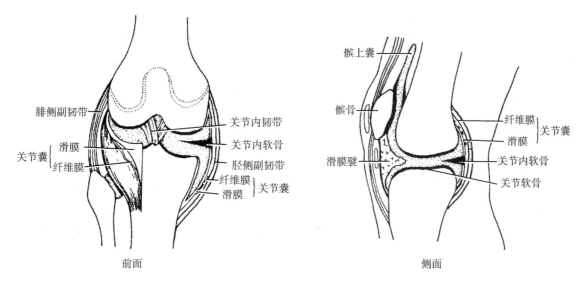

图2-2　关节的基本结构模式图

（二）关节的辅助结构

某些关节除具备上述基本结构外，还另有一些辅助结构，以增加关节的稳固性和灵活性，如韧带、关节盘和关节唇等。

1. **韧带**（ligament）　由致密结缔组织构成，根据其与关节囊的关系分为囊内韧带和囊外韧带，可加强关节的稳定性和限制关节的运动幅度。

2. **关节盘**（articular disc）　为垫于关节面之间的纤维软骨板，周缘附着于关节囊。使两骨关节面更加相互适应，增加了关节的稳固性和灵活性。此外关节盘有一定弹性，具有缓冲作用。

3. **关节唇**（articular labrum）　是附着于关节窝周缘的纤维软骨环，具有加深关节窝、增加接触面积和稳固关节的作用。

（三）关节的运动

1. **屈**（flexion）和**伸**（extension）　是关节绕冠状轴进行的运动。一般两骨之间的角度变小为屈，反之为伸。

2. **内收**（adduction）和**外展**（abduction）　是关节矢状轴进行的运动，运动时骨向正中矢状面靠近称内收，反之为展。

3. **旋内**（medial rotation）和**旋外**（lateral rotation）　是关节绕垂直轴进行的运动，运动时，骨的前面转向内侧为旋内，反之为旋外。在前臂，将手掌向内旋转的运动为**旋前**（pronation），向外旋转则为**旋后**（supination）。

4. **环转**（circumduction）　是屈、外展、伸和内收依次连续的运动。

第二节　躯干骨的连结

躯干骨借骨连结分别构成脊柱和胸廓。

一、脊柱

脊柱（vertebral column）位于背部正中，成人由24块椎骨、1块骶骨和1块尾骨通过骨连结构成。其中央的椎管容纳脊髓。脊柱具有支持体重、保护脊髓和内脏的功能，并能进行多种运动。

（一）椎骨间的连结

椎骨间的连结包括椎体间的连结和椎弓间的连结。

1. 椎体间的连结

（1）椎间盘（intervertebral disc）（图2-3）：是连结于相邻两椎体之间的纤维软骨盘，由中央的髓核和周围的纤维环组成。髓核位于盘的中央稍偏后，是柔软富有弹性的胶状物质；纤维环是围绕髓核的多层纤维软骨环，坚韧而有弹性。椎间盘可承受压力，吸收震荡，减缓冲击，保护脑组织。

应用解剖学要点：

椎间盘的纤维环的后份较薄弱，当脊柱在负重情况下猛烈屈转体位，过度劳损或猝然弯腰时，均可引起纤维环破裂，致髓核脱出，临床上称为椎间盘脱出症。由于椎间盘的纤维环后份最薄，故髓核多向后侧或后外侧脱出，突入椎管或椎间孔，压迫脊髓或脊神经根而出现相应的症状。由于腰部椎间盘最厚，活动度大，故腰椎间盘脱出较多见。

（2）前纵韧带（图2-4）：为紧贴于全部椎体和椎间盘前面的纵行韧带，可限制脊柱过度后伸。

（3）后纵韧带（图2-4）：为紧贴于全部椎体和椎间盘后面的纵行韧带，可限制脊柱过前屈。

2. 椎弓间的连结（图2-4）　黄韧带 flava 连结相邻两椎弓板间由弹性纤维构成，参与围成椎管后壁；棘上韧带，为连结相邻各棘突尖的纵行韧带；棘间韧带（interspinal ligament）为连结相邻各棘

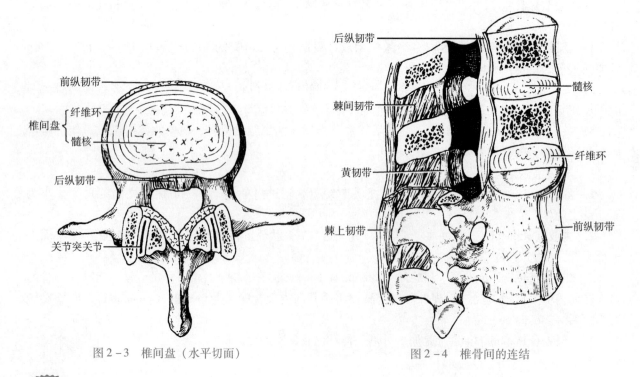

图2-3　椎间盘（水平切面）　　　　　图2-4　椎骨间的连结

突之间的短韧带。以上3种韧带都有限制脊柱过度前屈的作用。

（二）脊柱的整体观

1. 脊柱前面观 椎体自上而下逐渐增大，这种变化与脊柱承受重力的变化密切相关（图2-5）。

2. 脊柱后面观 所有椎骨的棘突连贯成纵嵴。颈椎棘突短而分杈；胸椎棘突长而倾向后下方，呈叠瓦状，棘突间隙较窄；腰椎棘突呈板状，水平伸向后，棘突间隙较宽。

3. 脊柱侧面观 可见4个生理性弯曲，其中颈曲和腰曲凸向前，胸曲和骶曲凸向后。脊柱的弯曲使脊柱具有弹性，对步行或跳跃中所产生的震动起缓冲作用，并有利于维持身体平衡。

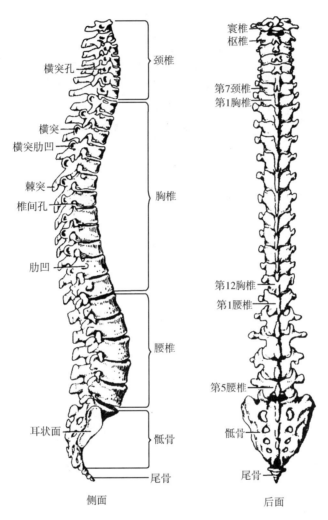

图2-5 脊柱整体观

（三）脊柱的运动

脊柱在相邻两个椎体之间的运动幅度很小，但从整个脊柱来看，各个椎骨之间运动的总和可使运动幅度加大。脊柱可作前屈、后伸、侧屈、旋转和环转运动。由于颈部和腰部运动灵活，脊柱损伤也以这两处较为多见。

二、胸廓

胸廓（thorax）（图2-6）由12个胸椎、12对肋和1个胸骨及它们之间的骨连结构成。成人胸廓呈前后略扁的圆锥形，有上、下两口。胸廓上口较小，由第1胸椎、第1肋和胸骨柄上缘围成，是颈部与胸部之间的通道。胸廓下口较大，由第12胸椎、第12肋、第11肋、肋弓及剑突围成。两侧肋弓在中线相交形成的向下开放的角，称胸骨下角。相邻两肋之间的间隙称肋间隙，共11对。

胸廓除有支持和保护胸、腹腔脏器功能外，主要参与呼吸运动。吸气时，在肌肉的作用下，肋的前部抬高，伴以胸骨上升，从而加大了胸廓的前后径；肋上提时，肋体向外扩展，加大胸廓的横径，使胸廓容积增大。呼气时，在重力和肌肉作用下，胸廓作相反的运动，使胸腔容积减小。胸腔容积的改变则促进了肺的呼吸。

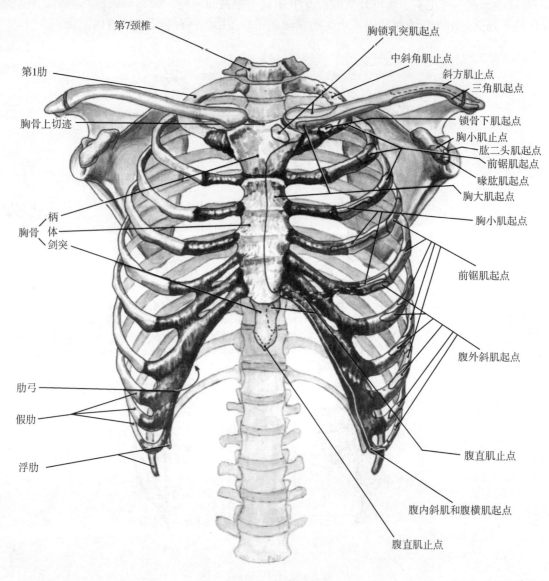

第7颈椎
第1肋
胸骨上切迹
柄
胸骨　体
　　剑突
肋弓
假肋
浮肋

胸锁乳突肌起点
中斜角肌止点
斜方肌止点
三角肌起点
锁骨下肌起点
胸小肌止点
肱二头肌起点
前锯肌起点
喙肱肌起点
胸大肌起点
胸小肌起点
前锯肌起点
腹外斜肌起点
腹直肌止点
腹内斜肌和腹横肌起点
腹直肌止点

图 2-6　胸廓的形态

应用解剖学要点:

　　胸廓的形状和大小与年龄、性别、体形及健康状况等因素有关。新生儿胸廓横径与前后径相近，呈桶状。成人女性的胸廓短而钝圆，各径线均小于男性。老人的胸廓因肋软骨钙化，弹性减退，运动减弱，使胸廓变长变扁。佝偻病儿童，由于缺少钙盐，骨组织变得疏松，容易变形，常见的有胸骨明显突出，形成所谓的"鸡胸"。慢性支气管炎、肺气肿和哮喘病的患者，因长期咳喘，胸廓增大而成"桶状胸"。

第三节 颅骨的连结

各颅骨之间多借缝、软骨或骨性结合相连结，连结极为牢固。惟下颌骨借颞下颌关节与颞骨相连。**颞下颌关节**（temporomandibular joint）（图2-7）又称下颌关节，由颞骨的**下颌窝**及**关节结节**与下颌骨**下颌头**构成。关节囊松弛，外侧有韧带加强。囊内有关节盘，将关节腔分割成上、下两部分。颞下颌关节属联合运动，可使下颌骨作上提、下降和前、后、侧方运动。关节囊的前部较薄弱，若张口过大时，下颌头可能滑至关节结节的前方，造成下颌关节脱位。

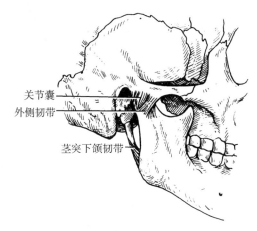
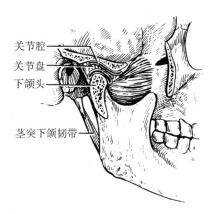

A 右颞下颌关节及其韧带（外侧面观）　　B 右颞下颌关节的矢状切面（外侧面观）

图2-7 颞下颌关节

第四节 上肢骨的连结

一、上肢带骨的连结

包括胸锁关节和肩锁关节，它们均属微动关节，主要起支持和连接作用。

（一）胸锁关节

由胸骨的锁切迹与锁骨的胸切迹构成，是上肢骨与躯干骨之间连接唯一的骨连结。关节囊坚韧，并有韧带加强。

（二）肩锁关节

由肩胛骨的肩峰与锁骨的肩峰端构成。在锁骨与肩胛骨喙突之间有一条坚强的喙锁韧带，它不仅能防止肩胛骨的内移，且能限制其下降，为稳定肩锁关节的重要结构。

二、自由上肢骨的连结

（一）肩关节

肩关节（shoulder joint）（图2-8）由**肱骨头**和肩胛骨的关节盂构成。

关节盂小而浅，其周缘有软骨性的盂唇加深关节窝，肱骨头大而圆。肩关节囊薄而松弛，分别附着于关节盂的周缘和肱骨解剖颈，其前部、上部和后部有韧带和肌腱加强，下部较薄弱，故肩关节脱位常向下方。

肩关节是全身最灵活的关节，可作屈、伸、内收、外展、旋内、旋外及环转运动。

（二）肘关节

肘关节（elbow joint）（图2-9）由肱骨下端和桡、尺骨上端组成，包括3个关节，即肱尺关节、肱桡关节和桡尺近侧关节。

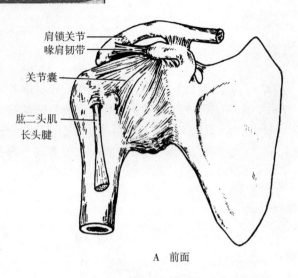

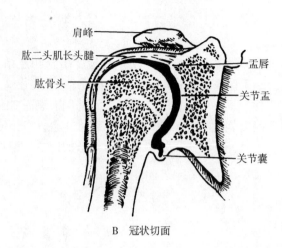

A 前面　　　　　　　　　　　　B 冠状切面

图2-8　肩关节的结构

1. **肱尺关节**（humeroulnar joint）　由肱骨滑车和尺骨的滑车切迹构成。

2. **肱桡关节**（humeroradial joint）　由肱骨小头和桡骨头关节凹构成。

3. **桡尺近侧关节**（proximal radioulnar joint）　由桡骨头的环状关节面和尺骨的桡切迹构成。

上述3个关节包在一个关节囊内。囊的前、后壁薄而松弛。内、外侧壁有尺侧副韧带和桡侧副韧带加强，桡骨环状关节面的周围有桡骨环状韧带，包绕桡骨头，防止桡骨头脱位。肘关节的运动以肱尺关节为主，可作屈、伸运动。在幼儿，由于桡骨头未发育完全，环状韧带松弛，在肘关节伸直位猛力牵拉幼儿的前臂时，桡骨头可部分从下方脱出，造成桡骨头半脱位。

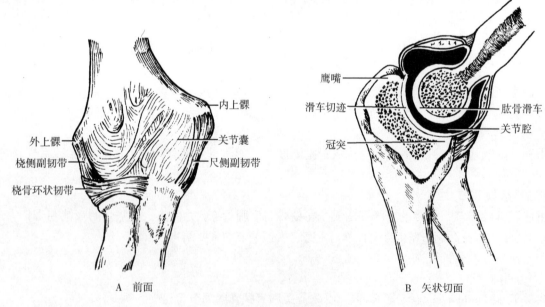

A 前面　　　　　　　　　　　　B 矢状切面

图2-9　肘关节的结构

应用解剖学要点：

　　肱骨内、外上髁和尺骨鹰嘴在体表可以触及，当肘关节伸直时，此三点在一条直线上，当关节屈曲至90°时，此三点的连线构成一个尖朝下的等腰三角形。肘关节发生后脱位时鹰嘴向后上移位，三点的位置关系发生改变。

（三）前臂骨连结

前臂桡、尺骨借桡尺近侧关节、桡尺远侧关节和前臂骨间膜相连。联合运动时，以上3者可使前臂旋前和旋后。

（四）手骨的连结

手部关节甚多，皆以相邻骨的名称命名，如桡腕关节、腕骨间关节、腕掌关节、掌指关节等（图2－10）。

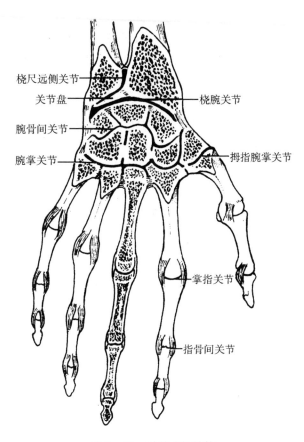

桡尺远侧关节
关节盘
腕骨间关节
腕掌关节
桡腕关节
拇指腕掌关节
掌指关节
指骨间关节

图2－10　手关节的结构

1. 桡腕关节又称腕关节（wrist joint）　由桡骨的腕关节面和尺骨下端的关节盘构成关节窝，手舟骨、月骨和三角骨共同组成关节头而构成。关节囊松弛，四周有韧带加强。可作屈、伸、内收、外展和环转运动。

2. 腕骨间关节　为腕骨互相之间的连结，属微动关节。

3. 腕掌关节　由远侧列腕骨与5个掌骨底构成。活动度较小。其中拇指腕掌关节最为重要，它由大多角骨和第1掌骨底构成。关节囊宽大松弛，可作屈、伸、内收、外展和对掌运动。

4. 掌指关节　由掌骨头与近节指骨底构成，可作屈、伸、内收和外展运动。手指收、展运动以中指的中轴为准。

5. 指骨间关节　由相邻指骨底和头构成。关节囊松弛，只能作屈、伸运动。

第五节　下肢骨的连结

一、下肢带骨的连接

（一）骶髂关节

骶髂关节（sacroiliac joint）由骶骨与髂骨的耳状面构成。两关节面对合紧密，关节囊紧张，周围有韧带加强，尤以后方的骶髂骨间韧带最为强韧，牢固地将两骨的粗隆连在一起。骶髂关节结构牢固，活动度极小，以适应下肢支持体重的功能。女性在妊娠后期，在激素的作用下，关节囊及韧带松弛，活动度可略增大，从而扩大盆腔，利于分娩。

（二）耻骨联合

耻骨联合（pubic symphysis）由左、右耻骨联合面借耻骨间盘连结而成。女性的耻骨间盘较厚，其内有一矢状裂隙，在分娩时可有轻度分离。

（三）骨盆

骨盆（pelvis）是由左、右髋骨与骶骨、尾骨连结而成。骨盆被骶骨岬、弓状线、耻骨梳、耻骨嵴和耻骨联合上缘所围成的**界线**（linea terminalis）分为大骨盆和小骨盆。**大骨盆**在界线以上，由第5腰椎和两侧的髂骨翼构成。参与腹腔的围成。**小骨盆**是界线以下的部分，有上、下两口：骨盆上口即界线；骨盆下口由尾骨、骶结节韧带、坐骨结节、坐骨支、耻骨下支和耻骨联合下缘围成。两侧耻骨下支和坐骨支在耻骨联合下方连成耻骨弓，所形成的夹角称**耻骨下角**。骨盆上、下口之间的腔，称骨盆腔，容纳和保护盆内器官。在女性，骨盆还是胎儿娩出的产道。

骨盆的性别差异：由于女性骨盆与妊娠和分娩机能有关，故两性差别显著（表1-1）

表1-1　骨盆的性别差异

	男　性	女　性
骨盆形状	较窄长	较短窄
骨盆	上口	心形椭圆形
骨盆下口	较狭小	较宽大
骨盆腔	漏斗形	圆桶形
骶骨	窄长、曲度大	宽短、曲度小
骶骨峡	前突明显	前突不显
耻骨下角	70~75°	80~100°

（四）骨盆的固有韧带连结

骨盆的固有韧带连结主要有两条韧带，即骶结节韧带和骶棘韧带（图2-11）。**骶结节韧带**位于骨盆后面，呈扇形连于骶骨和坐骨结节之间。**骶棘韧带**位于骶结节韧带的前方，连于骶骨和坐

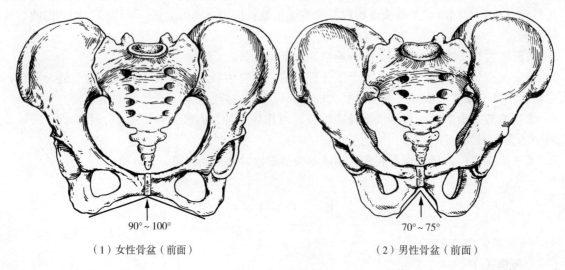

（1）女性骨盆（前面）　　90°~100°　　　　　（2）男性骨盆（前面）　　70°~75°

图2-11　骨盆的连结

骨棘之间。这两条韧带将坐骨大、小切迹围成**坐骨大孔**和**坐骨小孔**，孔内有肌肉、血管和神经等通过。

二、自由下肢骨的连结

（一）髋关节

髋关节（hip joint）（图2-12）由髋臼与股骨头构成。髋臼深，周缘附有髋臼唇以增加关节窝的深度。髋关节囊厚而坚韧，股骨颈的前面全部包在囊内，后面仅包裹股骨颈的内侧2/3。因此，股骨颈骨折有囊内、囊外和混合性骨折之分。关节囊周围有韧带加强，其中以前方的髂股韧带最为强厚。囊后下部相对薄弱，故髋关节发生脱位时，股骨头大多脱向后下方。关节囊内有股骨头韧带，内有股骨头的营养血管。

髋关节可作屈、伸、收、展、旋内、旋外和环转运动。由于髋关节关节窝较深，关节囊坚韧紧张，并受多条韧带限制，其运动幅度较肩关节为小，但具有较大的稳定性，以适应下肢负重行走功能的需要。

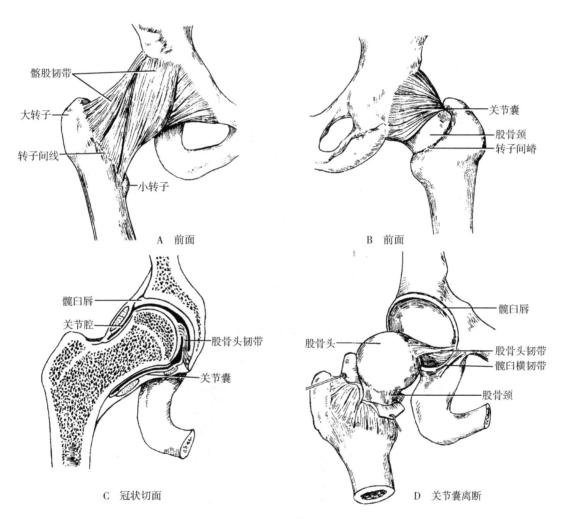

A　前面　　　　　　　　　　　　　　B　前面

C　冠状切面　　　　　　　　　　　D　关节囊离断

图2-12　髋关节的结构

（二）膝关节

膝关节（knee joint）（图2-13）由股骨下端、胫骨上端和髌骨构成，是人体最大、最复杂的关节。膝关节囊薄而松弛，其前方有股四头肌肌腱形成的**髌韧带**加强，两侧分别有腓侧副韧带和胫侧副韧带加强。囊内有前、后交叉韧带，将股骨与胫骨牢固相连，前交叉韧带可防止胫骨前移位，后交叉韧带可防止胫骨后移位。

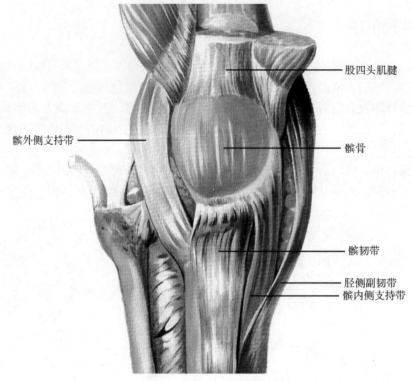

股四头肌腱

髌外侧支持带

髌骨

髌韧带

胫侧副韧带
髌内侧支持带

A 膝关节韧带前面观

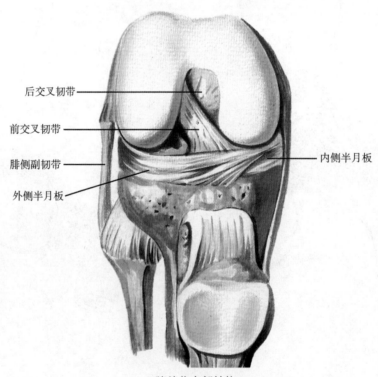

后交叉韧带

前交叉韧带

腓侧副韧带

外侧半月板

内侧半月板

B 膝关节内部结构

图 2 - 13　膝关节（前面观）

在股骨与胫骨的关节面之间垫有两块半月板（menisci）。内侧半月板呈"C"形，外侧半月板近似"O"形（图2-14）。半月板上面凹陷，下面平坦，外缘厚，内缘薄。半月板不仅增强关节窝的深度，而且在跳跃和剧烈活动时还可起缓冲作用。

膝关节的运动主要是屈和伸，在半屈位时，还可作轻微的旋转运动。

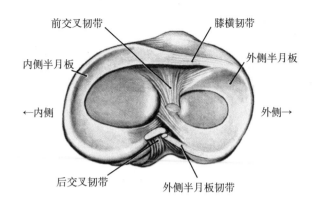

图2-14 膝关节半月板（上面观）

应用解剖学要点：

膝关节辅助结构多，较稳定，不易发生脱位，但膝关节的交叉韧带和半月板易损伤。当膝关节半屈位强力运动时，可造成半月板损伤，如急剧伸小腿并做强力旋转时（踢足球），易发生半月板挤伤或撕裂。内侧半月板与关节囊及胫侧副韧带紧密相连，因而内侧半月板比外侧半月板易损伤。

（三）胫腓骨的连结

胫腓二骨连结紧密，其上端构成微动的胫腓关节，中部有小腿骨间膜相连，下端借韧带相连。故胫腓骨之间几乎不能作任何运动。

（四）足骨的连结

类似手骨，包括距小腿关节、跗骨间关节、跗跖关节、跖骨间关节、跖趾关节和足趾间关节（图2-15）。

1. 距小腿关节（talocrural joint） 又称踝关节（ankle joint），由胫、腓两骨的下端与距骨滑车构成。关节囊前、后部松弛，两侧有韧带加强，内侧韧带较坚固（或称三角韧带），外侧韧带较薄弱。足过度内翻可致外侧韧带损伤。踝关节能作屈、伸运动，足尖向上称背屈（伸），足尖向下称跖屈（屈）。

2. 跗跖关节、跖骨间关节 属微动关节。跗骨间关节运动时可足内翻和外翻。跖趾关节可作轻微的屈、伸和收、展运动。趾骨间关节可作屈、伸运动。

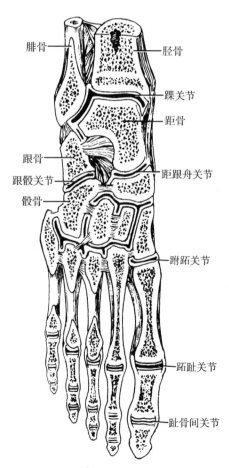

图2-15 踝关节

应用解剖学要点：

由于距骨滑车前宽后窄，跖屈时，较窄的滑车后部进入关节窝内，于是足能作轻微的侧方运动，此时关节不够稳定，故踝关节扭伤多发生在跖屈的情况下。

（五）足弓

足弓（arches of foot）（图2－16）是跗骨和跖骨借关节连结在足底形成的凸向上的弓形结构，称足弓。足弓可分为前后方向的**纵弓**和内外方向的**横弓**。足弓像建筑学上的拱形结构，坚固轻便，加之维持足弓的关节、韧带，使足弓具有很好的弹性，因此，足弓保证人体站立时稳固、行走和跳跃时缓冲震荡，使体内器官，特别使脑受到保护，同时也使足底血管、神经免受压迫。

足弓的维持除靠足底各骨间连结的韧带外，足底肌和通过足底的长肌腱的牵拉也起着重要作用。如果维持足弓的软组织过度劳损、先天发育不良或骨折、损伤等因素，均可导致足弓塌陷，足底平坦，形成扁平足，从而影响正常功能。

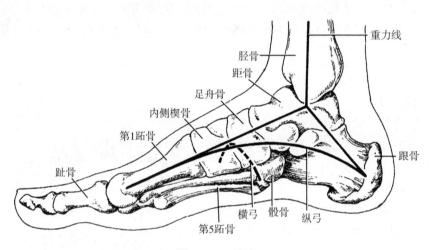

图2－16　足弓

【复习思考题】

1. 简述脊柱的组成及生理弯曲。
2. 比较肩关节与髋关节的结构特点。
3. 肘关节为什么易发生后脱位，脱位后肘三角有什么变化？
4. 用解剖学知识解释为何肩关节脱位以前下方多见？
5. 在标本上确认骨盆的组成及骨盆的分界线。
6. 简述膝关节的组成及结构特点。
7. 解释：关节、肋弓、界线。

（谯时文）

第三章　肌　学

【重点内容】
1. 骨骼肌的结构
2. 头肌、躯干肌和四肢肌的组成、位置和作用。

第一节　总　　论

人体的肌肉根据其结构不同，可分为平滑肌、心肌和骨骼肌。本节主要介绍骨骼肌。

骨骼肌（skeletal muscle）主要分布于头颈、躯干和四肢，通常附于骨骼，具有收缩迅速、有力，容易疲劳等特点。由于骨骼肌受人的意识支配，又称随意肌。

骨骼肌数目众多，约600余块，占体重的40%左右，分布广泛。每块肌都具有一定的形态和构造，有丰富的血管和淋巴管，受一定的神经支配，完成特定的功能，所以每块肌都可视为一个器官。

一、肌的形态和构造

肌根据形状大致可分为长肌、短肌、阔肌和轮匝肌4类（图3-1）。长肌多分布于四肢，短肌多分布于躯干深层，阔肌呈薄片状，多分布于胸腹壁，除运动功能外，还具有保护内脏的作用。轮匝肌多位于孔裂周围，收缩时可关闭孔裂。

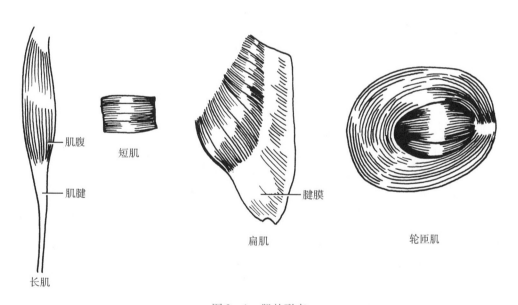

肌腹

肌腱

短肌

腱膜

扁肌

轮匝肌

长肌

图3-1　肌的形态

每块肌由**肌腹**（muscle belly）和**肌腱**（tendon）两部分构成（图3-1）。肌腹一般位于中间，主要由肌纤维构成，外面被结缔组织的肌外膜包裹，具有收缩功能。肌腱一般位于肌的两端，由致密的结缔组织构成，不具备收缩能力，但十分坚韧，能抵抗强大的张力。肌借肌腱附着在骨上。长肌的腱多呈条索状，阔肌的腱扁宽呈膜状，称为**腱膜**（aponeurosis）。

二、肌的起止、配布与作用

肌通常借助肌腱附着于两块或两块以上的骨，中间跨过一个或多个关节（图3-2），肌收缩时，一骨的位置相对固定，另一骨相对地移动。肌在固定骨上的附着点，称起点或定点；在移动骨上的附着点，称为止点或动点。通常情况下，靠近人体的正中线或肢体的近端的附着点作为起点，反之为止点。肌的定点和动点是相对的，在一定的条件下可以互换。

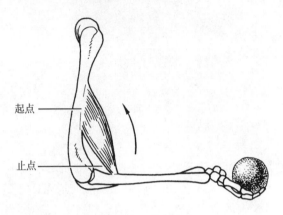

起点

止点

图3-2　肌的起止点

肌的配布与关节运动轴的关系密切。其规律是一个运动轴的相对两侧至少配布两块或两组作用相反的肌，互为拮抗肌；在运动轴的同一侧，各肌或肌组的作用彼此相同，称为协同肌。

人体的运动是复杂的，因而肌的运动也不是单一的，一个动作常需有数个肌参加，一个肌往往能做两种以上的运动，甚至是相反的功能。如斜方肌，上部肌束上提肩胛骨，下部肌束则下拉肩胛骨，全肌收缩时拉肩胛骨靠近脊柱；如肩部固定，两侧同时收缩时则使头后仰。

三、肌的命名方法

肌的命名原则较多，主要依据肌的位置、形态、功能、起止点或作用等命名。也可按肌的形态结构和部位综合命名，如桡侧腕长伸肌等。了解肌的命名原则有助于学习和记忆。

四、肌的辅助结构

肌的辅助装置是在肌活动的影响下，由肌周围的结缔组织转化而成，具有保护和辅助肌活动的作用。主要有筋膜、滑膜囊和腱鞘。

（一）筋膜

筋膜（fascia）　筋膜是遍布全身的结缔组织结构，分为浅筋膜和深筋膜两种。

1. 浅筋膜（superficial fascia）　位于真皮深面，又称皮下筋膜，由疏松结缔组织构成，内含有脂肪组织、浅静脉、皮神经、浅淋巴管和淋巴结等。浅筋膜具有维持体温和保护深部结构的作用。临床上做皮下注射即将药物注入此层中。

2. 深筋膜（deep fascia）　位于浅筋膜的深方，又称固有筋膜，由致密结缔组织构成，它包裹肌、肌群和体壁，以及血管、神经等，遍布全身且相互连续。深筋膜包裹每块肌或肌群形成肌筋膜鞘；包裹神经和血管等形成血管神经鞘。在四肢，深筋膜插入肌群之间，并附于骨上，形成肌间隔。深筋膜有保护和约束肌的作用，并在肌的收缩时，减少相邻肌或肌群之间的摩擦，有利于各自的独立运动。

（二）滑液囊

滑膜囊（synovial bursa）为封闭的结缔组织小囊，内含滑液，多位于肌腱与骨面相接触处，起减少摩擦、保护、促进肌腱灵活运动的作用。滑膜囊炎症可影响肢体局部的运动。

（三）腱鞘

腱鞘（tendinous sheath）为包裹在长肌腱外面的结缔组织鞘，多位于手、足等活动性较大的部位。腱鞘可分内、外两层，外层为纤维层，内层为滑膜层。滑膜层又分为两层，分别包在腱的表面和紧贴于纤维层的内面，两层相互移行，形成密闭的滑膜腔，内含少量滑液，从而保证肌收缩时，肌腱能在肌鞘内灵活滑动。手指若不恰当地做长时期、过度而快速的活动，可导致腱鞘炎，产生疼痛并影响肌腱的滑动。

第二节 头 颈 肌

一、头肌

头肌分为面肌和咀嚼肌两部分。

（一）面肌

面肌也称表情肌（图3-3），是起自颅骨，止于面部皮肤，分布于孔裂周围的一些扁而薄的皮肌，有环形肌和辐射肌两种，其作用是开大或闭合孔裂，并牵拉面部皮肤，显示出不同的表情。

1. 枕额肌（occipitofrontalis） 位于额部和枕部皮下，由前后两个肌腹和中间的帽状腱膜构成。收缩时可提眉，并可使额部的皮肤出现皱纹。

2. 眼轮匝肌（orbicularis oculi） 呈环形，位于眼裂周围，收缩时可使眼裂闭合。

3. 口轮匝肌（orbcularis oris） 位于口裂周围，呈扁环形，收缩时可使口裂闭合。

4. 辐射状肌 分别位于口裂的上、下方，可提上唇、降下唇、向各方牵拉口角，其中颊肌 buccinator 还有协助咀嚼的功能。

（二）咀嚼肌

咀嚼肌（muscles of mastication）（图3-3、3-4）包括咬肌、颞肌、翼内肌和翼外肌。它们均止于下颌骨，参与咀嚼运动。

1. 咬肌（masseter） 长方形，位于下颌支外面，收缩时上提下颌骨。

2. 颞肌（temporalis） 肌束呈扇形，位于颞窝内，有上

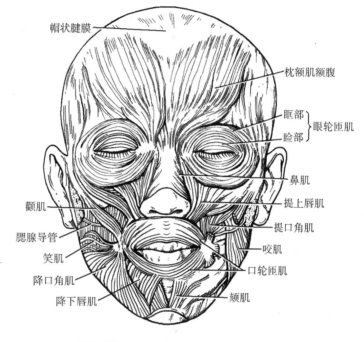

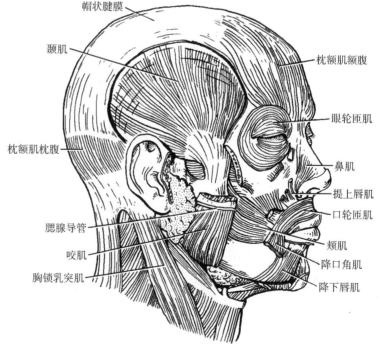

图3-3 面肌前面观

提下颌骨的作用。

3. 翼内肌（medial pterygoid）　位于下颌支内面，肌束斜向后下方。可上提下颌骨使其向前运动。

4. 翼外肌（lateral pterygoid）　在翼内肌上方，行向后外。止于下颌颈，主要使下颌骨向前，助张口。

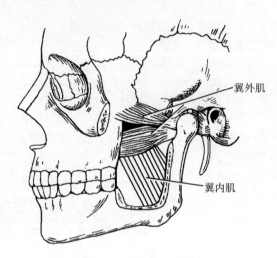

翼外肌

翼内肌

图 3 - 4　翼内肌和翼外肌

二、颈肌

颈肌依据其所在位置分浅、深两群。

（一）颈浅肌群

1. 颈阔肌（platysma）（图 3 - 5）　位于颈部浅筋膜内，为扁簿的皮肌，有紧张颈部皮肤和降口角的作用。

2. 胸锁乳突肌（sternocleidomastoid）（图 3 - 5）　位于颈侧部的浅层。起于胸骨柄和锁骨的内侧端，止于颞骨乳突。一侧收缩使头向同侧倾斜，脸转向对侧；两侧同时收缩可使头后仰。此肌可因产伤等原因造成一侧痉挛或挛缩，形成斜颈。

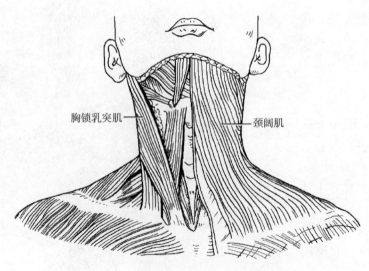

胸锁乳突肌

颈阔肌

图 3 - 5　颈浅肌群

3. **舌骨上肌群** 位于舌骨与下颌骨及颅底之间，包括二腹肌、下颌舌骨肌、颏舌骨肌和茎突舌骨肌。

4. **舌骨下肌群** 位于颈前正中线两侧，覆盖在喉、气管和甲状腺的前方，依其起止分别称为**胸骨舌骨肌、肩胛舌骨肌、胸骨甲状肌和甲状舌骨肌**。

舌骨上、下肌群有固定舌骨和喉或使之上下移动，配合张口、吞咽和发音等作用。

（二）颈深肌群

颈深肌群（图3-6）主要有前、中、后斜角肌。它们均起自颈椎横突，前斜角肌与中斜角肌止于第1肋，并与第1肋围成三角形间隙，称斜角肌间隙，锁骨下动脉和臂丛由此进入腋窝，临床上可在此进行臂丛神经阻滞麻醉。斜角肌群的共同作用是：在颈椎固定时，可上提1-2肋，协助深吸气，单侧收缩可以使颈侧屈。

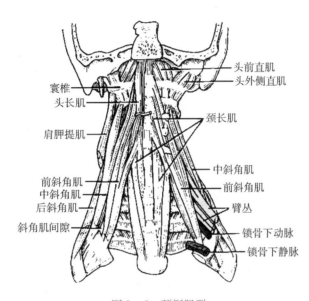

图3-6 颈深肌群

第三节 躯 干 肌

躯干肌按位置分为背肌、胸肌、膈、腹肌和会阴肌。会阴肌（包括盆肌）在生殖系统中描述。

一、背肌

背肌是位于躯干后面的肌群，分浅、深两层。浅层多为阔肌，主要有斜方肌、背阔肌和肩胛提肌；深层的有竖脊肌等。

（一）背浅肌

1. **斜方肌**（traperius）（图3-7） 位于项、背上部的浅层，一侧呈三角形，两侧合在一起呈斜方形。起点很广，从枕外隆凸，直达第12胸椎，止于锁骨外侧段、肩峰和肩胛冈。收缩时可使肩胛骨向脊柱靠拢并仰头；上、下部肌束可分别上提、下降肩胛骨。

2. **背阔肌**（latissimus dorsi）（图3-7） 为全身最大的阔肌，位于背下部和胸外侧的浅层，起自下6个胸椎及全部腰椎棘突、骶骨背面中线和髂嵴后部，止于肱骨小结节下方。收缩时使臂后伸、内收和旋内，如背手姿势。

应用解剖学要点：

　　斜方肌、背阔肌位置表浅，面积大，临床常用部分斜方肌皮瓣（上部或下部）修复头颈部组织缺损。背阔肌是临床上应用最多的肌皮瓣，可用于修复大面积组织缺损、肌肉功能重建等。

（二）背深肌

　　位于棘突两侧的脊柱沟内，又可分数层，浅层是长肌，其中主要是竖脊肌。竖脊肌（erector spinae）（图3-7）又称骶棘肌，是背肌中最长、最强大的肌，起于骶骨背面和髂嵴后部，向上分出多条肌束分别止于椎骨、肋骨和枕骨。此肌是维持人体直立的重要肌，收缩时使脊柱后伸和仰头。单侧收缩使脊柱侧屈。许多腰痛病人，主要是因此肌受累所致，即临床上所谓的"腰肌劳损"。

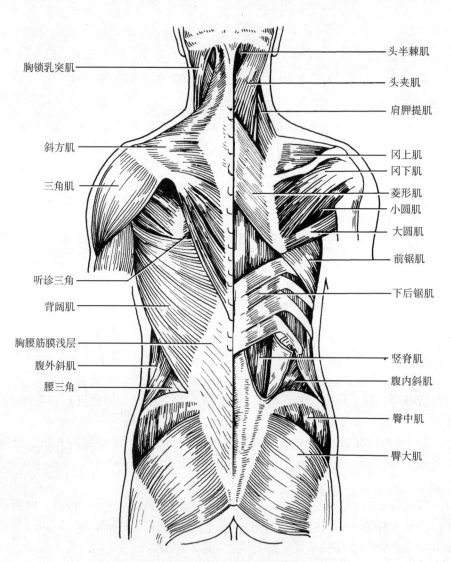

左侧标注（自上而下）：
胸锁乳突肌
斜方肌
三角肌
听诊三角
背阔肌
胸腰筋膜浅层
腹外斜肌
腰三角

右侧标注（自上而下）：
头半棘肌
头夹肌
肩胛提肌
冈上肌
冈下肌
菱形肌
小圆肌
大圆肌
前锯肌
下后锯肌
竖脊肌
腹内斜肌
臀中肌
臀大肌

图3-7　背肌（右侧斜方肌、背阔肌已切除）

二、胸肌

　　胸肌（muscle thoracis）（图3-8）　可分为胸上肢肌和胸固有肌，都起于肋骨，并与呼吸运动有关。

（一）胸上肢肌

胸上肢肌均起至胸廓外面，止于上肢骨，主要有胸大肌、胸小肌和前锯肌。

1. 胸大肌（pectoralis major）　位于胸前壁的上部，呈扇形，起于锁骨内侧段、胸骨和上部肋软骨，止于肱骨大结节下方。作用：使肩关节内收、旋内和前屈，如上肢固定可上提躯干，还可提肋，助吸气。

2. 胸小肌（pectoralis minor）　位于胸大肌深面，呈三角形，起自第3～5肋，止于肩胛骨喙突。作用：牵拉肩胛骨向前下方。

3. 前锯肌（serratus anterior）　紧贴胸廓外侧壁。作用：拉肩胛骨向前使肩胛骨紧贴胸廓，下部肌束可使肩胛骨下角旋外，协助举臂。

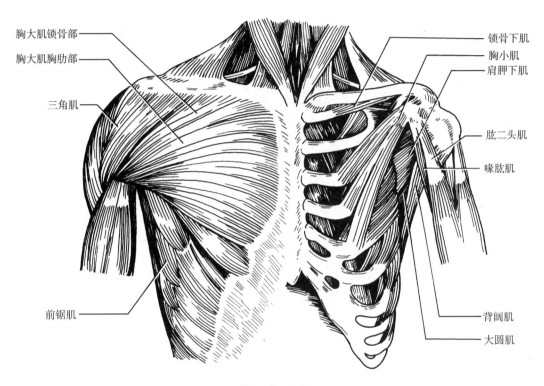

图 3 - 8　胸肌

（二）胸固有肌

胸固有肌（图3－9）参与构成胸壁，主要有肋间外肌和肋间内肌。

1. 肋间外肌（external intercostalsm）　位于肋间隙的浅层，起自上位肋骨下缘，肌纤维从外上方斜向内下方，止于下位肋骨上缘。作用：提肋，助吸气。

2. 肋间内肌（internal intercostalsm）　位于肋间外肌的深方，纤维方向与肋间外肌相反，起自下位肋骨上缘，止于上位肋骨下缘。作用：降肋，助呼气。

三、膈

膈（diaphragm（图3－10）为分隔胸、腹腔的一块阔肌，向上膨隆呈穹窿状，膈的周围部分为肌性部，附着于胸廓的下口，中央为腱性结构，称为

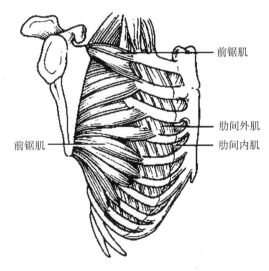

图 3 - 9　胸固有肌

中心腱。

膈上有3个裂孔：①**主动脉裂孔**，位于第12胸椎前方，有降主动脉和胸导管通过；②**食管裂孔**，位于主动脉裂孔的左前方，约平第10胸椎，有食管和迷走神经通过；③**腔静脉孔**，在食管裂孔的右前方，约平第8胸椎，有下腔静脉通过。

膈是重要的呼吸肌，收缩时膈的穹隆下降，胸腔容积增大以助吸气；舒张时穹隆上升恢复原位，胸腔容积减小以助呼气。膈与腹肌同时收缩，可增加腹压，以协助排便、分娩及呕吐。

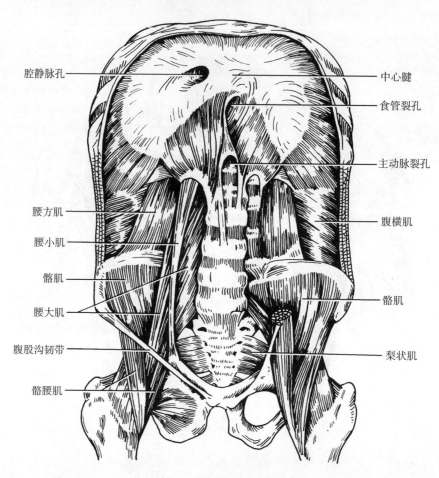

图 3 – 10　膈和腹后壁肌

四、腹肌

腹肌（musculi abdominis）参与组成腹腔的前壁、侧壁和后壁，可分为前外侧群和后群。

（一）前外侧群

腹前外侧群包括腹直肌、腹外斜肌、腹内斜肌和腹横肌（图3–11），形成腹腔的前外侧壁。

1. **腹直肌**（rectus abdominis）　为位于腹前正中线两侧的一对长带状肌，全长被腹直肌鞘包裹，腹直肌纤维被3~4条横行的腱划分隔，腱划与腹直肌鞘的前层结合紧密，从体表观察，腱划处呈横行浅沟。

2. **腹外斜肌**（obliquus externus abdominis）　位于腹前外侧壁的最浅层。起端呈锯齿状，肌束斜向内下方至腹前壁肌束逐渐移行为腱膜，称腹外斜肌腱膜，经腹直肌前方，参与形成腹直肌鞘前层，至中线处与对侧者共同交织并参与形成白线。

腹外斜肌腱膜的下缘卷曲增厚，附着于髂前上棘和耻骨结节之间，形成**腹股沟韧带**（inguinal ligament）。腹外斜肌腱膜在耻骨结节的外上方，有一个三角形的裂隙，称腹股沟管浅环（皮下环）。男性有**精索**通过，女性有**子宫圆韧带**通过。

3. **腹内斜肌**（obliquus internus abdominis）　在腹外斜肌深面，大部分肌束斜向内上方走行并移行为腱膜，在腹直肌的外缘，腱膜分为前、后两层，包裹腹直肌，终于白线。下部肌束行向前下方，形成凸向上的弓形下缘，越过精索（女性为子宫圆韧带）向内延为腱膜，与腹横肌腱膜的下部汇合形成**腹股沟镰**（联合腱），止于耻骨。在男性，腹内斜肌最下部的少量肌束包绕精索和睾丸，称为**提睾肌**（cremaster），收缩时可上提睾丸。

4. **腹横肌**（transversus abdominis）　位于腹内斜肌的深方，肌束横行向内移行为腱膜，经腹直肌后方参与组成腹直肌鞘的后层，止于白线。腹横肌下部肌束和腱膜分别参与腹股沟镰和提睾肌的构成。

腹前外侧肌群的作用是：共同保护腹腔脏器及维持腹内压。当腹肌收缩时还可增加腹压以协助排便、分娩及呕吐等功能，还可降肋助呼气，并能使脊柱作前屈、侧屈和旋转运动。

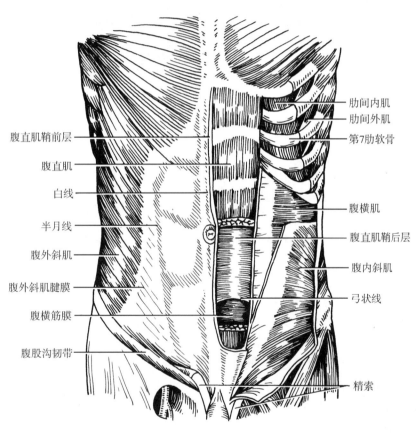

图 3-11　腹前壁肌

（二）后群

后群有腰方肌和腰大肌。**腰方肌**位于腹后壁腰椎两侧，呈长方形，收缩时使脊柱侧屈。也可降肋助呼气。腰大肌将在下肢肌中叙述。

（三）腹肌的肌间结构

1. **腹直肌鞘**（rectus sheath）（图 3-12）　是包裹在腹直肌表面的鞘状结构，由位于腹前外侧壁的三层阔肌的腱膜构成。鞘分为前、后两层：前层由腹外斜肌腱膜和腹内斜肌腱膜的前层构成；后层由腹内斜肌腱膜的后层和腹横肌腱膜构成，前后两层在白线处愈合。但在脐下 4~5cm 处以下，鞘后层的腱膜全部转至腹直肌的前方，后层缺如，这样鞘后层下缘游离，形成一凹向下方的游离缘，称弓状线（或半环线），此线以下腹直肌的后面直接与腹横筋膜相贴。

2. 白线（linea alba）（图3-12）　为腹前壁正中线上的一条腱膜带，由两侧腹直肌鞘的纤维交织而成，白线上端附于剑突，下端附于耻骨联合。白线上宽下窄，坚韧而少血管，常作为腹部手术入路。白线中部，脐的周围有白色的脐环，此处是腹壁薄弱区之一，易发生脐疝。

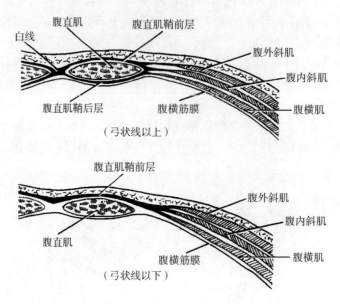

图3-12　腹直肌鞘和白线

3. 腹股沟管（inguinal canal）（图3-13）位于腹股沟韧带内侧半的上方，为腹前壁三层阔肌之间的一条斜行的裂隙，长约4～5cm。腹股沟管在男性有精索通过，女性有子宫圆韧带通过。

腹股沟管有两个口和四个壁：内口即腹股沟管深环（腹环），位于腹股沟韧带中点上方约1.5cm处，为腹横筋膜向外的突出口；外口为腹股沟管浅环（皮下环），位于耻骨结节外上方，为腹外斜肌腱膜的裂孔；前壁为腹外斜肌腱膜；后壁为腹横筋膜和腹股沟镰，下壁为腹股沟韧带；上壁为腹内斜肌和腹横肌的下缘。

腹股沟管是腹壁的薄弱区，为疝的好发部位。

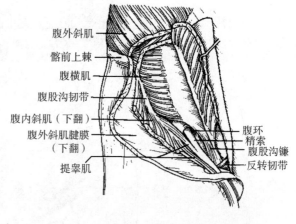

图3-13　腹股沟管

第四节　四　肢　肌

一、上肢肌

上肢肌（musculi membri superioris）按其所在部位可分肩肌、臂肌、前臂肌和手肌。

（一）肩肌

肩肌（图3-14）配布于肩关节的周围，均起自上肢带骨止于肱骨，共有6块，主要包括位于肩部的三角肌、肩胛下窝的肩胛下肌和肩胛骨背面由上向下依次排列的冈上肌、冈下肌、小圆肌和大圆肌。

三角肌（deltoid）位于肩部，呈三角形，起于锁骨外侧段、肩峰和肩胛冈，肌束从前、外、后三个方向包裹肩关节，止于肱骨的三角肌粗隆。主要作用可使肩关节外展。该肌在临床上为肌内注射常用部位。

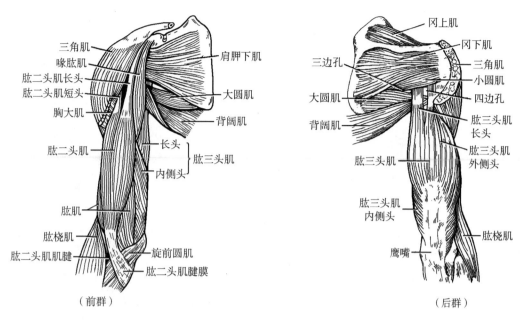

（前群）　　　　　　　　　　　　　　　　（后群）

图 3 - 14　肩肌和臂肌

（二）臂肌

臂肌（图 3 - 14，15，16）位于肱骨周围，分为前、后两群。前群有肱二头肌、喙肱肌和肱肌。后群有肱三头肌。

1. 肱二头肌（biceps brachii）　位于臂肌前群的浅层，有两个头，长头起自肩胛骨关节盂上方，短头起自喙突，二头合为一个肌腹，止于桡骨粗隆。肱二头肌收缩可屈肘关节，屈肩关节，当前臂旋前时可使前臂旋后。

应用解剖学要点：

　　临床上测量血压时，听诊器的胸件应放置在肱二头肌肌腹或肌腱的稍内侧，可使听到的动脉搏动更为清楚。

2. 喙肱肌（coracobrachialis）　位于肱二头肌短头的后内方，起自肩胛骨的喙突，止于肱骨体中部的内侧，可使肩关节前屈和内收。

3. 肱肌（brachialis）　位于肱二头肌下半部的深层，起自肱骨下半部的前面，止于尺骨粗隆，可屈肘关节。

4. 肱三头肌（triceps brachii）　位于肱骨的后面，以三个头分别起自肩胛骨关节盂的下方（长头）和肱骨的背面（其他二头），三头合为一个肌腹，止于尺骨鹰嘴。收缩时可使肘关节后伸，长头尚可助臂后伸和内收。

（三）前臂肌

前臂肌位于桡、尺骨周围，有 19 块，大多数是长肌，分为前、后两群。主要运动腕关节、指骨间关节。

1. 前群　位于前臂的前面和内侧，共 9 块，分浅、深两层。

（1）浅层（图 3 - 15）：由桡侧向尺侧依次为肱桡肌、旋前圆肌、桡侧腕屈肌、掌长肌和尺侧腕屈肌。上述各肌除肱桡肌起至肱骨外上髁上方外，其余 5 块肌共同起自肱骨内上髁。肱桡肌的作用是屈肘，掌长肌可屈腕，其余各肌的作用与该肌的名称相同。

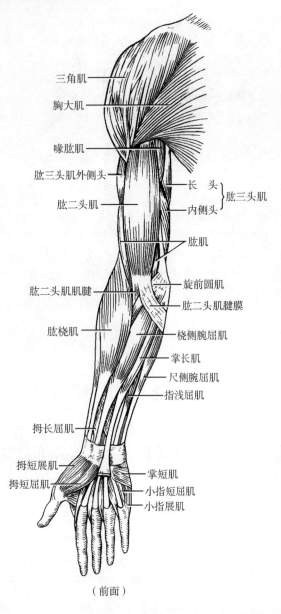
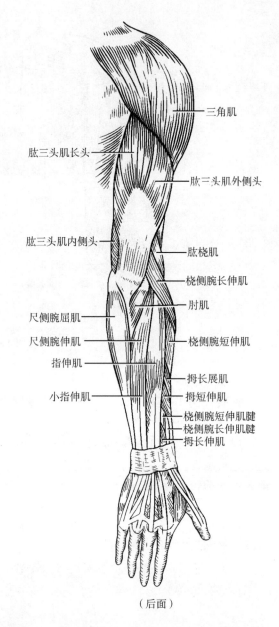

三角肌
胸大肌
喙肱肌
肱三头肌外侧头
肱二头肌
长 头 } 肱三头肌
内侧头
肱肌
旋前圆肌
肱二头肌肌腱
肱二头肌腱膜
肱桡肌
桡侧腕屈肌
掌长肌
尺侧腕屈肌
指浅屈肌
拇长屈肌
拇短展肌
掌短肌
拇短屈肌
小指短屈肌
小指展肌

（前面）

三角肌
肱三头肌长头
肱三头肌外侧头
肱三头肌内侧头
肱桡肌
桡侧腕长伸肌
尺侧腕屈肌
肘肌
尺侧腕伸肌
桡侧腕短伸肌
指伸肌
拇长展肌
小指伸肌
拇短伸肌
桡侧腕短伸肌腱
桡侧腕长伸肌腱
拇长伸肌

（后面）

图 3 – 15　前臂肌浅层

（2）深层（图 3 – 16）：共 3 块，分别为**拇长屈肌、指深屈肌和旋前方肌**，各肌的作用与该肌的名称相同。

2．后群　共有 10 块，亦分浅、深两层。

（1）浅层：由桡侧向尺侧依次为**桡侧腕长伸肌、桡侧腕短伸肌、指伸肌、小指伸肌和尺侧腕伸肌**。它们以伸肌总腱共同起自肱骨外上髁和邻近的深筋膜。

（2）深层：由上外向下内依次为**旋后肌、拇长展肌、拇短伸肌、拇长伸肌和示指伸肌**。以上各肌皆附着于前臂骨的背面，可按其命名得知其功能。

（四）手肌

手肌分为内侧群、外侧群和中间群（图 3 – 17）。

1．**外侧群**　在手掌桡侧形成一肌性隆起，又称**鱼际**（thenar）。由 4 块小肌组成，较为发达，可分为浅深两层。浅层外侧为拇短展肌，内侧为拇短屈肌；深层外侧为拇对掌肌，内侧为拇收肌。可使拇指屈、内收、外展和对掌。

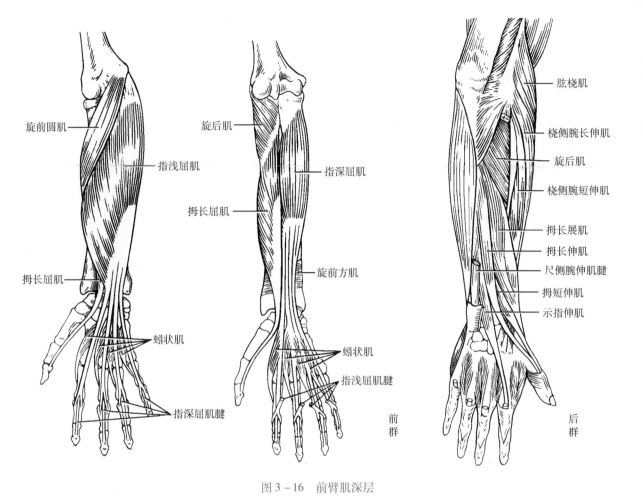

图 3 - 16 前臂肌深层

2. **内侧群** 在手掌尺侧形成一个肌性隆起。又称小鱼际（hypothenar）。由 3 块小肌构成，小指侧的浅层外侧为小指短屈肌，内侧为小指展肌，深层为小指对掌肌。可使小指屈、外展和对掌。

3. **中间群** 位于手掌的中部，包括 4 块蚓状肌（lumbricales），3 块**骨间掌侧肌**（palmar interossei），4 块**骨间背侧肌**（dorsal interossei）。蚓状肌的作用是屈掌指关节，伸指骨间关节，骨间掌侧肌使手指内收（即向中指靠拢），骨间背侧肌使手指外展（即手指张开）。

二、下肢肌

下肢肌肌肉粗大有力，筋膜厚实而坚韧，按部位可分为髋肌、大腿肌、小腿肌和足肌四部分。

（一）髋肌

髋肌配布于髋关节周围，起自骨盆，止于股骨，主要运动髋关节。依其部位可分为前、后两群。

1. **前群** 包括髂腰肌和阔筋膜张肌；

（1）髂腰肌（iliopsoas）（图 3 - 18）：由髂肌（iliacus）和腰大肌（psoas major）两部分组成，分别起自髂窝和腰椎，肌腹汇合后经腹股沟韧

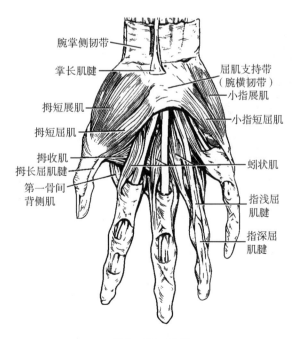

图 3 - 17 手肌

53

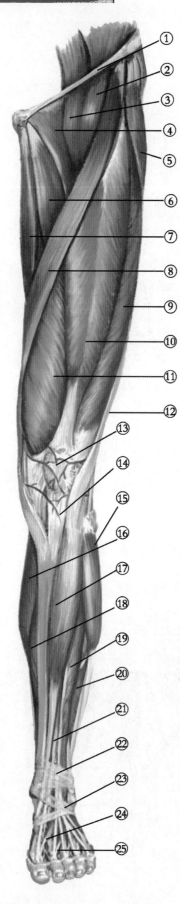

1. 腹股沟韧带
2. 髂肌
3. 腰大肌
4. 耻骨肌
5. 阔筋膜张肌
6. 长收肌
7. 股薄肌
8. 缝匠肌
9. 股外侧肌
10. 股直肌
11. 股内侧肌
12. 髂胫束
13. 髌骨
14. 髌韧带
15. 腓骨长肌
16. 腓肠肌
17. 胫骨前肌
18. 比目鱼肌
19. 趾长伸肌
20. 腓骨短肌
21. 踇长伸肌
22. 伸肌上支持带
23. 伸肌下支持带
24. 踇短伸肌
25. 趾短伸肌

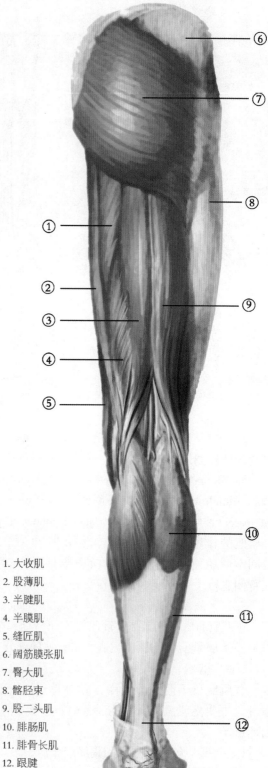

1. 大收肌
2. 股薄肌
3. 半腱肌
4. 半膜肌
5. 缝匠肌
6. 阔筋膜张肌
7. 臀大肌
8. 髂胫束
9. 股二头肌
10. 腓肠肌
11. 腓骨长肌
12. 跟腱

图 3－18　髋肌、大腿肌前群、后群

带的深方向下，止于股骨小转子。髂腰肌收缩可使髋关节前屈和旋外，下肢固定时可使躯干和骨盆前屈。

（2）阔筋膜张肌（tensor fasciae latae）（图3-18）：位于股上部前外侧，肌腹被阔筋膜包裹，以髂胫束止于胫骨外侧髁，收缩时可紧张阔筋膜，屈髋关节。

2. 后群又称臀肌，包括臀大肌、臀中肌、臀小肌和梨状肌等。

（1）臀大肌（gluteus maximus）（图3-18）：为臀部最大的一块肌，略呈方形。位于臀部浅层，它与臀部皮下组织形成特有的臀部隆起。臀大肌起自髂骨和骶骨的背面，主要止于股骨的臀肌粗隆和髂胫束。作用：伸髋关节，在人体直立时，可防止躯干前倾。

应用解剖学要点：

臀大肌是常用的肌内注射部位。臀大肌与坐骨神经有较固定的毗邻关系，为了避免损伤坐骨神经，应在臀部外上象限注射。

（2）臀中肌（gluteus medius）和臀小肌（gluteus minumus）（图3-19）：位于臀部的外上部臀大肌的深方，起于髂骨外面，止于股骨大转子，主要作用可使髋关节外展。

（3）梨状肌（piriformis）（图3-19）：起于骶骨的前面，穿坐骨大孔出骨盆至臀部，止于股骨大转子。作用：外旋髋关节。坐骨大孔被梨状肌分隔成梨状肌上孔和梨状肌下孔，孔内有神经、血管通过。

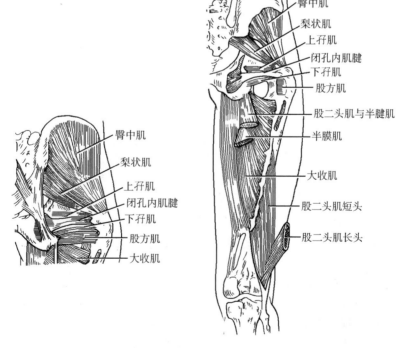

图3-19 臀肌、大腿肌后群（深层）

（二）大腿肌

位于股骨周围，分前、后群和内侧群。

1. 前群

（1）**缝匠肌**（sartorius）（图3－18）：是全身最长的肌，起自髂前上棘，斜向内下方，止于胫骨上端内侧面。作用：屈髋、膝关节。

（2）**股四头肌**（quadriceps fermoris）（图3－18）：特别发达，是人体中体积最大的肌肉。有四个头，分别称为股直肌、股内侧肌、股外侧肌和股中间肌。除股直肌起于髂骨，其他均起自股骨，四头合并向下移行为腱，包绕髌骨，向下延续成髌韧带止于胫骨粗隆。作用：伸膝关节，股直肌还可屈髋关节。

2. **内侧群** 位于大腿内侧，共5块肌（图3－20）。分别为股薄肌、耻骨肌、长收肌、短收肌和**大收肌**。这一群肌均起自耻骨和坐骨，除股薄肌止于胫骨上端外，其余都止于股骨上。大收肌下部肌束移行为一条长腱，与股骨之间形成一裂孔，称**收肌腱裂孔**。有股血管通过。内收肌群的主要作用：内收和外旋大腿。

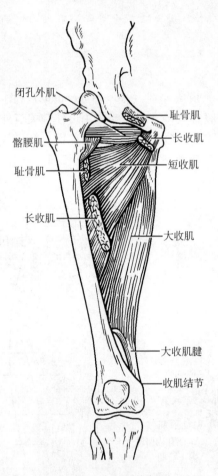

图3－20　大腿肌内侧群

3. **后群** 位于股骨后方，包括股二头肌、半腱肌和半膜肌（图3－18）。

（1）**股二头肌**（biceps femoris）：位于股后外侧，有2个头，短头起自股骨后面，长头起自坐骨结节，两头汇合后，以长腱止于腓骨头。

（2）**半腱肌**（semitendinosus）：位于股后内侧，腱细长，约占肌的一半，起自坐骨结节，止于胫骨上端。

（3）**半膜肌**（semimembranosus）：位于半腱肌深面，起端肌腱呈膜状，几乎占全肌长度的一半。起自坐骨结节，胫骨上端的内侧面。

后群肌的主要作用是屈膝关节，伸髋关节。

（三）小腿肌

小腿肌（图3-21）位于胫、腓骨的周围，分前群、后群和外侧群。

1. **前群** 位于小腿前面，有三块肌，由胫侧向腓侧，依次为**胫骨前肌**（tibialis anterior、**拇长伸肌**（extensor hallucis longus）和**趾长伸肌**（extensor digitorum longus）。三块肌均起自胫、腓上端和骨间膜，下行至足背，胫骨前肌止于内侧楔骨和第1跖骨底，可使足背屈和内翻，拇长伸肌和趾长伸肌的作用与名称相同，并可使足背屈。

2. **外侧群** 包括位于腓骨外侧，浅层为**腓骨长肌**（peroneus longus），深层为**腓骨短肌** peroneus brevis，长肌的腱经外踝的后方至足底止于第1跖骨，短肌的腱经外踝后方转向前，止于第5跖骨粗隆。腓骨长、短肌的主要作用是使足外翻和跖屈，此外，对足弓的维持也起着重要作用。

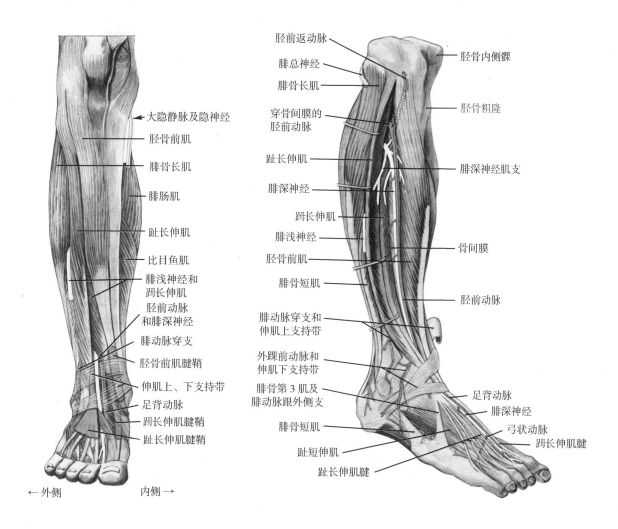

图3-21 小腿肌前群、外侧群

3. **后群** 位于小腿后方，分浅、深两层（图3-22）。

（1）浅层：有**小腿三头肌**（triceps surae），是**腓肠肌**（gastrocnemius）和**比目鱼肌**（soleus）的合称。该肌粗大有力，在小腿后方形成膨隆的外形。腓肠肌以二个头分别起自股骨的内、外侧髁，比目鱼肌在腓肠肌的深面，起自胫、腓骨上端的后面，两肌在小腿中部结合为肌腹向下移行为粗大的跟腱，止于跟骨结节。小腿三头肌的作用是上提足跟，使足跖屈，另外腓肠肌还可屈膝关节。在站立时，该肌对于稳定踝关节，防止身体前倾，维持直立姿势有重要的作用。

（2）深层：有3块肌，自胫侧向腓侧依次为**趾长屈肌**（flexor digitorum longus）、**胫骨后肌** tibialis posterior 和蹬长屈肌（flexor hallucis longus），它们都起自胫、腓骨后面，肌腱经内踝后方转至足底。胫骨后肌的作用是使足跖屈和内翻，趾长屈肌和拇长屈肌的作用与名称相同，屈趾并使足跖屈。

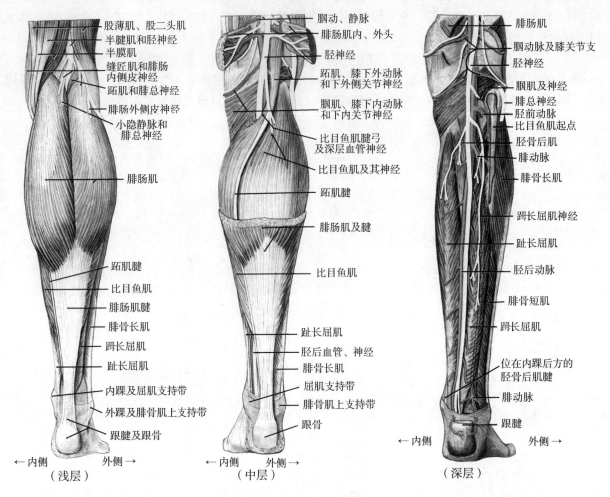

图 3－22　小腿肌后群

（四）足肌

足肌分为足背肌和足底肌。

1. 足背肌　较薄弱，包括有拇短伸肌和趾短伸肌。作用分别为伸拇趾和第 2～4 趾。

2. 足底肌　与手肌配布相似，分内侧、外侧和中间三群。内、外侧群肌缺乏对掌肌，中间群除蚓状肌和骨间肌外，还有拇短屈肌和足底方肌。其作用为协助屈趾和维持足弓。

【复习思考题】

1. 全身主要肌的名称、位置及其作用。

2. 简述腹壁肌的层次、腹直肌鞘和腹股沟管的结构。

（刘卫华　周红利）

内　脏　学

【重点内容】
1. 内脏的概念，内脏器官的结构特点。
2. 胸部的标志线和腹部的分区。

一、内脏的概念

内脏（viscera）是消化、呼吸、泌尿和生殖4个系统的器官的总称。研究内脏各器官形态结构和位置的科学称内脏学。内脏器官在形态、位置、发生及功能上具有共同特点。它们大部分都位于胸腔、腹腔和盆腔内，并都借孔道直接或间接与外界相通，保证人体与自然界进行物质交换，完成物质代谢和繁衍后代的功能。

人体通过消化系统和呼吸系统分别从外界摄取营养物质和氧气，通过脉管系统输送到全身各部的组织和细胞，供其进行物质代谢。代谢产物由呼吸系统、泌尿系统和皮肤排出体外，食物残渣以粪便形式排出体外。生殖系统产生生殖细胞和分泌性激素，并进行生殖活动，完成繁殖的功能。此外，内脏各系统的许多器官，如胃、肠道、胰、睾丸、卵巢、前列腺等还具有分泌激素的功能，参与对机体多种功能活动的调节。

二、内脏的基本结构

内脏各器官按其基本形态构造可分为中空性器官和实质性器官两大类。

（一）中空性器官

中空性器官呈管状或囊状，内部均有特定的空腔，如胃、肠、气管、子宫和膀胱等。它们的管壁1般由3层或4层构成。

以消化管为例，管壁由内向外依次为（图4－1）：①粘膜，位于最内面，面向管腔，呈淡红色，表面附有粘液，具有保护、分泌和吸收等功能；②粘膜下层，由疏松结缔组织组成，可使粘膜有一定移动性，其内含有血管、淋巴管、神经和淋巴组织等；③肌层，多由平滑肌组成，一般可分为内环、外纵两层，它们节律性收缩，以搅拌并推动管腔内容物前进；④外膜，位于最外层，由结缔组织组成。有的器官外膜覆有间皮称浆膜，有保护和润滑器官的功能。

（二）实质性器官

实质性器官多属腺体，具有分泌功能，内部没有特定的空腔，表面包以结缔组织的被膜或浆膜，如肝、胰、肾及生殖腺等。被膜伸入器官实质内，将其分隔成若干个小叶，如肝小叶。实质性器官的血管、神经、淋巴管和导管出入之处常为一凹陷，称为该器官的门hilum，如肝门、肾门及肺门等。

三、胸部的标志线和腹部分区

为了便于描述胸、腹腔器官的位置和体表投影，供临床应用的需要（如记录体征、病变和损伤部位等），通常在胸、腹部表面确定若干标志线和分区。

（一）胸部的标志线（图4－2）

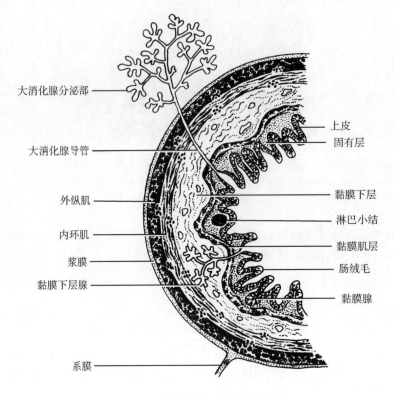

大消化腺分泌部

大消化腺导管

外纵肌

内环肌

浆膜

黏膜下层腺

系膜

上皮
固有层

黏膜下层

淋巴小结

黏膜肌层

肠绒毛

黏膜腺

图 4-1　消化管壁一般结构模式图

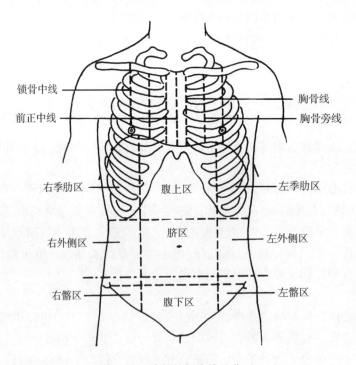

锁骨中线

前正中线

右季肋区

右外侧区

右髂区

腹上区

脐区

腹下区

胸骨线

胸骨旁线

左季肋区

左外侧区

左髂区

图 4-2　胸部的标志线及分区

1. **前正中线**　沿身体前面正中所作的垂直线。
2. **胸骨线**　沿胸骨外侧缘最宽处所作的垂直线。
3. **锁骨中线**　通过锁骨中点所作的垂直线。

4. **胸骨旁线** 经胸骨线与锁骨中线之间的中点所作的垂直线。

5. **腋前线** 沿腋前襞所作的垂直线。

6. **腋后线** 沿腋后襞所作的垂直线。

7. **腋中线** 位于腋前线与腋后线中点所作的垂直线。

8. **肩胛线** 通过肩胛骨下角所作的垂直线。

9. **后正中线** 沿身体后面正中所作的垂直线。

（二）腹部的标志线和分区

1. **腹部的标志线** ①上横线：通过两侧肋弓的最底点的连线；②下横线：通过两侧髂结节的连线；③两条纵线：为通过两侧腹股沟韧带中点所作的垂直线。

2. **腹部的分区** 上述四条线将腹部分成九区：左、右两侧自上而下为左、右季肋区，左、右腹外侧区（腰区），左、右腹股沟区（髂区）；中间自上而下为腹上区、脐区和耻区（腹下区）。

在临床工作中，有时通过脐作一横线和垂直线，将腹部分为左上腹、右上腹和左下腹、右下腹四区。

【复习思考题】

1. 简述内脏的定义。

2. 简述胸、腹部的标志线以及腹部的分区。

3. 内脏器官的结构特点。

（况　勇）

第四章 消化系统

【重点内容】

1. 消化道的组成。上、下消化道的划分。
2. 牙的构造。腮腺导管开口位置。
3. 食管的位置、分部及狭窄部位。
4. 胃的形态、分部及位置。
5. 十二指肠的位置和分部。空肠、回肠的区别。
6. 大肠的分部；阑尾的位置及根部的体表投影；结肠的结构特点；直肠的形态；肛管的结构。
7. 肝的形态、位置；肝外胆管的组成；胆囊的位置和形态。

消化系统（alimentary system）（图4-3）由消化管和消化腺组成。其功能是消化食物、吸收营养，排出食物残渣。此外，口腔、咽等还与呼吸、发音和语言等活动有关。

消化管（alimentary canal）包括口腔、咽、食管、胃、小肠（十二指肠、空肠和回肠）及大肠

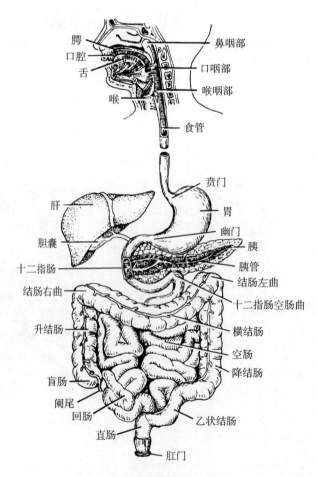

图4-3 消化系统模式图

（盲肠、阑尾、结肠、直肠和肛管）。临床上通常把从口腔至十二指肠的**消化管**称上消化道，空肠及其以下的部分称下消化道。

消化腺（alimentary gland）是分泌消化液的器官，分为大消化腺和小消化腺。大消化腺是独立于消化管壁外的消化器官，分泌消化液经导管排入消化管，如大唾液腺、胰和肝。小消化腺是分布于消化管壁内的许多小腺体，如胃腺、肠腺等。

第一节 消 化 管

一、口腔

口腔（oral cavity）（图4-4）是消化管的起始部，向前经口裂通向外界，其前壁为上、下唇，向后经咽峡与咽相通，侧壁为颊，顶为腭，底为封闭口腔底的软组织。口腔以牙弓和牙龈为界分为**口腔前庭**（oral vestibule）和**固有口腔**（oral cavity proper）。当上、下牙列咬合时，口腔前庭与固有口腔之间借第3磨牙后方的间隙相通，故在牙关紧闭的病人可经此间隙插管。

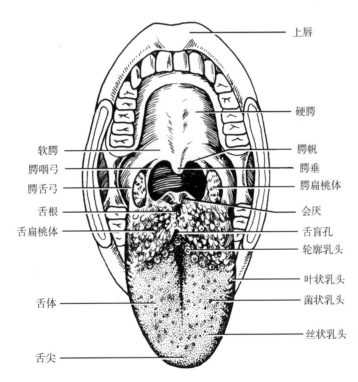

图4-4 口腔及咽峡

（一）口唇和颊

1. **口唇**（oral lips） 分为上、下唇，其游离缘为皮肤与粘膜的移行部呈红色，称唇红。当机体缺氧时呈绛紫色，临床上称发绀。唇前面正中的纵行浅沟称人中，人中是人类特有的结构，昏迷患者急救时常在此处进行指压或针刺。上唇两侧与颊部交界处的弧形浅沟称鼻唇沟，口裂两端，上、下唇结合处为口角。

2. **颊**（cheek） 构成口腔的侧壁，由粘膜、颊肌和皮肤构成，在上颌第2磨牙牙冠相对的颊粘膜上有腮腺导管开口。

（二）腭

腭（palate） 构成口腔的顶，分隔鼻腔与口腔。腭分硬腭和软腭两部分。

1. **硬腭**（hard palate） 位于腭的前2/3，主要由骨腭覆以粘膜而成，粘膜与骨结合紧密。

2. **软腭**（soft palate） 位于腭的后 1/3，由骨骼肌被覆粘膜构成。软腭斜向后下形成腭帆。腭帆后缘游离，正中部有一向下突起，称**腭垂**（悬雍垂）。自腭帆两侧向外下方分出两条粘膜皱襞，前方一对延伸至舌根的外侧，称**腭舌弓**。后方的一对延伸至咽侧壁，为**腭咽弓**。腭垂、腭帆游离缘、两侧的腭舌弓及舌根共同围成**咽峡**（isthmus of fauces），是口腔与咽的分界。

（三）牙

牙（teeth）（图 4 - 5）嵌于上、下颌骨的牙槽内，是人体内最坚硬的器官，具有咀嚼食物和辅助发音的功能。

1. 牙的形态和构造　牙在外形上分为牙冠、牙颈和牙根 3 部分。暴露在口腔内的为**牙冠**（corona dentis），嵌入牙槽内的为**牙根**（radix dentis），牙根与牙冠交界部为**牙颈**（cervix dentis）。牙内的腔隙称**牙腔**（dental cavity）。牙由牙质、釉质、牙骨质和牙髓构成。**牙质**（dentine）构成牙的主体。**釉质**（enamel）覆盖在牙冠部的牙质外面，**牙骨质**（cement）包在牙根和牙颈部的牙质外面。所以牙质不暴露在表面，当釉质磨损而露出黄色牙质时，可引起感觉过敏。牙腔内有**牙髓**（dental pulp），是由牙的神经血管和结缔组织构成，其中的血管神经由牙根尖孔出入。牙髓发炎时常引起剧烈疼痛。

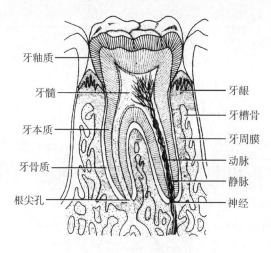

牙釉质　　　　　　　　　牙龈
牙髓　　　　　　　　　　牙槽骨
牙本质　　　　　　　　　牙周膜
　　　　　　　　　　　　动脉
牙骨质　　　　　　　　　静脉
根尖孔　　　　　　　　　神经

图 4 - 5　牙的纵切面

2. 牙的分类　牙是对食物进行机械加工的器官并有协助发音等作用，人类的牙适应不同功能需要，具有不同的形态特点，可分为切牙、尖牙、前磨牙和磨牙。**切牙**牙冠呈凿形，尖牙牙冠呈锥形。**前磨牙**牙冠呈方圆形，磨牙最大呈方形。

在人的一生中，先后有两副牙齿，第一副牙为**乳牙**（deciduous teeth），一般在出生后 6 ~ 7 个月开始萌出，到 3 岁左右出全，共 20 个。6 岁开始脱落更换。第二副牙为**恒牙**（permanent teeth），约在 6 ~ 7 岁时，乳牙开始脱落，恒牙中的第 1 磨牙最先长出，除第 3 磨牙外，其他各牙在 14 岁左右出齐。第 3 磨牙萌出最迟，称迟牙或智齿，到成年后才长出，有的甚至终生不出。因此恒牙数 28 ~ 32 个均属正常。

3. 牙式（图 4 - 6）　乳牙在上、下颌的左右各 5 个，共 20 个。恒牙（图 4 - 7）上、下颌左右各 8 个，共 32 个。临床上为了记录牙的位置，常以被检查者的解剖方位为准，以"＋"记号划分 4 区表示左、右侧上、下颌的牙位，并以罗马数字 I - V 表示乳牙，用阿拉伯数字 1 - 8 表示恒牙。

4. 牙周组织　位于牙根周围，包括**牙周膜、牙槽骨**和**牙龈** 3 部分（图 4 - 5），对牙有支持、保护、固定的作用。牙槽骨属于上、下颌骨的牙槽突。牙周膜是连与牙根和牙槽骨之间致密结缔组织，有固定牙根、缓冲咀嚼时所产生的压力的作用。牙龈是口腔粘膜覆盖在牙颈及牙槽突的部分，富含血管，呈淡红色，与牙槽骨的骨膜紧密相连，故牙龈不能移动。老年人由于牙龈和骨膜血管萎缩，营养降低，牙根萎缩，牙逐渐松动以至脱落，随后牙槽骨也逐渐萎缩和被吸收。

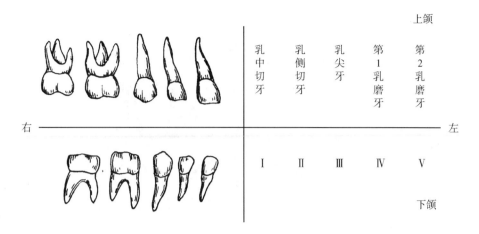

图 4-6　乳牙的名称及符号

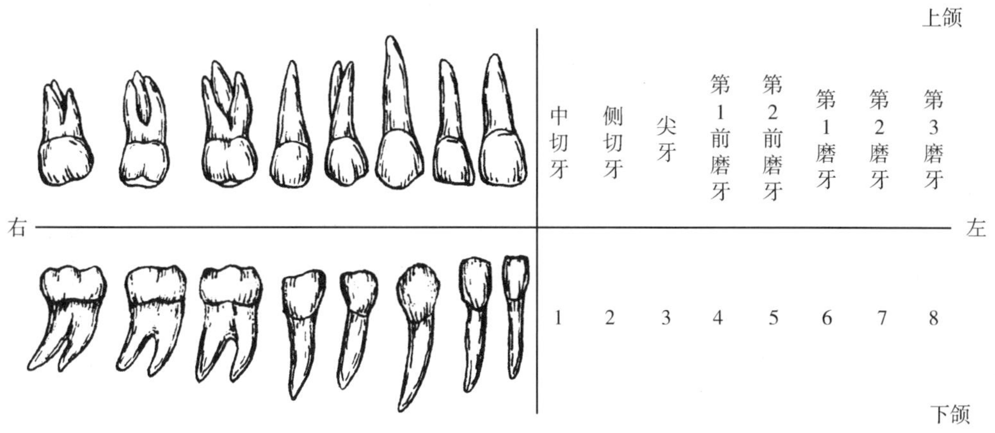

图 4-7　恒牙的名称及符号

（四）舌

舌（tongue）位于口腔底，以骨骼肌为基础，表面被覆粘膜，具有协助咀嚼和吞咽、感受味觉及辅助发音的功能。

1. 舌的形态（图4-8、9）　舌分上、下两面。上面称舌背，其后部可见"∧"形的界沟将舌分为前2/3的**舌体**和后1/3的**舌根**。舌体的前端称舌尖。舌下面的粘膜在舌的中线上形成一粘膜皱襞，向下连于口腔底前部，称**舌系带**，舌系带过短时，可影响舌的运动，而致说话时口齿不清，需进行手术治疗。舌系带根部两侧有小粘膜隆起，**称舌下阜**，是下颌下腺和舌下腺大管的开口。由舌下阜向后外侧延续成**舌下襞**，舌下腺位于舌下襞深面。

2. 舌的构造

（1）舌粘膜：淡红色，覆于舌的表面。在舌体上面及两侧缘的粘膜上有许多小突起称舌乳头（papillae of tongue）。按其形状可分为四种：①**丝状乳头**数量最多，如丝绒状，几乎遍布舌背前2/3，具有一般感觉功能；②**菌状乳头**（fungiform papillae），位于舌尖及舌体两侧缘，呈红色钝圆形；③**叶状乳头**（foliate papillae），位于舌外侧缘的后部，人类不发达；④**轮廓乳头**（vallate papillae），最大，排列于界沟前方，有7~11个。菌状乳头、叶状乳头和轮廓乳头均含有味觉感受器，**称味蕾**（taste bud），具有感受酸、甜、苦、辣、咸等味觉功能。舌根背部粘膜内，有许多淋巴组织组成的小淋巴结，称**舌扁桃体**。

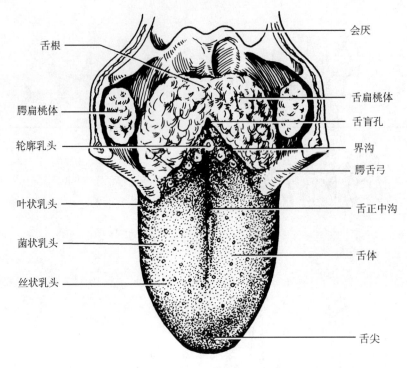

图4-8 舌背面

正常情况下，丝状乳头浅层的上皮细胞不断角化、脱落并与食物残渣、细菌等混杂在一起，附着与粘膜的表面，形成舌苔。健康人的舌苔呈淡薄白色，病理情况下舌苔的厚薄、色泽可有改变，中医常观察舌象作为诊病的依据。

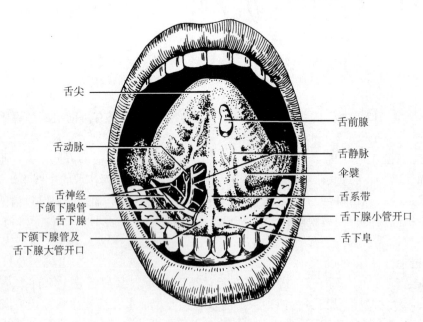

图4-9 舌下面

（2）舌肌（图4-10）：为骨骼肌，分为舌内肌和舌外肌。**舌内肌**：起止点均在舌内，收缩时可改变舌的形状。有舌横肌、舌纵肌和舌垂直肌3种。**舌外肌**：起自舌外止于舌内。收缩时可以改变舌的位置。舌外肌中最主要的是一对颏舌肌，起自下颌骨的内面，呈扇状进入舌内，止于舌中线两侧。

两侧颏舌肌同时收缩拉舌向前下（伸舌）；一侧收缩时使舌尖伸向对侧。如一侧颏舌肌瘫痪，伸舌时健侧颏舌肌收缩时舌外伸，而患侧颏舌肌不能收缩，故使舌尖歪向瘫痪侧。

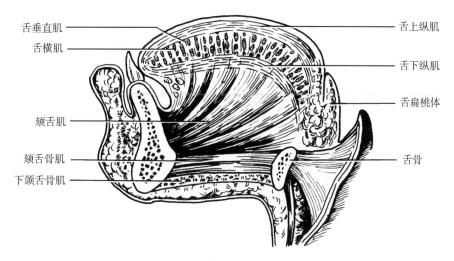

图 4 - 10　舌矢状切面

（五）唾液腺

唾液腺（salivary gland）（图 4 - 11）位于口腔周围，分泌唾液，有清洁口腔和帮助消化食物的功能。分大、小唾液腺两种。小唾液腺属粘膜腺，如腭腺、颊腺、唇腺及舌腺等。大唾液腺有 3 对，包括腮腺、下颌下腺、舌下腺。

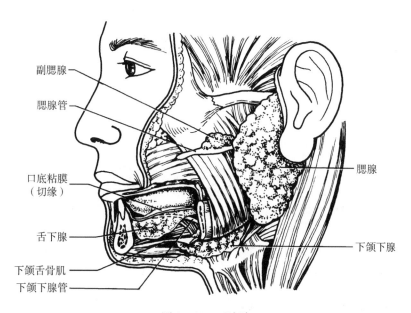

图 4 - 11　唾液腺

1. **腮腺**（parotid gland）　为唾液腺中最大的一对，呈不规则的三角形，大部分位于外耳道下方，上达颧弓，下至下颌角附近，前至咬肌后 1/3 的浅面。腮腺管自腮腺前缘穿出，在颧弓下方约一横指处横过咬肌表面，穿过颊肌，开口于平对上颌第 2 磨牙的颊粘膜处。

2. **下颌下腺**（submandibular gland）　位于下颌骨体内面的下颌下腺凹处，其导管开口于舌下阜。

3. **舌下腺**（sublingual gland）　位于口腔底，舌下襞的深面。腺管分大、小两种，舌下腺小管有 5～15 条，开口于舌下襞；舌下腺大管只有一条，常与下颌下腺管共同开口于舌下阜。

二、咽

（一）咽的位置和形态

咽（图4－12）为前后略扁的漏斗形肌性管道，位于第1～6颈椎前方，上附于颅底，向下于第6颈椎下缘续食管。全长约12cm。咽后壁扁平，贴近上6个颈椎体，前壁不完整，由上而下分别与鼻腔、口腔及喉腔相通。

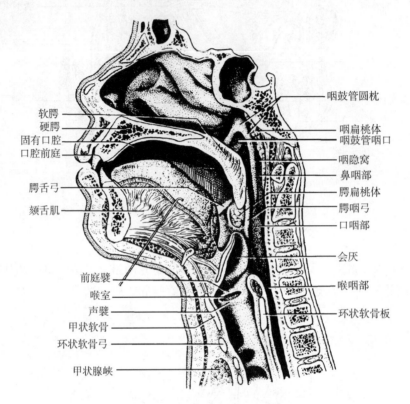

软腭
硬腭
固有口腔
口腔前庭
腭舌弓
颏舌肌

前庭襞
喉室
声襞
甲状软骨
环状软骨弓
甲状腺峡

咽鼓管圆枕
咽扁桃体
咽鼓管咽口
咽隐窝
鼻咽部
腭扁桃体
腭咽弓
口咽部
会厌
喉咽部
环状软骨板

图4－12 咽腔正中矢状断面

（二）咽的分部

咽腔是消化与呼吸的共同通道。以软腭和会厌上缘为界，自上而下依次分为鼻咽、口咽和喉咽（图4－13）。

1. **鼻咽**（nasopharynx） 位于颅底与软腭之间，向前经鼻后孔与鼻腔相通。在鼻咽顶壁后部粘膜内有丰富的淋巴组织，称**咽扁桃体**，在婴幼儿较为发达，6～7岁后开始萎缩，10岁以后完全退化。两侧壁上相当于下鼻甲后方1.5cm处有**咽鼓管咽口**，借咽鼓管通鼓室。咽鼓管咽口的前、上、后方半环形隆起，称**咽鼓管圆枕**，它是寻找咽鼓管咽口的标志。

应用解剖学要点：

鼻咽经咽鼓管与中耳鼓室相通，咽部感染时，炎症可蔓延到中耳引起中耳炎。咽鼓管圆枕后方与咽后壁之间的凹陷，称咽隐窝，是鼻咽癌的好发部位。

2. **口咽**（oropharynx） 位于软腭与会厌上缘之间，向前经咽峡与口腔相通。在口咽的外侧壁上，腭舌弓与腭咽弓之间的凹陷称**扁桃体窝**，窝内容纳腭扁桃体。

腭扁桃体由淋巴组织构成，呈扁卵圆形，内侧面朝向咽腔，表面被覆粘膜，粘膜上皮向深部陷入形成许多小凹。这些小凹和扁桃体窝的上份未被扁桃体充满的空间常是异物脓液易滞留部位。

3. **喉咽**（图4-13）（laryngopharynx）　位于会厌上缘至环状软骨下缘平面之间，向下与食管相续，向前经喉口与喉腔相通。喉咽是咽腔最狭窄的部分，在喉口的两侧各有一个深凹，称**梨状隐窝**（piriform recess），是异物易嵌顿滞留的部位。

咽扁桃体、腭扁桃体和舌扁桃体等共同为成咽淋巴环，是呼吸道和消化道上端的防御结构。

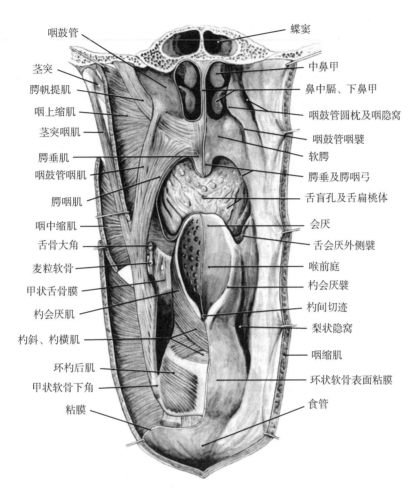

图4-13　咽的后面观

三、食管

（一）食管的位置和分部

食管（esophagus）（图4-14）为一前后略扁的肌性管道，上端接咽，下行穿过膈的食管裂孔，下端在第11胸椎水平与胃相接，全长约25cm。按其行程可分为颈部、胸部和腹部3段。颈部较短，约5cm，上起环状软骨下缘，下至胸骨颈静脉切迹水平。胸部较长，长约18cm，自颈静脉切迹平面至食管裂孔。腹部最短，长约2cm，从食管裂孔至胃贲门。其前方与肝左叶相邻。

（二）食管的狭窄（图4-14）

食管管径粗细不一，全长有三个生理性狭窄：第一个狭窄位于食管的起始部，距中切牙约15cm；第二狭窄位于食管与左支气管交叉处，距中切牙约25cm；第三狭窄位于食管穿过膈的食管裂孔处，距中切牙约40cm。

应用解剖学要点:

　　食管的这些狭窄常为异物滞留和肿瘤的好发部位。3个狭窄在插胃管和胃镜检查时有重要意义。

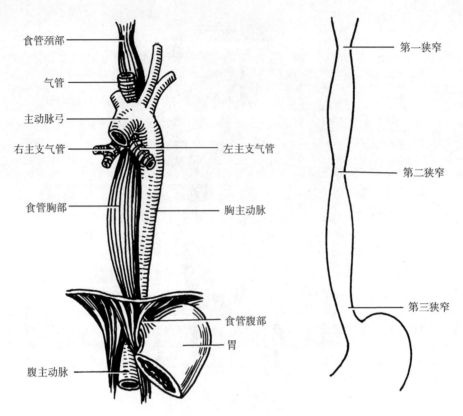

食管颈部
气管
主动脉弓
右主支气管
食管胸部
腹主动脉

左主支气管
胸主动脉
食管腹部
胃

第一狭窄
第二狭窄
第三狭窄

图4－14　食管的位置及狭窄

四、胃

　　胃（stomach）是消化管中最膨大的部分，有容纳食物、分泌胃液和初步消化食物的功能。成人的胃容量约1000～3000ml，新生儿约为30ml。

　　（一）胃的形态和分部

　　胃（图4－15）有出、入两口、上、下两缘和前、后两壁。胃的入口上接食管称贲门（cardia）；出口与十二指肠相连称幽门（pylorus）；胃的上缘凹陷，称胃小弯（lesser curvature of stomach），在胃小弯最底处称角切迹（angular incisure），它是胃体与幽门部在胃小弯的分界。胃的下缘隆凸，称胃大弯（greater curvature of stomach）。

　　胃可分为4部，即贲门部、胃底、胃体和幽门部。位于胃贲门周围的部分称贲门部（pars cardiaca）；位于贲门切迹平面以上部分称胃底（fundus ventricularis）；位于胃底与角切迹之间的部分称胃体（corpus ventriculare）；位于胃体与幽门之间称幽门部（pars pylorica）。在幽门部的大弯侧有一浅沟称中间沟，将幽门部分为左侧的幽门窦和右侧的幽门管。

应用解剖学要点:

临床上所称的"胃窦"即幽门窦，或是整个幽门部。胃溃疡和胃癌多发生于胃的幽门窦近胃小弯处。

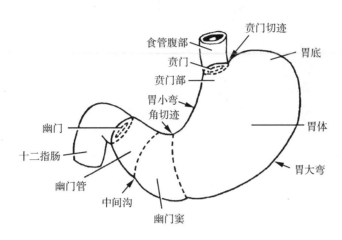

图 4 – 15　胃的形态及分部

（二）胃的位置

胃在中等充盈时，大部分位于左季肋区，小部分位于腹上区。贲门位于第 11 胸椎体左侧，幽门位于第 1 胸椎体右侧。

（三）胃壁的结构

胃具有消化管典型的四层结构。活体胃的粘膜为淡红色，空虚时形成许多高低不一的皱襞，胃小弯处 4~5 条纵行皱襞较为恒定，皱襞间的沟称胃道。胃粘膜在幽门形成环行皱襞，突向腔内，称**幽门瓣**（pyloric valve）。环行肌层在幽门处增厚，形成**幽门括约肌**（pyloricsphincter），有延缓胃内容物排空和防止肠内容物逆流至胃的作用。

五、小肠

小肠（small intestine）是消化管中最长的一段，也是进行消化吸收的重要部分。上起幽门，下接盲肠，成人全长约 5~7m，可分为十二指肠、空肠和回肠 3 部分。

（一）十二指肠

十二指肠（duodenum）（图 4 – 16）长 20~25cm，紧贴腹后壁，呈"C"形包绕胰头，按其位置可分为上部、降部、水平部和升部。

1. **上部**　长约 5cm，起自胃的幽门，行向右后，达肝门下方急转向下移行为降部。弯曲处形成十二指肠上曲。十二指肠上部与幽门相接的一段肠壁较薄，粘膜面光滑而无环状皱襞，在 X 线下似球形，称**十二指肠球**（duodenal bulb），是十二指肠溃疡的好发部位。

2. **降部**　起自十二指肠上曲，于第 1 - 3 腰椎的水平向左续水平部，转折处称十二指肠下曲。降部后内侧上有一纵行的皱襞，纵襞下端有一突起，称**十二指肠大乳头**（major duodenal papilla），胆总管和胰腺管共同开口于此，距切牙约 75cm。

3. **水平部**　自右向左横行，经下腔静脉，腹主动脉前方，至第 3 腰椎左侧续于升部。肠系膜上动、静脉紧贴此部前面通过。

4. **升部**　长约 2.5cm，自第 3 腰椎左侧向上，至第 2 腰椎左侧转折向前下方形成十二指肠空肠曲，续于空肠。十二指肠空肠曲由十二指肠悬韧带（Treitz 韧带）连于右膈脚，该韧带是临床确认空肠起端的重要标志。

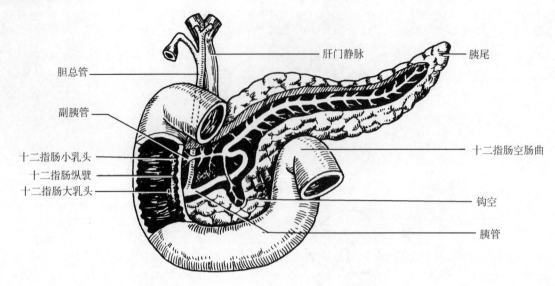

胆总管 —————————— 肝门静脉

副胰管 ————————————— 胰尾

十二指肠小乳头 ————

十二指肠纵襞 ————

十二指肠大乳头 ———— 十二指肠空肠曲

钩空

胰管

图 4 - 16　胆道十二指肠和胰（前面观）

（二）空肠和回肠

空肠（jejunum）和**回肠**（ileum）（图 4 - 17）在腹腔内迂回盘曲形成肠袢位于腹腔的中下部，结肠所围成的方框形内。空肠上端起自十二指肠空肠曲，回肠的下端接盲肠。空、回肠间无明显的界限，一般空肠居腹腔左上部，占全长的 2/5。外观上，空肠管径较粗，管壁较厚，血管较多，颜色较

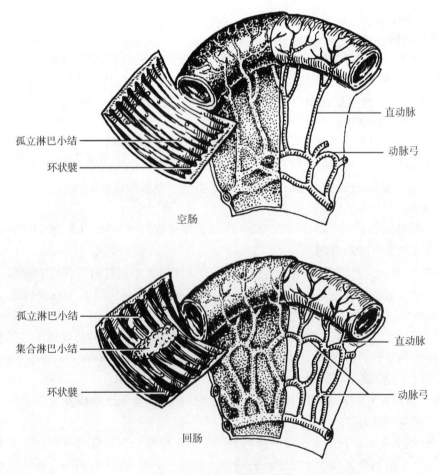

孤立淋巴小结 ————

环状襞 ————

直动脉

动脉弓

空肠

孤立淋巴小结 ————

集合淋巴小结 ————

环状襞 ————

直动脉

动脉弓

回肠

图 4 - 17　空肠和回肠的比较

红；管腔内粘膜形成许多环状襞，粘膜和粘膜下组织内含有孤立淋巴小结。回肠位于腹腔的右下部，占全长的3/5，管径较细，管壁较薄，血管较少，颜色较浅；粘膜皱襞低而疏，粘膜内除**孤立淋巴小结**外，还有**集合淋巴小结**，尤其在回肠下部多见，它是伤寒杆菌易侵犯的部位，易发生溃疡、出血，甚至引起肠穿孔。

六、大肠

大肠（large intestine）为消化管的末段，全长约1.5m，起自右髂窝处的回肠末端，止于肛门。可分为盲肠、阑尾、结肠、直肠和肛管5部分。大肠的主要功能是吸收水分、分泌粘液，使食物残渣形成粪便排出体外。

除直肠、肛管与阑尾外，在结肠和盲肠具有3种特征性结构（图4－18）：①**结肠带**（colic bands）有3条，由肠壁的纵行肌增厚而成，沿肠的纵轴排列。3条结肠带均汇集于阑尾根部。故临床手术中常以此寻找阑尾；②**结肠袋**（haustra of colon）结肠袋的形成是由于结肠带较肠管短，使后者皱褶呈袋状；③**肠脂垂**（epiploic appendices）为沿结肠带两侧分布的许多脂肪突起。这3种特征性结构是腹部手术区别大肠和小肠的主要依据。

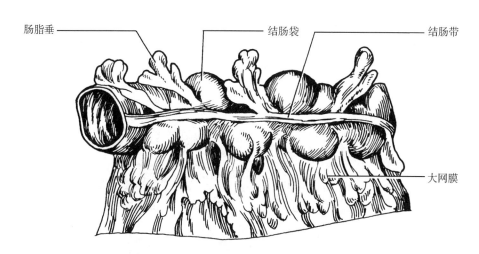

图4－18　结肠特征性结构

（一）盲肠和阑尾

1. **盲肠**（caecum）（图4－19）　位于右髂窝内，是大肠的起始部，下端呈盲袋状，左侧与回肠末端相连，向上与升结肠相续，全长6～8cm。回肠末端开口于盲肠，开口处有上、下两片唇样粘膜皱襞，称**回盲瓣**（ileocecal valve），此瓣具有括约肌的作用，既可防止小肠内容物过快流入大肠，以便食物在小肠内充分消化吸收；又可防止盲肠内容物逆流到回肠。

2. **阑尾**（vermiform appendix）　为一蚓状肠管，长6～8cm，根部连于盲肠后内方，远端游离。阑尾位置变异较大，以回肠后位和盲肠后位多见，盆位次之，再次为盲肠下位和回肠前位。阑尾根部位置较恒定，其体表投影位于脐与右髂前上棘连线的中、外1/3交点处，称**麦氏点**（McBurney点）。在急性阑尾炎时，阑尾根部（麦氏点）处有明显的压痛，具有一定的诊断价值。

（二）结肠

结肠（colon）（图4－20）围绕在小肠周围，始于盲肠，终于直肠，可分为升结肠、横结肠、降结肠、乙状结肠4部分。

1. **升结肠**　在右髂窝内起于盲肠，沿右侧腹后壁上升至肝右叶下方，转折向左前下方移行为横结肠，转折处称**结肠右曲**（right colic flexure），又称肝曲。

2. **横结肠**　起自结肠右曲，向左横行至脾下方转折向下移行为降结肠，转折处称**结肠左曲**（left colic flexure），又称脾曲。

人
体
解
剖
学

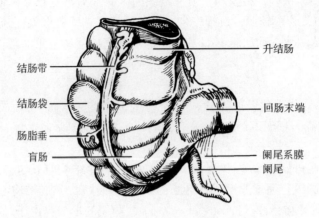

升结肠

结肠带

结肠袋

回肠末端

肠脂垂

盲肠

阑尾系膜

阑尾

图4-19 盲肠和阑尾

3. **降结肠** 起自结肠左曲,沿左侧腹后壁下行,至左髂嵴处移行为乙状结肠。

4. **乙状结肠** 全长呈"乙"字弯曲,在左髂嵴处上接降结肠,沿左髂窝转入盆腔,自第3骶椎平面续直肠。乙状结肠也有系膜,故活动性较大. 系膜过长,可造成乙状结肠扭转。

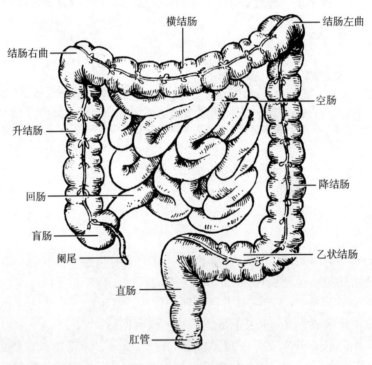

横结肠

结肠左曲

结肠右曲

空肠

升结肠

降结肠

回肠

乙状结肠

盲肠

阑尾

直肠

肛管

图4-20 大肠和小肠

(三) 直肠

直肠 (rectum) (图4-21) 长10~14cm,位于盆腔内,在骶骨的前方续乙状结肠,沿骶骨前面下行穿过盆膈,移行为肛管。直肠并非笔直,在矢状面上有两个弯曲:上段与骶骨前面弯曲一致,凸向后,称骶曲 (sacral flexure);下段是直肠绕过尾骨尖形成凸向前方的弯曲,称会阴曲 (perineal flexure)。临床上进行直肠镜或乙状结肠镜检查时,必须注意直肠的两个弯曲,以免损伤肠壁。直肠下部显著膨大,称直肠壶腹 (ampulla of rectum)。直肠内面常有2~3个半月形皱襞,称直肠横襞,其中最大而且位置最恒定的一个横襞在壶腹上份,距肛门约7cm,可作为直肠镜检查的定位标志。

(四) 肛管

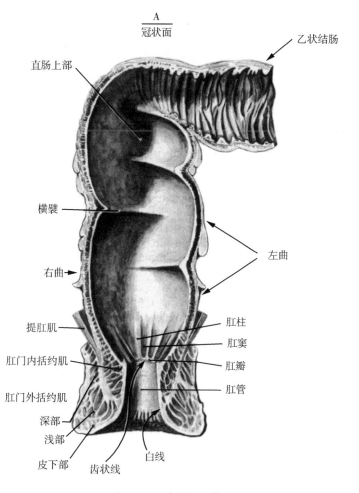

图 4 - 21 直肠与肛管

肛管 （anal canal）是消化管的末端，长约4cm，上端与直肠相续，末端终于肛门 （图4－21）。肛管内面粘膜形成约6~10条纵行的粘膜皱襞，称肛柱。肛柱下端，彼此借半月形的粘膜皱襞相连，这些粘膜皱襞称肛瓣。肛瓣和肛柱的下端共同围成的小隐窝称肛窦，窦口向上，窦内往往积存粪屑，易感染而发生肛窦炎，甚至可发展为直肠肛管周围脓肿或肛瘘等。肛柱下端与肛瓣边缘连成锯齿状的环行线称齿状线 dentate line，又称肛皮线，为肛管粘膜和皮肤的分界。齿状线下方有宽约1cm的光滑环状带，称肛梳或痔环。肛梳下缘有一条环状的白线，此线恰为肛门内、外括约肌的分界处，肛门指诊时可触得一环形浅沟。在肛管的粘膜下和皮下有丰富的静脉丛，病理情况下曲张而突起形成痔。发生在齿状线以上的称内痔，齿状线以下的为外痔。

肛门周围有肛门括约肌环绕，根据位置及其性质的不同，分为肛门内括约肌和肛门外括约肌。肛门内括约肌为肛管处环形平滑肌增厚而成，有协助排便的作用。肛门外括约肌是由围绕在肛门内括约肌周围的骨骼肌构成，有控制排便的作用。手术时应防止损伤，以免造成便失禁。

第二节 消 化 腺

人体的消化腺除口腔腺和胃腺、肠腺等外，还有肝和胰。消化腺的主要功能是分泌消化液，参与食物的消化。

一、肝

肝（liver）是人体内最大的消化腺，活体呈红褐色，质软而脆。我国成年人肝的重量男性约为1300g，女性约为1200g。肝的主要功能是分泌胆汁，参与代谢，储存糖原，解毒及吞噬防御等功能，在胚胎时期还有造血功能。

（一）肝的形态

肝（图4-22，23）呈不规则楔形，分上、下两面，前、后两缘。肝的上面向前上方隆凸，与膈相贴，又称**膈面**，被镰状韧带分为肝左叶和肝右叶。左叶小而薄，右叶大而厚。由于肝贴附于膈下，呼吸时肝的位置能随膈上、下移动而有改变。肝的下面凹凸不平，与腹腔器官邻接，故称**脏面**。脏面有一近似H形的沟即左、右两条纵沟和一条横沟。左纵沟的前部有**肝圆韧带**，连接肝门与脐，是胎儿时期脐静脉闭锁而成，左纵沟的后部有**静脉韧带**，是胎儿时期静脉导管的遗迹。右纵沟前部为胆囊窝，容纳胆囊，后部为腔静脉窝，有下腔静脉经过。横沟称为**肝门**（porta hepatis），是肝管、肝固有动脉和肝门静脉、肝管、神经、淋巴管进出之处。出入肝门的这些结构被结缔组织包裹，共同构成**肝蒂**。肝的脏面被H形沟分为四叶，右纵沟右侧为**右叶**；左纵沟左侧为**左叶**；左、右纵沟之间在横沟前方为**方叶**；横沟后方为**尾状叶**。

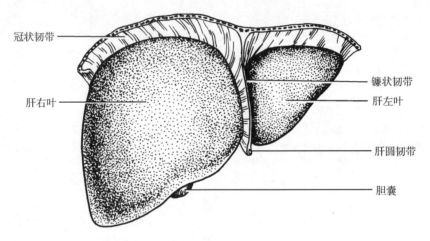

图4-22 肝的前面

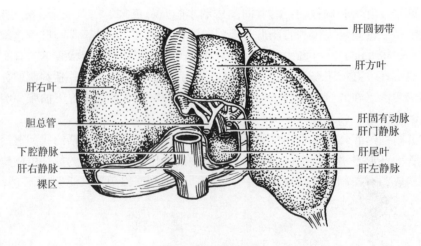

图4-23 肝的脏面

（二）肝的位置和体表投影

肝大部分位于右季肋区和腹上区，小部分位于左季肋区（图4-24）。肝大部分被胸廓所掩盖，仅在腹上区左、右肋弓之间的部分直接与腹前壁接触。

肝的上界与膈穹隆一致，右侧最高点相当于右锁骨中线与第5肋的交点处，左侧相当于左锁骨中线与第5肋间隙的交点处。肝的下界，右侧大致与右肋弓一致。

应用解剖学要点：

正常成人在右肋弓下不能触及肝，但在剑突下方约3cm处可触及。如果成人肝上界位置正常，在右肋弓下可触及肝，可疑为病理性肝肿大。幼儿的肝下界位置较低，7岁前可低于肋弓下缘1~2cm，到7岁以后已不能触及。

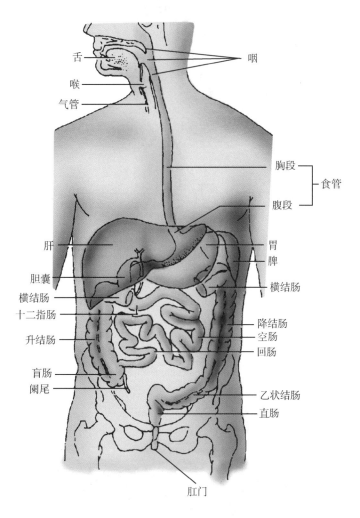

图4-24 肝的位置

（三）肝外胆管

肝外胆管包括肝胆囊和输胆管道（图4-25）。

1. **胆囊**（gallbladder） 呈长梨形，位于肝右叶下面的胆囊窝内，有贮存、浓缩胆汁及调节胆管压力的作用。容量40~60ml。胆囊似长茄形，可分为底、体、颈、管4部分。前端的膨大部分称**胆囊底**，中间称胆囊体和后端峡细的胆囊颈，颈移行于胆囊管，管长3~4cm。胆囊内面衬以粘膜，其中胆囊底和体的粘膜呈蜂窝状。而胆囊颈和胆囊管的粘膜呈螺旋状突入腔内，形成螺旋襞，可控制胆汁的进出，胆囊结石易嵌顿于此。

　　胆囊底露于肝前缘与腹前壁相贴，其体表投影在右锁骨中线与右肋弓相交处。胆囊炎时此处常出现明显压痛，是临床上检查胆囊的触诊部位。

　　2. 输胆管道　是将肝分泌的胆汁输送至十二指肠的管道。肝内的胆小管逐步汇合成肝左、右管，两管在肝门附近合成一条长约3cm的肝总管（common hepatic duct）。肝总管和胆囊管呈锐角或并行一段距离汇合成胆总管（common bile duct）。胆总管长约4~8cm，直径0.6~0.8cm，在肝十二指肠韧带内下降，经十二指肠上部后方，至胰头附近与胰管汇合，共同斜穿十二指肠降部后内侧壁，在壁内两管合并，形成肝胰壶腹（hepatopancreatic ampulla），开口于十二指肠大乳头。在肝胰壶腹周围有环形的平滑肌，称肝胰壶腹括约肌，或称Oddi括约肌，可调控胆汁的排出。

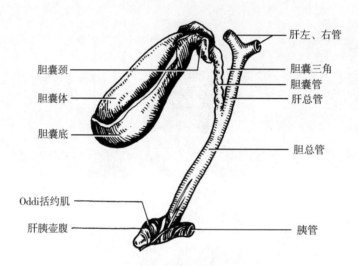

图4-25　胆囊和输胆管道

二、胰

　　胰（pancreas）（图4-26）是人体第二大消化腺，由外分泌部和内分泌部组成，外分泌部分泌胰液，有分解消化蛋白质、糖类和脂肪的作用。内分泌部即胰岛，主要分泌胰岛素和胰高血糖素，参与调节血糖代谢。

　　胰呈长条形，质软，色灰红，位置较深，在第1、2腰椎水平横贴于腹后壁。胰重约80~110g，

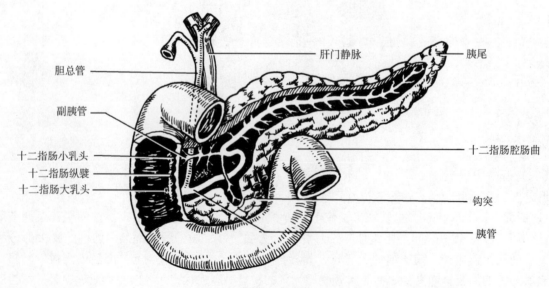

图4-26　胰

可分为头、体、尾 3 部分。胰头较膨大，位于第 2 腰椎右侧，被十二指肠包绕。胰头后方有胆总管和门静脉通过，因此胰头癌或慢性胰腺炎时常压迫胆总管而出现阻塞性黄疸，如压迫肝门静脉，可引起肝门静脉系淤血、腹腔积液等症状。胰体为胰的中间部，横跨第 1 腰椎体前面，向左逐渐变细，移行于胰尾。胰尾向左达脾门。胰的实质内，有一条从左向右横贯全长的排泄管，称胰管（pancreatic duct）。胰管与胆总管汇合成肝胰壶腹，开口于十二指肠大乳头。

【复习思考题】

1. 解释：上消化道、咽峡、齿状线。

2. 牙的形态分哪几类？

3. 咽的位置和分部如何？

4. 试述食管的分部、生理狭窄及临床意义。

5. 简述胃的形态、分部和位置。

6. 大肠分几部分？结肠有何特征性结构？

7. 肝的形态和分叶如何？

8. 简述胆汁的产及排出途径？

（况　勇）

第五章 呼吸系统

【重点内容】

1. 呼吸系统的组成和上、下呼吸道的划分。
2. 鼻腔外侧壁的结构及鼻窦的开口。
3. 喉的位置，喉软骨的名称，喉腔的分部和结构。
4. 气管的位置和形态特点。左、右主支气管的区别。
5. 肺的位置、形态和分叶，左、右肺的差异。
6. 胸膜、胸膜腔和纵隔的概念。

　　呼吸系统（respiratory system）（图5-1）由呼吸道和肺组成。呼吸道是传送气体的通道，肺是气体交换的器官。呼吸系统的主要功能是进行气体交换，即吸入氧气，呼出二氧化碳。此外，鼻还有嗅觉功能，喉是发音器官，咽是消化道和呼吸道共用器官。

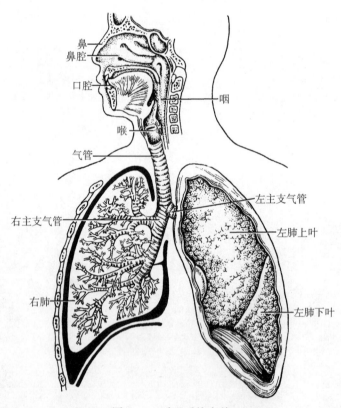

图5-1　呼吸系统全貌

第一节　呼　吸　道

　　呼吸道包括鼻、咽、喉、气管和主支气管，临床上常将鼻、咽、喉称为**上呼吸道**，将气管和主支气管称为**下呼吸道**。

一、鼻

鼻（nasus）由外鼻、鼻腔和鼻窦3部分组成，它既是呼吸道的起始部，又是嗅觉器官，并辅助发音。

（一）外鼻

外鼻（nasus externus）位于面部中央，以骨和软骨作支架，外覆皮肤。外鼻上端位于两眼之间狭窄的部位称鼻根，中部称鼻背，下端称鼻尖，其两侧扩大称鼻翼。鼻尖和鼻翼的皮肤较厚，皮下组织发达致密，与皮肤结合较紧，含有丰富的汗腺和皮脂腺，是痤疮和疖肿好发部位。

> **应用解剖学要点：**
> 正常人在平和呼吸时，鼻翼无显著活动，当患者出现呼吸困难时，可出现明显的鼻翼扇动，这可作为临床上判断呼吸困难的指标。

（二）鼻腔

鼻腔（nasal cavity）（图5-2）是由骨和软骨围成的腔，内衬粘膜和皮肤。鼻腔被鼻中隔分成左、右两腔，每侧鼻腔又可分为前部的鼻前庭和后部的固有鼻腔两部分。

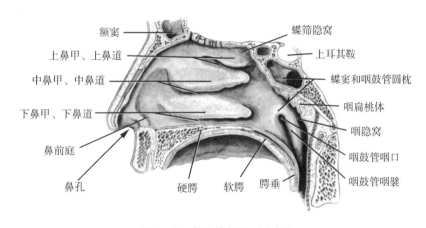

图5-2 鼻腔外侧壁（右侧）

1. **鼻前庭**（nasal vestibule）　由鼻翼围成，内衬皮肤，生有鼻毛，有滤过和净化空气的作用。因其缺少皮下组织，所以发生疖肿时疼痛剧烈。

2. **固有鼻腔**（nasal cavity proper）　为鼻腔的主要部分，由骨性鼻腔内衬粘膜而成。鼻中隔是两侧鼻腔的共同内侧壁，由犁骨、筛骨、垂直板和鼻中隔软骨被覆粘膜而成，其位置通常偏于一侧。鼻腔外侧壁由上而下有上、中、下3个鼻甲，各鼻甲下方的间隙分别为上、中、下鼻道。上鼻甲的后上方的凹窝称蝶筛隐窝。在上、中鼻道和蝶筛隐窝有鼻窦的开口（图5-3），下鼻道有鼻泪管的开口。

> **应用解剖学要点：**
> 鼻中隔前下部粘膜较薄，内有血管吻合丛，此区血管丰富而位置表浅，受外伤或干燥的空气刺激，血管易破裂而出血，故将此区称为易出血区。90%左右的鼻出血均发生于此区。

覆盖固有鼻腔的粘膜可分为嗅部和呼吸部。**嗅部**位于上鼻甲以上及其相对的鼻中隔部分，活体呈淡黄色或苍白色，内含有嗅细胞，具有嗅觉功能。**呼吸部**范围较大，鼻粘膜呈粉红色覆盖除嗅区以外的部分，粘膜内含有丰富的血管、粘液腺和纤毛，对吸入的空气有加温、湿润和净化的作用。

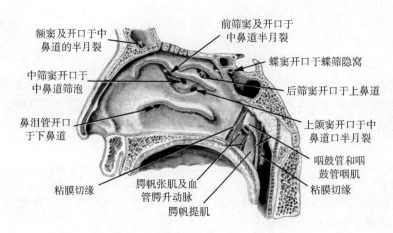

图 5-3　鼻窦开口

3. **鼻窦**（图 5-3）　原称鼻旁窦或副鼻窦，由骨性鼻窦衬以粘膜构成，鼻窦对发音有共鸣作用，也能协助调节吸入空气的温度和湿度。

鼻窦包括上颌窦、额窦、筛窦和蝶窦 4 对。分别位于同名的颅骨内。额窦、上颌窦和筛窦前、中群开口于中鼻道；筛窦后群开口于上鼻道；蝶窦开口于蝶筛隐窝。由于鼻腔粘膜与鼻窦粘膜在各鼻窦窦口处相互延续，故鼻腔粘膜的炎症常可蔓延到鼻窦，引起鼻窦炎。上颌窦是鼻窦中最大的一对，窦的顶为眶下壁；底为上颌骨的牙槽突，与第 1、2 磨牙及第 2 前磨牙关系密切；前壁的凹陷处称尖牙窝；骨质最薄；内侧壁即鼻腔外侧壁。窦的开口通入中鼻道，由于窦口高于窦底部，故若窦内有积液时，在直立位时不易引流。

二、咽

咽在消化系统中叙述。

三、喉

喉（larynx）既是呼吸管道，也是发音器官。喉位于颈前部中份，在舌骨下方，上通咽腔喉部，下接气管。成人喉的位置平对第 4~6 颈椎体，女性略高于男性，小儿比成人的高，老年人的则较低。喉的活动性较大，其位置可随吞咽或发音而上下移动。

喉位于颈前部中份，喉前方被舌骨下肌群等覆盖，后方邻接咽，两侧有甲状腺侧叶、颈部大血管和神经。

喉主要由喉软骨和喉肌构成。喉以软骨为基础，借关节、韧带和肌肉连结而成，内衬黏膜。

（一）喉软骨

喉软骨 laryngeal cartilages（图 5-4）构成喉的支架，包括不成对的甲状软骨、环状软骨、会厌软骨和成对的勺状软骨等。

1. **甲状软骨**（thyroid cartilage）　最大，位于舌骨下方，由左、右两块方形软骨板组成。构成喉的前壁和外侧壁，两板的前缘融合处形成前角，它的上端向前突出，成年男子特别显著，称喉结 laryngeal prominence，可在体表摸到，为男性第二性征之一。方形板后缘游离并向上、下方发出一对突起，称上角和下角。

2. **环状软骨**（cricoid cartilage）　位于甲状软骨下方，形成喉的底座，它形似指环，前部低窄称环状软骨弓，后部高宽称环状软骨板。环状软骨是喉软骨中唯一完整的软骨环，对支撑呼吸道有极为重要的作用，损伤后易引起喉狭窄。

3. **会厌软骨**（cartilago epiglottica）　形似上宽下窄叶状，下端借韧带连于甲状软骨，会厌软骨被覆粘膜称会厌。会厌位于喉口的前方，当吞咽时，喉升高，会厌盖住喉口，防止食物和唾液误入喉腔。

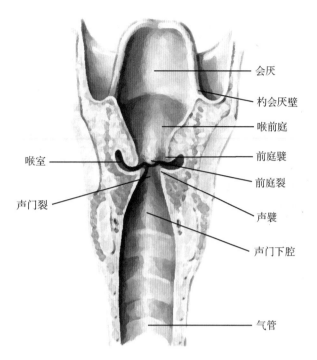

A 喉腔冠状切面

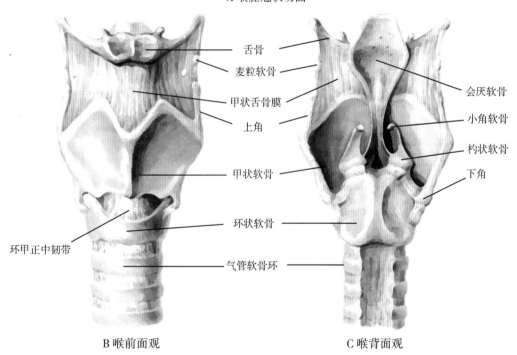

B 喉前面观　　　　　　　　C 喉背面观

图 5-4　喉的软骨及其连结

4. **勺状软骨**（arytenoid cartilage）　左、右各一，位于环状软骨板的上方。形似三棱锥体，尖向上，底朝下与环状软骨板上缘构成关节。底部有两个突起，向前方的为声带突，有声韧带附着；向外侧的称肌突，有喉肌附着。

（二）喉的连结

喉的连结有关节和膜性连结两种：关节包括环勺关节和环甲关节；膜性连结主要有弹性圆锥和甲

状舌骨膜。

1. **环勺关节**（cricoary-tenoid joint） 由勺状软骨底与环状软骨板上缘的关节面构成。勺状软骨可沿此关节的垂直轴作旋转运动，也可向左右滑动，使声带突转至内侧或外侧，即缩小或开大声门裂。

2. **环甲关节**（cricothyroid joint） 由甲状软骨下角和环状软骨侧方关节面构成。甲状软骨在冠状轴上可做前倾和复位的运动，使声带紧张或松弛。

3. **弹性圆锥**（conus elasticus） 又称环甲膜（图5-5），为上宽下窄圆锥形的弹性纤维膜，其上缘游离

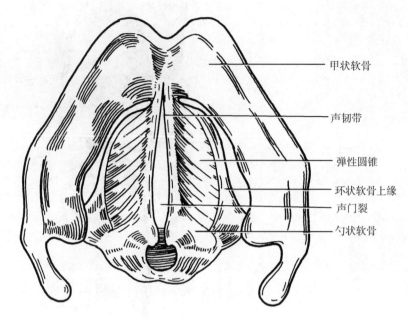

图5-5 弹性圆锥（上面）

甲状软骨
声韧带
弹性圆锥
环状软骨上缘
声门裂
勺状软骨

增厚，紧张于甲状软骨前角与勺状软骨声带突之间，称**声韧带** vocal ligament，是发音的主要结构。弹性圆锥前部较厚，位于甲状软骨下缘和环状软骨弓上缘之间，称**环甲正中韧带**。

应用解剖学要点：

环甲正中韧带位置表浅，在体表可触及，当急性喉阻塞时，可在此处进行气管穿刺或切开术，建立暂时性的呼吸通道，以挽救病人生命。

---

4. **甲状舌骨膜**（thyrohyoid membrane） 是连于甲状软骨上缘与舌骨之间的结缔组织膜。

（三）喉肌

喉肌（laryngeal muscle）（图5-6）为附着于喉软骨的细小骨骼肌，依其功能可分为两群：一群作用于环勺关节，可开大或缩小声门；另一群作用于环甲关节，可紧张或松弛声带，因此喉肌的运动可以控制发音的强弱和调节音调的高低。喉肌的名称、起止和作用表5-1。

表5-1 喉肌的名称、起止及作用

名　称	起　止	作　用
环勺后肌	起自环状软骨板后面，止于勺状软骨肌突	开大声门裂并紧张声韧带
环勺侧肌	起自环状软骨弓侧面，止于环状软骨肌突	缩小声门裂
勺横机	肌束横行连与两侧勺状软骨后面	缩小声门裂和喉口
勺斜肌	起自勺状软骨肌突，止于对侧勺状软骨尖	缩小声门裂和喉口
环甲肌	起自环状软骨弓前外侧面，止于甲状软骨下缘	紧张声韧带
甲勺肌	起自甲状软骨前角的内面，止于勺状软骨声带突肌外侧面	松弛声韧带并缩小声门裂

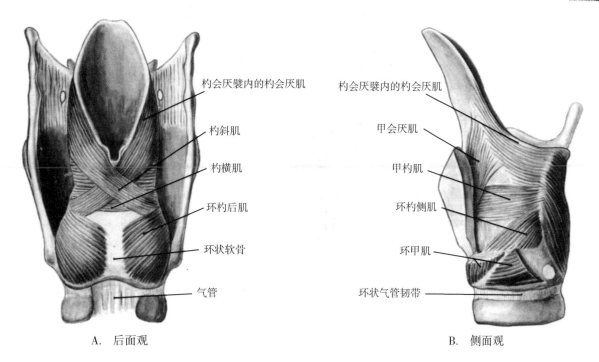

A. 后面观　　　　　　　　　　　　　　B. 侧面观

图 5-6　喉肌

（四）喉腔

喉腔（laryngeal cavity）（图 5-7）是喉壁围成的管腔。向上经喉口与咽相通，向下通气管。**喉口**是喉腔的上口。喉腔中部侧壁有上、下两对粘膜皱襞，上方的一对称**前庭襞**（vestibular fold），活体呈粉红色与发音无直接关系，两侧前庭襞间的裂隙称为**前庭裂**（rima vestibuli）。下方的一对称**声襞**（vocal fold），在活体颜色较白，声襞由声韧带、声带肌共同构成，声带具有发音功能。两侧声襞及两侧勺状软骨间的裂隙称**声门裂**（rima glottidis），是喉腔最狭窄的部位。发声时，呼出的气流通过声门裂，可引起声带振动，发出声音。

喉腔借前庭襞和声襞分为上、中、下 3 部分：①从喉口至前庭裂之间的部分称**喉前庭**；②前庭裂和声门裂之间的部分称**喉中间腔**，是喉腔 3 部分中容积最小的部位。喉中间腔向两侧突出的隐窝称**喉室**；③声门裂以下的部分称**声门下腔**（图 5-8）。声门下腔的粘膜下组织比较疏松，炎症时易引起水肿，尤其是婴幼儿因喉腔较狭小，水肿时容易引起喉阻塞，导致呼吸困难。

四、气管和主支气管

气管及主支气管是连接喉与肺之间的管道，它们均以"C"形的气管软骨为支架，以保持其张开状态，其缺口向后，由平滑肌和结缔组织构成的膜壁所封闭。各气管软骨间以环状韧带相连接。

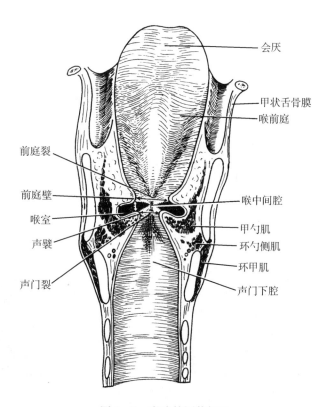

图 5-7　喉腔的冠状切面

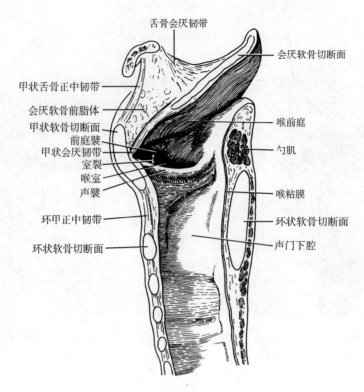

舌骨会厌韧带
会厌软骨切断面
甲状舌骨正中韧带
会厌软骨前脂体
甲状软骨切断面
前庭襞
甲状会厌韧带
室裂
喉室
声襞
环甲正中韧带
环状软骨切断面
喉前庭
勺肌
喉粘膜
环状软骨切断面
声门下腔

图 5-8　喉正中矢状断面（右侧壁）

（一）气管

气管（trachea）（图 5-9）全长 10cm，由 16～20 个 "C" 形的软骨环以及连接各环之间的结缔组织和平滑肌构成，其内面衬以粘膜。上起环状软骨下缘，向下至胸骨角平面分为左、右主支气管，分叉处称气管杈（bifurcation of trachea）。气管杈内面有一向上凸的半月状嵴，称气管隆嵴（carina of trachea），气管隆嵴是支气管镜检查的重要定位标志。

根据气管的形成和位置，气管以胸廓上口为界，分颈部和胸部。气管颈部较短，位置表浅，沿颈前正中线下行，其前面除有舌骨下肌群外，在第 2～4 气管软骨环的前面有甲状腺峡，两侧有甲状腺的侧叶及颈部的大血管，后面贴食管。临床上遇急性喉阻塞时，常在第 3～5 气管软骨环处沿正中线作气

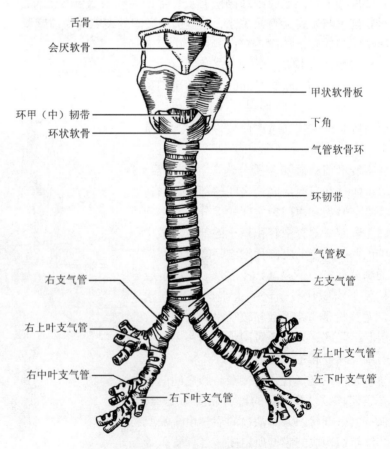

舌骨
会厌软骨
环甲（中）韧带
环状软骨
右支气管
右上叶支气管
右中叶支气管
右下叶支气管
甲状软骨板
下角
气管软骨环
环韧带
气管杈
左支气管
左上叶支气管
左下叶支气管

图 5-9　气管和主支气管

管切开术。气管胸部较长，位于后纵隔内，两侧胸膜之间。前方有胸腺、左头臂静脉和主动脉弓，后方仍紧贴食管。

（二）主支气管

主支气管（bronchi）（图5－9）为气管杈与肺门之间的管道，包括左、右主支气管。

左主支气管较细长，走向倾斜；**右主支气管**较粗短，走行较垂直，因此气管异物易坠入右主支气管。

第二节　肺

一、肺的位置和形态

肺（lung）（图5－10）位于胸腔内，纵隔的两侧，膈上方。右肺因膈下有肝，故较宽短；因心偏左而致左肺狭长。正常肺组织柔软而富有弹性，呈海绵状，内含空气，比重小于1，故浮水不沉。胎儿和未经呼吸过的新生儿，肺内不含空气，质实而重，比重大于1，入水则沉。法医常根据此特点来鉴定婴儿的死亡时间。

肺的表面被覆脏胸膜，光滑湿润。婴幼儿肺呈淡红色，随着年龄增长，空气中的尘埃和炭粒被吸入肺内并沉积，使肺变为灰暗乃至蓝黑色。生活在烟尘污染重的环境中的人和吸烟者的肺呈棕黑色。

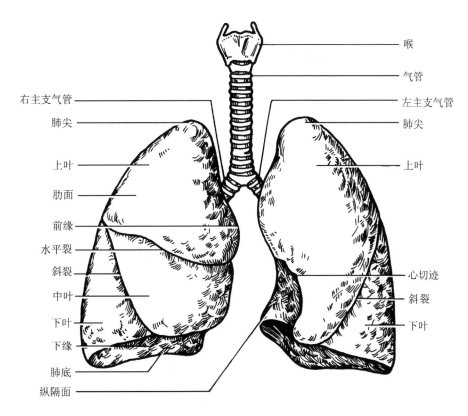

图5－10　气管、主支气管和肺

肺形似半个圆锥形，有一尖一底，两面和三缘。

肺尖（apex of lung）钝圆，经胸廓上口向上突至颈根部，高出锁骨内侧1/3上方2～3cm。**肺底**（base of lung）位于膈上面，又称膈面。肋面与胸廓的前、外、后壁相邻。肺的纵隔面中央凹陷，称**肺门**（hilum of lung），是主支气管、血管、神经和淋巴管等进出入肺之处。这些结构被结缔组织包绕在一起，将肺连于纵隔，称为**肺根**（root of lung）。肺前缘锐利，左肺前缘下部有心切迹（cardiac notch）。肺后缘圆钝，肺下缘锐薄。

肺被肺裂分为数叶，**左肺斜裂**（oblique fissure）（图5-11）由后上斜向前下，将左肺分为上、下叶。右肺（图5-12）除斜裂外，还有一条近于水平方向的**水平裂**（horizontal fissure），将右肺分为上、中、下叶。

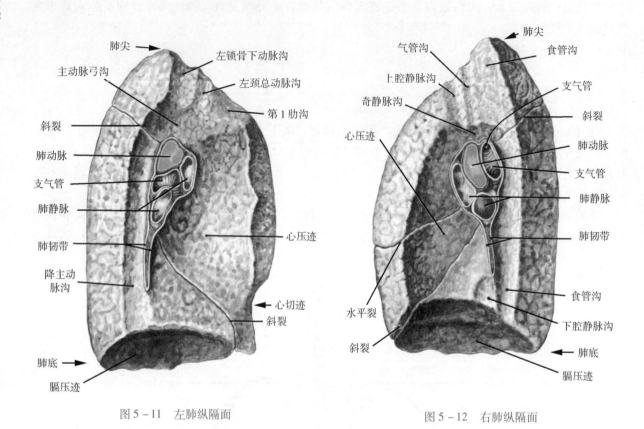

图5-11　左肺纵隔面　　　　　图5-12　右肺纵隔面

二、肺内支气管与肺段

左、右主支气管至肺门处分为肺叶支气管（左侧分为2支，右侧分为3支），肺叶支气管入肺后再分为肺段支气管，并在肺内反复分支，呈树枝状，称为**支气管树**。支气管分支总共可达23~25级，最后连于肺泡。每一肺段支气管及其分支和它所属的肺组织构成一个肺段——**支气管肺段**（bronchopulmonary segments）（图5-13）。一般将左右肺各分为10个肺段。由于肺段的结构和功能有相对的独立性，临床上常以肺段为单位进行定位诊断及肺段切除术。

第三节　胸　膜

一、胸膜和胸膜腔的概念

胸膜（pleura）（图5-14）是被覆于胸壁内面、膈上面、纵隔两侧面和肺表面的一薄层浆膜，可分为脏、壁两层。**脏胸膜**（visceral pleura）被覆于肺的表面，并伸入肺叶间裂内。**壁胸膜**（parietal pleura）贴附于胸壁内面、膈上面和纵隔两侧面。按其所在部位可分为相互移行的4部分：①胸膜顶覆盖于肺尖的上方，胸膜顶高出锁骨内侧1/3上方2~3cm，针刺或作臂丛神经麻醉时，应注意胸膜顶的位置，勿穿破胸膜伤及肺尖；②肋胸膜贴附于胸壁的内面；③纵隔胸膜衬贴在纵隔的两侧面；④膈胸膜覆盖于膈的上面。

胸膜腔（pleural cavity）由脏、壁两层胸膜在肺周围所形成的一个封闭的潜在性腔隙。左右各一，

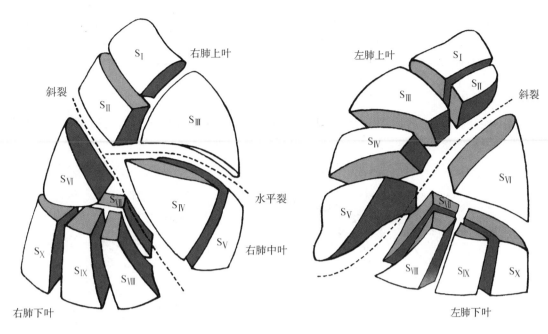

图 5 - 13　肺段模式图

互不相通。正常情况下，胸膜腔内的压力为负压，仅有少量浆液，以减轻呼吸时脏、壁胸膜间的摩擦。壁胸膜相互移行转折之处的胸膜腔，有一定的间隙，即使在深吸气时，薄锐的肺缘也不能伸入其间，称为**胸膜隐窝**（pleural recesses）。其中最大最重要的胸膜隐窝是位于肋胸膜和膈胸膜的相互转折处的**肋膈隐窝**（costodiaphragmatic recess）（图 5 - 14），也称肋膈窦。

应用解剖学要点：

　　肋膈隐窝为半环型的间隙，是胸膜腔的最低部位。当胸膜发生炎症时，渗出液首先积聚于此，该处为临床上胸腔穿刺或引流的部位，同时也是易发生粘连的部位。

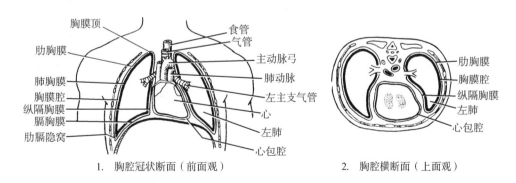

1. 胸腔冠状断面（前面观）　　　　2. 胸腔横断面（上面观）

图 5 - 14　胸膜和胸膜腔示意图

二、胸膜与肺的体表投影

　　胸膜的体表投影是指壁胸膜各部互相移行形成的反折线在体表的投影，其中有实用意义的为胸膜前界和下界。

　　胸膜前界即肋胸膜和纵隔胸膜前缘之间的反折线。两侧起自胸膜顶，向内下方经胸锁关节后方至

第2胸肋关节水平，两侧靠拢并沿中线垂直下行，左侧在第4胸肋关节处斜向外下，沿胸骨左缘外侧下行，至第6肋软骨处左右侧均移行于下界。

胸膜下界是肋胸膜与膈胸膜的反折线。右侧起自第6胸肋关节处，左侧起自第6肋软骨，两侧均斜向外下方，在锁骨中线处与第8肋相交，在腋中线处与第10肋相交，在肩胛处与第11肋相交，在接近后正中线处，平第12胸椎棘突高度。

（一）胸膜的体表投影

两侧胸膜顶和胸膜前界的投影（图5-15），基本与肺尖和肺的前缘一致。两侧胸膜下界的投影，比两肺下缘的投影约低两肋。

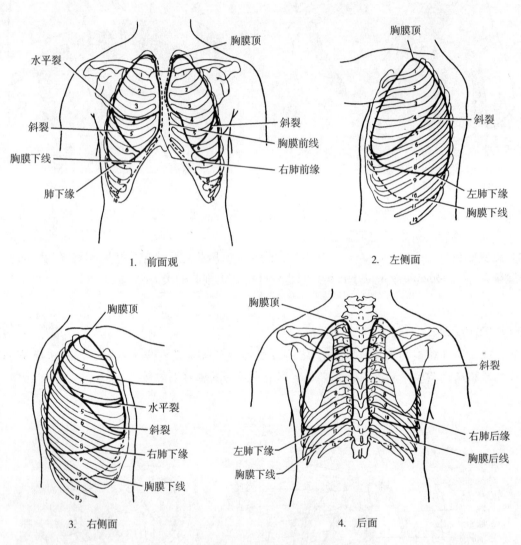

1. 前面观   2. 左侧面

3. 右侧面   4. 后面

图5-15　胸膜及肺的体表投影

（二）肺的体表投影

两肺前缘的投影起自锁骨内侧端上方2~3cm的肺尖（图5-15），向内下方斜行，经胸锁关节后方，在第2胸肋关节水平，两侧互相靠近。右肺前缘垂直下行至第6胸肋关节处移行肺下缘；左肺前缘行至第4胸肋关节处，沿第4肋软骨向外下方，至第6肋软骨中点处移行于左肺下缘。两肺下缘投影大致相同，在锁骨中线处与第6肋相交，腋中线处与第8肋相交，肩胛线处与第10肋相交，在接近脊柱时平第10胸椎棘突。肺下缘与胸膜下界的体表投影对比（表5-2）。

表5-2 肺和胸膜下界的体表投影

	锁骨中线	腋中线	肩胛线	脊柱外侧
肺	第6肋	第8肋	第10肋	第10胸椎棘突
胸膜	第8肋	第10肋	第11肋	第12胸椎棘突

第四节 纵 隔

纵隔（mediastinum）（图5-16）是两侧纵隔胸膜之间的全部器官、结构和结缔组织的总称。纵隔的境界：前界为胸骨，后界为脊柱胸段，两侧界为纵隔胸膜，上界是胸廓上口，下界为膈。

纵隔的分类方法较多，解剖学上常用四分法，即以胸骨角至第4胸椎椎体下缘的平面将纵隔分为上纵隔与下纵隔。下纵隔再以心包为界，由前向后又可分为前纵隔、中纵隔和后纵隔。前纵隔位于胸骨与心包之间，中纵隔以心包为界，后纵隔位于心包与脊柱之间。

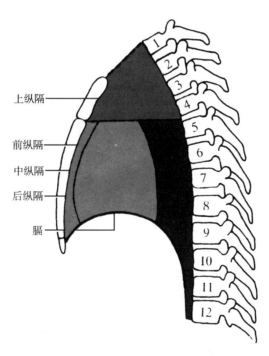

上纵隔
前纵隔
中纵隔
后纵隔
膈

图5-16 纵隔分部

【复习思考题】
1. 简述呼吸道的组成。上、下呼吸道的划分。
2. 简述鼻窦的位置、开口、特点及临床意义。
3. 叙述肺的位置、形态和分叶。
4. 叙述左、右肺的差异。
5. 叙述胸膜、胸膜腔和纵隔的概念。

（李 鑫 周红利）

第六章　泌尿系统

【重点内容】

1. 泌尿系统的组成。
2. 肾的位置、形态和结构。
3. 输尿管的长度、分部和狭窄部位。
4. 膀胱三角的位置、构造特点及临床意义。
5. 女性尿道的结构特点。

泌尿系统（urinary system）（图6-1）由肾、输尿管、膀胱和尿道4部分组成。肾是泌尿系统中最重要的器官，其主要功能是形成尿，以清除血液中的代谢废物、多余的水分和无机盐，保持人体内环境的相对稳定。尿生成后，经输尿管送至膀胱暂时储存，最后经尿道排出体外。

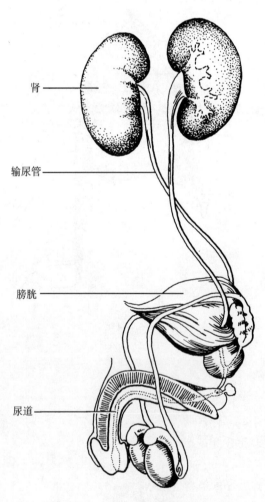

肾————

输尿管————

膀胱————

尿道————

图6-1　男性泌尿生殖系统

第一节　肾

一、肾的形态

肾（kidney）（图6-2）为实质性器官，左、右各一，形似蚕豆。新鲜时呈红褐色，重134～150g。肾可分为上、下两端，前、后两面和内、外侧缘。肾上端宽而薄，下端窄而厚。前面较凸，后面平坦，紧贴腹后壁。外侧缘隆凸，内侧缘中部凹陷，称**肾门**（renal hilum），为肾血管、淋巴管、神经和肾盂出入的部位。出入肾门的结构被结缔组织包裹形成**肾蒂**（renal pedicle）。右侧肾蒂较左侧的短，故临床上右肾手术难度较大。由肾门伸入肾实质的腔隙称**肾窦**（renal sinus），主要容纳肾动脉的分支、肾静脉的属支、肾大盏、肾小盏及脂肪组织等。

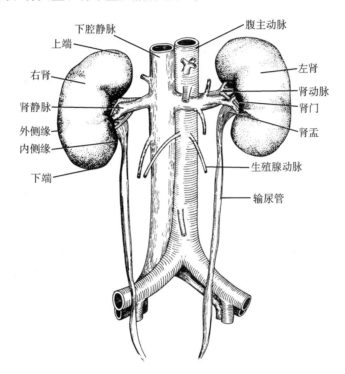

A　肾和输尿管（前面观）

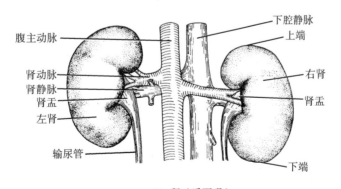

B　肾（后面观）

图6-2　肾的形态

二、肾的位置

肾位于脊柱两侧，腹膜后方，紧贴腹后壁的上部（图6-3）。右肾因受肝影响比左肾略低。左肾上端平第11胸椎体下缘，下端平第2腰椎体下缘；右肾上端平第12胸椎体上缘，下端平第3腰椎体上缘。肾门约与第1腰椎体平齐。在躯干背面，竖脊肌的外侧缘与第12肋之间的交角正对着肾门后面，称为肾区。在某些肾疾病时，叩击或触压该区，可引起疼痛。

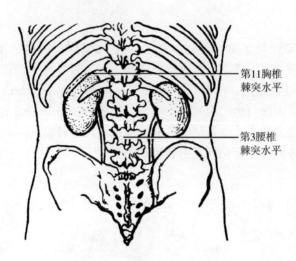

图6-3 肾的体表投影（背面观）

三、肾的结构

在通过肾门的冠状切面上，可见肾实质分为肾皮质和肾髓质两部分（图6-4）。

肾皮质（renal cortex）位于肾实质的浅层，厚0.5～1.5cm 富有血管，新鲜标本为红褐色，肉眼观察可见密布的细小颗粒，主要由肾小体（renal corpuscles）和肾小管（renal tubulus）组成。肾皮质深入到髓质肾椎体之间的部分称为肾柱（renal columns）。

肾髓质（renal medulla）位于肾皮质的深部，血管较少，色淡，由许多密集的肾小管组成。它们构成15～20个肾锥体（renal pyramids），肾椎体呈圆锥形，近皮质的部分宽大，尖端钝圆，突入肾小盏，称为肾乳头（renal papillae）。肾乳头上有许多小孔，称乳头孔，为乳头管的开口。肾生成的尿液经乳头孔流入肾小盏。肾小盏（minor renal calices）为漏斗状的膜管结构，包绕肾乳头。相邻的肾小盏汇合成2～3个较大的膜管，称肾大盏（major renal calices）。肾大盏在肾窦内合成一个漏斗状的扁囊，称为肾盂（renal pelvis），肾盂离开肾门向内下走行，逐渐变细，约在第2腰椎上缘移行为输尿管（图6-2）。成人肾盂容积为3～10ml。

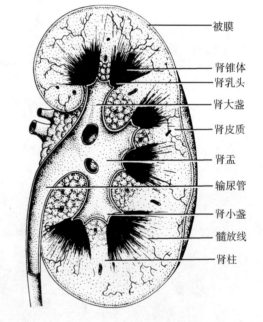

图6-4 右肾冠状切面

四、肾的被膜

肾的表面包有3层被膜，由内向外为纤维囊、脂肪囊和肾筋膜（图6-5）。

1. **纤维囊**（fibrous capsule） 紧贴于肾实质的表面，薄而坚韧，由致密结缔组织和少量弹性纤维构成。正常时纤维囊与肾实质连接疏松，易于剥离。但在病理情况下，与肾实质粘连，则剥离困难。在肾破裂或肾部分切除时，需缝合此膜。

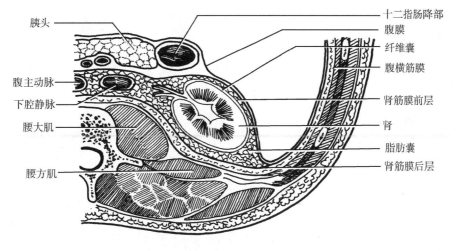

胰头
腹主动脉
下腔静脉
腰大肌
腰方肌

十二指肠降部
腹膜
纤维囊
腹横筋膜
肾筋膜前层
肾
脂肪囊
肾筋膜后层

1.肾被膜水平切面

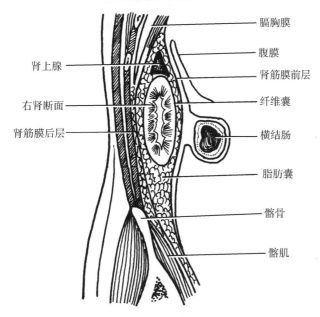

肾上腺
右肾断面
肾筋膜后层

膈胸膜
腹膜
肾筋膜前层
纤维囊
横结肠
脂肪囊
髂骨
髂肌

2.肾被膜矢状切面

图 6 - 5　肾的被膜

2. 脂肪囊（adipose capsule）　又称肾床，为包在纤维囊外周的囊状脂肪组织层，对肾起弹性垫样的保护作用。临床上作肾囊封闭，即将药物注射入肾脂肪囊。

3. 肾筋膜（renal fascia）　为肾被膜的最外层，由腹膜外组织移行而来的纤维膜，肾筋膜分前、后层包裹肾、肾上腺及其周围的脂肪囊。两层在肾的上方相互融合，在肾的下方两层分开，内有输尿管通过。肾筋膜向深面发出许多结缔组织小束，穿过脂肪囊连于纤维囊，对肾起固定作用。

肾的正常位置靠多种因素维持，肾被膜、肾血管、肾的毗邻器官、腹内压以及腹膜等对肾均起固定作用。肾的固定装置不健全时，肾可向下移位，形成肾下垂或游走肾。

第二节　输　尿　管

输尿管（ureter）为一对细长的肌性管道，长约 25 ~ 30cm，起自肾盂下端，终于膀胱。管径约 5 ~ 7mm，管壁有较厚的平滑肌层，通过节律性蠕动，将尿液不断推入膀胱。结石阻塞而过度扩张时，输尿管可引起痉挛性收缩而产生剧烈疼痛即为肾绞痛。

一、输尿管的走行和分部

输尿管自肾盂起始后，于腹膜后面，沿腰大肌前面下行，在小骨盆上口处，左输尿管越过左髂总动脉前方，右输尿管则经过右髂外动脉前方进入盆腔，再沿盆腔侧壁向前、下、内方，斜穿膀胱壁开口于膀胱。根据其行程分为3段（图6-6）：小骨盆上口以上部分为**输尿管腹部**；小骨盆上口至膀胱壁的部分为**输尿管盆部**；斜穿膀胱壁的部分为**输尿管壁内部**。

二、输尿管的狭窄部位

输尿管全长有3处生理性狭窄：①上狭窄位于肾盂与输尿管移行处；②中狭窄位于输尿管与髂血管交叉处；③下狭窄位于输尿管的壁内部。输尿管的3处狭窄部位是输尿管结石易嵌留部位。

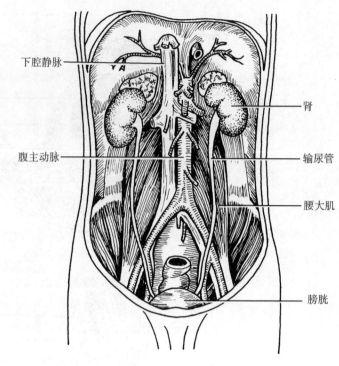

图6-6　输尿管的走行

第三节　膀　胱

一、膀胱的形态

膀胱（urinary bladder）（图6-7）是储存尿液的肌性囊状器官，其形态、大小、位置和毗邻关系均可随尿液的充盈程度和年龄不同而变化。成年人的膀胱容量为350~500ml，最大容量可800ml，新生儿的膀胱容量为50ml。膀胱充满时呈卵圆形，空虚时则呈锥体形，分为尖、体、底和颈，各部间无明显分界线。**膀胱尖**细小，朝向前上方，**膀胱底**向后下方，膀胱尖与底之间的部分为**膀胱体**，膀胱的最下部称**膀胱颈**，以尿道内口与尿道相接。

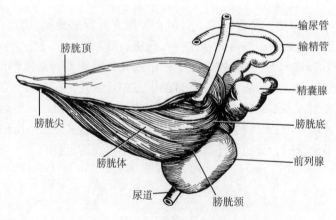

图6-7　膀胱侧面观

膀胱的内面，空虚时粘膜由于肌层的收缩而形成许多皱襞，当膀胱充盈时，皱襞可消失。但在膀胱底内面，两输尿管口与尿道内口之间的三角形区域，由于缺少粘膜下层，粘膜与肌层紧密相连，无论膀胱扩张或收缩时，粘膜均保持光滑。此区称为**膀胱三角**（trigonum vesicae）（图6-8），**膀胱三角**是肿瘤、结核和炎症的好发部位，是膀胱镜检的重要区域。

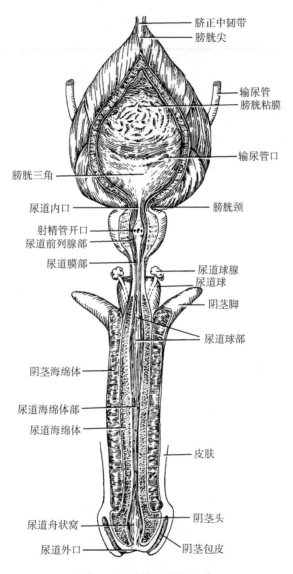

图6-8 膀胱和男性尿道

二、膀胱的位置

成人膀胱位于盆腔的前部（图6-9）。其前方为耻骨联合；后方在男性为精囊、输精管壶腹和直肠，在女性为子宫和阴道。膀胱颈的下方，男性邻前列腺，女性邻尿生殖膈。

膀胱空虚时，膀胱尖一般不超过耻骨联合上缘。充盈时，膀胱尖可超过耻骨联合以上，这时由腹前壁返折向膀胱的腹膜也随之上移，此时在耻骨联合上方进行膀胱穿刺术和膀胱手术，可在腹膜腔外进行，不致伤及腹膜，避免对腹膜腔的污染。

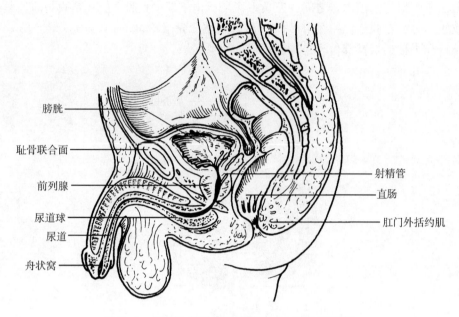

图6-9　膀胱的位置（男性盆腔正中矢状切面观）

第四节　尿　　道

尿道 urethra 是膀胱与体外相通的一段管道，男女差别很大。男性尿道与生殖系统关系密切，故在男性生殖器叙述。

女性尿道（female urethra）（图6-10）是单纯的排尿器官，较短（长约5cm）、宽（直径0.6cm），起始于膀胱的尿道内口，经阴道前方行向前下，穿尿生殖膈开口于阴道前庭的尿道外口。

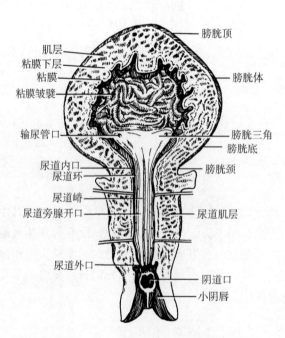

图6-10　女性尿道（冠状切面）

在通过尿生殖膈时，周围有尿道阴道括约肌环绕，此肌属骨骼肌，受意志支配，起紧缩尿道的作用，可控制排尿。由于女性尿道短，宽而直，且开口于阴道前庭，故女性易患尿路逆行性感染。

【复习思考题】

1. 肾的位置、形态和结构。
2. 简述输尿管的 3 个生理性狭窄部位及临床意义。
3. 简述膀胱三角的位置及临床意义。

（马原野）

第七章　男性生殖系统

【重点内容】

1. 男性生殖系统的组成。
2. 睾丸、附睾的位置和形态。
3. 输精管的行程和分部。
4. 前列腺的位置、形态和分叶。

　　男性生殖系统（male genital system）（图7-1）由内生殖器和外生殖器两部分组成。内生殖器包括生殖腺、输精管道和附属腺3部分。睾丸是男性生殖腺，为产生精子和分泌男性激素的器官。输精管道包括附睾、输精管、射精管和尿道。由睾丸产生的精子储存在附睾内，射精时经输精管、射精管和尿道排出体外。附属腺包括精囊腺、前列腺和尿道球腺，它们分泌的液体与精子合成精液，有营养精子和增加精子活动的作用。男性外生殖器包括阴囊和阴茎。

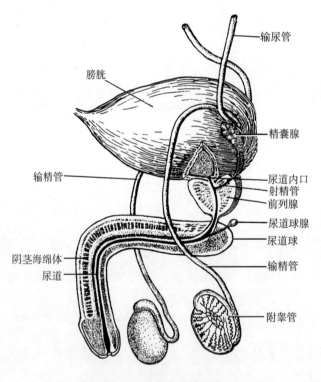

图7-1　男生殖器模式图

第一节　男性内生殖器

一、睾丸

（一）睾丸的位置和形态

　　睾丸（testis）（图7-2）位于阴囊内，左右各一，左侧较右侧约低1cm。睾丸呈扁卵圆形。表面光滑，可分为前、后两缘，上、下两端和内、外侧两面。前缘游离，后缘与附睾和输精管起始段相接触，睾丸的血管、神经和淋巴管由此出入。

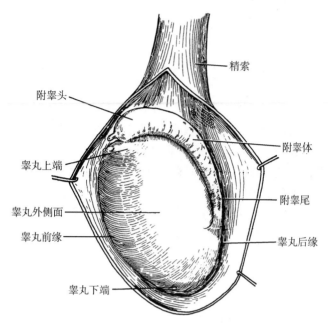

图 7 - 2 睾丸及附睾（左侧）

（二）睾丸的大体结构

睾丸（图 7 - 3）表面有一层致密的结缔组织膜，称白膜（tunica albuginea）。白膜包被整个睾丸，由于白膜坚韧并缺乏弹性，当睾丸发炎肿胀，或受外力撞击时则产生剧痛。白膜在睾丸后缘增厚，称睾丸纵隔。纵隔又发出睾丸小隔，呈扇形伸入睾丸实质内，将其分为约 250 个锥状的睾丸小叶。每个小叶内含有 2~4 条弯曲细长的管道，称生精小管（seminiferous tubule），管壁的上皮能产生精子。小管之间的结缔组织，称睾丸间质。生精小管在进睾丸纵隔时，变为短而直的精直小管，进入睾丸纵隔吻合成网状，称睾丸网。然后，由睾丸网发出 10 余条睾丸输出小管，出睾丸后缘上部进入附睾。

睾丸除产生精子外，睾丸小叶中的间质细胞还可以产生雄性激素，调节男性第二性征。

二、输精管道

（一）附睾

附睾（epididymis）贴附于睾丸的上端和后缘，为一长条状结构，上端膨大为

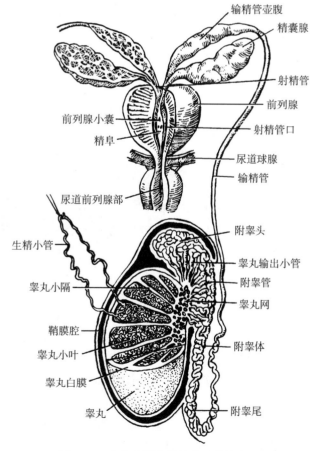

图 7 - 3 睾丸和附睾的结构及排精路径

附睾头，中部为附睾体，下部变细为附睾尾。附睾尾向后上折转移行为输精管。

附睾头由睾丸输出小管盘曲而成。输出小管最终汇集成一条附睾管，附睾管迂回盘曲构成附睾体和附睾尾。附睾的功能除储存精子外，还分泌液体供其营养，促进其进一步成熟。附睾为结核病的好发部位。

（二）输精管和射精管

输精管（ductus deferens）（图7-3）是附睾管的直接延续，长约50cm，管径约3mm，管壁较厚，肌层发达，活体触摸呈条索状。

输精管按行程可分为：**睾丸部**：始于附睾尾，沿睾丸后缘上行至上端；**精索部**：介于睾丸上端与腹股沟管皮下环之间，此段输精管位置表浅，输精管结扎术常在此部进行。**腹股沟管部**：位于腹股沟管内的部分。**盆部**：始于腹股沟管深环，沿盆侧壁向后下行，经输尿管末端前方转至膀胱底的后面，在此膨大形成输精管壶腹，末端变细，与精囊腺的排泄管汇合成射精管（ejaculatory duct）（图7-3）。射精管长约2cm，向前下穿前列腺实质，开口于尿道的前列腺部。

精索 spermatic cord 为柔软的圆索状结构，位于睾丸上端与腹股沟管深环之间。它主要由输精管、睾丸血管、神经丛、淋巴管和腹膜鞘韧带等组成。

三、附属腺体

（一）精囊

精囊（seminal vesicle）又称精囊腺（图7-4），左、右各一，为椭圆形囊状管道，表面凹凸不平，位于膀胱底后方及输精管壶腹的外侧，其排泄管与输精管末端汇合成射精管。精囊的分泌物参与精液的组成。

（二）前列腺

前列腺（prostate）（图7-4）呈前后略扁的栗子形，位于膀胱与尿生殖膈之间，尿道从其中央穿过，当前列腺增生肥大时，可压迫尿道引起排尿困难或尿潴留。前列腺后面正中有一纵沟，称前列腺沟，此面与直肠相邻，肛门指诊可触及前列腺的后面及该沟，患前列腺炎或前列腺肥大时，此沟变浅或消失。

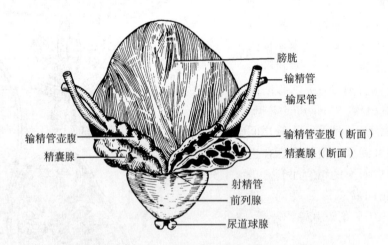

图7-4　前列腺、精囊腺及尿道球腺（后面观）

前列腺实质由腺组织和平滑肌构成，可分为前叶、中叶、后叶和两侧叶（图7-5）。老年人前列腺肥大常发生在中叶和侧叶，从而压迫尿道，引起排尿困难。后叶是前列腺肿瘤的好发部位。

（三）尿道球腺

尿道球腺（bulbourethral gland）（图7-4）为一对豌豆大的球形腺，位于尿道两旁，排泄管开口于尿道球部，其分泌物参与精液的组成。

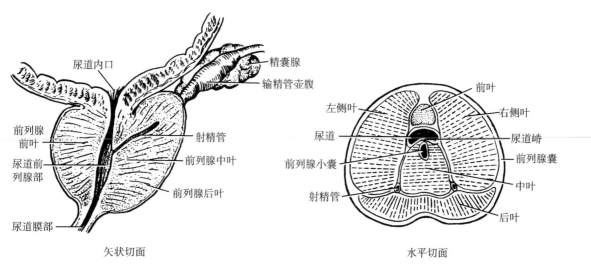

图 7 - 5　前列腺分叶

第二节　男性外生殖器

一、阴囊

阴囊（scrotum）（图 7 - 6）为一皮肤囊袋，位于阴茎的后下方，该部皮肤薄而柔软，颜色较深。阴囊皮下缺乏脂肪组织而致密，并含有平滑肌纤维，称肉膜。肉膜平滑肌的舒缩可使阴囊松弛或紧张，以调节阴囊内的温度，有利于精子的发育。肉膜向内深入形成阴囊中隔，将阴囊分为左右两腔，分别容纳左右睾丸、附睾及部分精索。

在肉膜深面有 3 层包绕睾丸和精索的被膜：浅层为精索外筋膜，是腹外斜肌腱膜的延续；中层是提睾肌，来自腹内斜肌和腹横肌的肌纤维束；深层为精索内筋膜，由腹横筋膜延续而来；在三层被膜的深面睾丸还包有来自腹膜而成的睾丸鞘膜，此膜又分壁层和脏层，二者在睾丸后缘互相

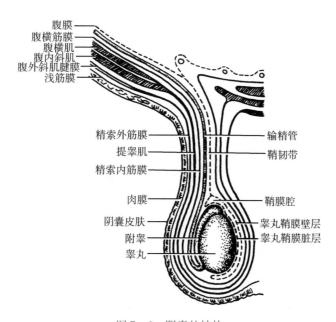

图 7 - 6　阴囊的结构

移行，形成的腔隙叫鞘膜腔，内有少量浆液，有润滑作用。在病理情况下腔内液体可增多，形成鞘膜积液。

二、阴茎

（一）阴茎的形态

阴茎 penis 由前至后，可分为阴茎头、体和根 3 部分。阴茎头为阴茎前部膨大部，头的尖端有尿道外口，呈矢状位。阴茎根位于阴茎后端，固定于耻骨下支和坐骨支。头与根之间部分为阴茎体，呈圆柱状。

（二）阴茎的构造

阴茎由两条阴茎海绵体和一条尿道海绵体构成（图7－7，8）。**阴茎海绵体**（cavernous body of penis）为两端细的圆柱体，左、右各一，位于阴茎的背侧，构成阴茎的主体。**尿道海绵体**（cavernous body of urethra）位于阴茎海绵体的腹侧，内有尿道通过。尿道海绵体前部膨大称阴茎头，后部膨大为尿道球。

每个海绵体的外面均包有一层致密的纤维膜，分别是阴茎海绵体白膜和尿道海绵体白膜。海绵体由许多海绵体小梁和腔隙构成，腔隙与血管相通，当腔隙充血时阴茎变粗变硬而勃起。

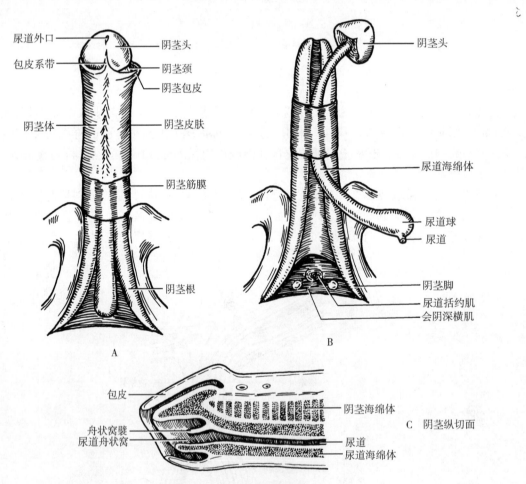

图7－7　阴茎的结构

阴茎的 3 个海绵体外共同包有皮肤和浅、深筋膜。阴茎的皮肤薄而柔软，富有伸展性。在阴茎头的近侧，皮肤形成双层皱襞，称阴茎包皮（praeputium penis），在阴茎头腹侧中线上尿道外口下方与包皮移行处，形成一条矢状位的皮肤皱襞，称**包皮系带**（图7－7）。

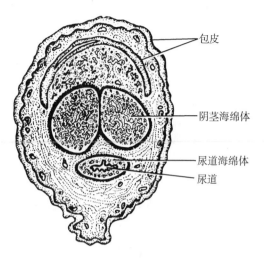

包皮

阴茎海绵体

尿道海绵体

尿道

图 7 - 8　阴茎中部横切面观

应用解剖学要点:

幼儿时期阴茎包皮较长，包被整个阴茎头。随年龄的增长，包皮逐渐后退。成年后包皮如仍包住阴茎头，称包皮过长，如不能上翻，称包茎。在上述两种情况下，包皮腔内易存留污物，污物的长期刺激可能是发生阴茎癌的诱因之一，此时应行包皮环切术，以露出阴茎头。

第三节　男性尿道

男性尿道（male urethra）（图 7 - 9）起自膀胱的尿道内口，止于阴茎头的尿道外口，长 16 ~ 22cm，管径 5 ~ 7mm，具有排尿和排精的功能。整个尿道可分为前列腺部、膜部和海绵体部。临床上称尿道前列腺部和膜部为后尿道，海绵体部为前尿道。

一、男性尿道的分部

（一）前列腺部

前列腺部（prostatic part）为尿道穿过前列腺的部分，长约3cm，管腔中部扩大，有射精管开口。

（二）膜部

膜部（membranous part）为尿道穿过尿生殖膈的部分，长约1.5cm，管腔狭小，其周围有尿道括约肌环绕。该肌为横纹肌，可有意识地控制排尿。膜部比较固定，当骨盆骨折或会阴骑跨伤时，易损伤此部。

（三）海绵体部

海绵体部（cavernous part）为尿道穿过尿道海绵体的部分，长15cm，其中尿道球内部分称尿道球部，有尿道球腺开口。阴茎头内的尿道扩大成**尿道舟状窝**。

二、男性尿道的狭窄、扩大与弯曲

男性尿道全长粗细不等，有3个狭窄、3个膨大和2个弯曲。3个狭窄：即尿道内口、尿道膜部和尿道外口，其中尿道外口最窄，膜部次之；3个膨大：即尿道前列腺部、尿道球部和尿道舟状窝；2个弯曲：即凹向前上方的**耻骨下弯**，此弯曲是固定的；凹向后下方的**耻骨前弯**，此弯位于海绵体部，若将阴茎向上提起，可使其变直。了解上述男性尿道的特点对导尿、膀胱镜检查等临床操作有重要意义。

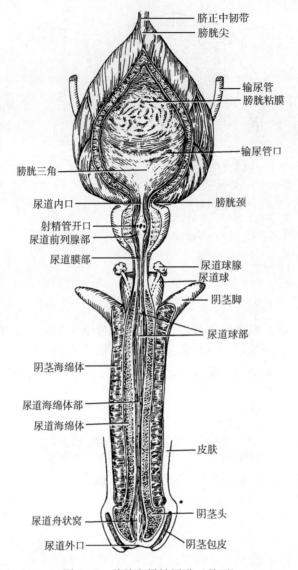

图7-9 膀胱和男性尿道（前面）

脐正中韧带
膀胱尖
输尿管
膀胱粘膜
输尿管口
膀胱三角
膀胱颈
尿道内口
射精管开口
尿道前列腺部
尿道膜部
尿道球腺
尿道球
阴茎脚
尿道球部
阴茎海绵体
尿道海绵体部
尿道海绵体
皮肤
尿道舟状窝
阴茎头
尿道外口
阴茎包皮

【复习思考题】

1. 简述睾丸的位置、形态、构造及分部。

2. 简述输精管的分部和输精管结扎的部位?

3. 简述精子的产生部位和排泄途径。

4. 试比较男、女性尿道在形态上的异同点。在男性导尿时应注意哪些问题。

（刘传荣）

第八章　女性生殖系统

【重点内容】

1. 女性生殖系统的组成。
2. 卵巢的形态、位置。
3. 输卵管的分部，受精和结扎的部位。
4. 子宫的位置、分部和固定装置。
5. 女性乳房的位置、形态和结构。
6. 会阴的概念和分区。

女性生殖系统（female genital system）（图8-1）由内生殖器和外生殖器两部分组成。内生殖器包括生殖腺——卵巢，生殖管道——输卵管、子宫和阴道，附属腺体——前庭大腺。卵巢是产生卵子和分泌女性激素的器官。成熟的卵子突破卵巢表面的生殖上皮至腹膜腔，再进入输卵管，在管内受精后移至子宫内发育成长。成熟的胎儿在分娩时离开子宫，经阴道娩出。外生殖器即女阴。

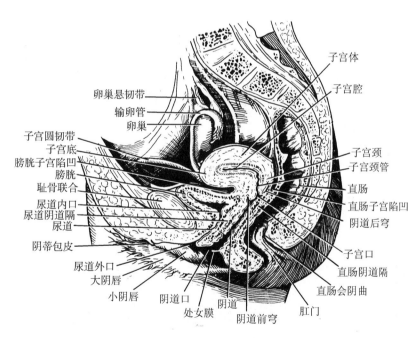

图8-1　女性盆腔正中矢状切面

第一节　女性内生殖器

一、卵巢

（一）卵巢的位置和形态

卵巢（ovary）（图8-1）是成对的扁卵圆形的实质性器官，位于小骨盆侧壁，髂内、外动脉之间的卵巢窝内，分为内、外侧面，前、后缘和上、下端。卵巢上端接近输卵管伞，与骨盆上口间有一腹膜皱襞，称卵巢悬韧带，内有卵巢的血管、淋巴管和神经走行。下端借卵巢固有韧带连于子宫底的两侧，前缘为系膜缘，借卵巢系膜连于子宫阔韧带的后面，此缘中部有血管、神经和淋巴管等出入，为卵巢门（hilum of ovary）。卵巢的正常位置主要靠上述韧带维持。

卵巢的大小和形态随年龄而变化。幼儿卵巢较小，表面光滑；性成熟期卵巢最大，此后由于多次排卵，表面形成瘢痕，凹凸不平；35～40岁开始缩小；50岁左右逐渐萎缩，月经随之停止。

二、输卵管

输卵管（uterine tube）（图8－2）为一对输送卵子的弯曲管道，长10～12cm，管径平均为0.5cm，位于子宫阔韧带上缘内。外侧端游离，以输卵管腹腔口与腹膜腔相通，卵巢排出的卵即由此进入输卵管。内侧端连于子宫，以输卵管子宫口通子宫腔。故女性的腹膜腔可与外界相通。输卵管由内向外分为4部：①子宫部（parts uterine）：为位于子宫壁内的一段，以输卵管子宫口通子宫腔；②输卵管峡（isthmus tubae uterinae）：为接近子宫外侧角的一段，细而直。输卵管结扎术常在此进行；③输卵管壶腹（ampulla of uterine tube）：为输卵管漏斗向内侧移行部分，约占输卵管全长的2/3，管径粗而较弯曲，为卵子受精的部位；④输卵管漏斗（infundibulum of uterine tube）：是输卵管末端膨大部分，呈漏斗状。其游离缘有许多指状突起称输卵管伞，遮盖于卵巢的表面，手术时常以此作为识别输卵管的标志。

临床上常将卵巢和输卵管称为子宫附件。

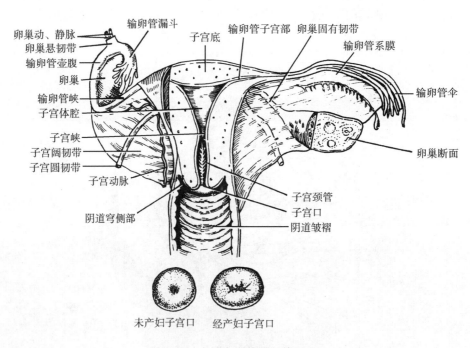

图8－2　女性内生殖器（前面观）

三、子宫

子宫（uterus）是肌性的中空器官，为胎儿生长发育的场所，其形态、大小、位置和结构等，随年龄、月经、妊娠等影响而发生变化。

（一）子宫的形态

成年未产妇的子宫，呈倒置梨形，前后稍扁，长约8cm，最宽处约4cm，厚2～3cm。子宫自上而下分为底、体、颈3部分（图8－3）。两侧输卵管子宫口连线以上的圆凸部分称子宫底（fundus of uterus），中央扁平的部分为子宫体（body of uterus）；体以下圆柱状的为子宫颈（neck of uterus），子宫颈长约2.5～3.0cm，其下端突入阴道内的部分，称子宫颈阴道部；在阴道以上的部分，称子宫颈阴道上部。子宫颈为肿瘤的好发部位。

子宫内腔较为狭窄，可分为上、下两部（图8-3）：上部在子宫体内，为前后略扁的倒置三角形腔隙，称为**子宫腔**（cavity of uterus），两端通输卵管，尖端向下通子宫颈管。下部的腔在子宫颈内，称为**子宫颈管**（canal of cervix of uterus）。子宫颈管呈梭形，上通子宫腔，下接阴道，下口称为**子宫口**（orifice of uterus）。未产妇的子宫口为圆形，边缘光滑整齐，而分娩以后呈横裂状。

应用解剖学要点：

颈与体移行的狭细部分称子宫峡，在非妊娠期，此部不明显，长约1cm；在妊娠期间，子宫峡逐渐伸展变长，形成子宫下段，妊娠末期，此部可延长至7~11cm，峡壁逐渐变薄，产科常在此处进行剖宫产术，可避免进入腹膜腔，减少感染机会。

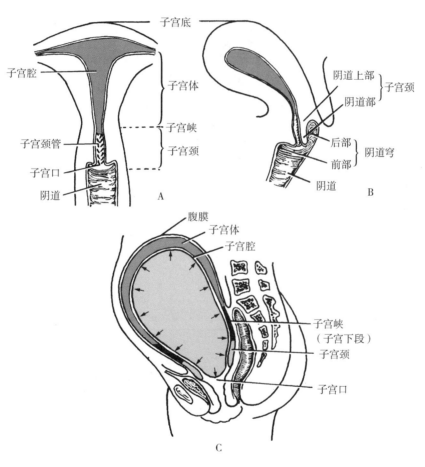

图8-3 子宫的分部

（二）子宫位置

子宫位于盆腔的中央，介于膀胱与直肠之间，下端接阴道，两侧连有输卵管和子宫阔韧带。成人正常子宫呈前倾前屈位。前倾是指整个子宫向前倾斜，即子宫长轴与阴道长轴之间形成向前开放的钝角；前屈是指子宫体与子宫颈之间向前的弯曲。由于子宫与直肠紧密相邻，临床上可经直肠检查子宫的位置和大小。

（三）子宫的固定装置（图8-4，5）

维持子宫的正常位置，主要靠盆底肌的衬托和韧带的牵引。维持子宫的正常位置的韧带主要有四对。

1. **子宫阔韧带**（broad ligament of uterus） 是连于子宫两侧与骨盆侧壁间呈冠状位的双层腹膜皱襞，上缘游离，其内侧2/3内包裹输卵管，外侧1/3为卵巢悬韧带。子宫阔韧带主要是限制子宫向两侧移动。

2. **子宫圆韧带**（round ligament of uterus） 是由平滑肌和结缔组织构成的圆索状结构。起自子宫前面的上外侧，输卵管子宫口下方，在阔韧带两层间向前外侧行至腹环处，穿经腹股沟管，止于大阴唇的皮下。此韧带是维持子宫前倾的主要结构。

3. **子宫主韧带**（cardinal ligament of uterus） 位于子宫阔韧带下部的两层间，自子宫颈阴道上部两侧连至骨盆侧壁。它有固定子宫颈和防止子宫下垂的作用。

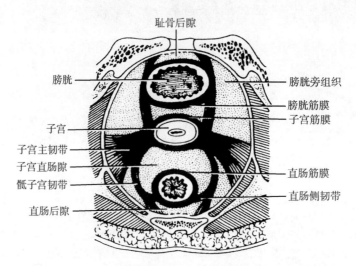

图8-4 子宫的韧带及盆筋膜

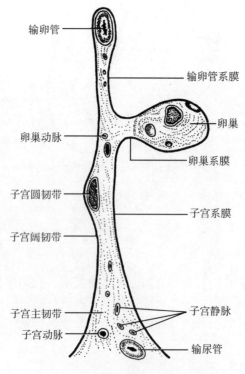

图8-5 子宫圆韧带（矢状切面）

4. **骶子宫韧带**（sacro – uterine ligament） 起自子宫颈阴道上部后面，向后绕经直肠的两侧固定于骶骨前面。有牵引子宫颈向后上的作用，与子宫圆韧带协同维持子宫的前倾前屈位。

除上述韧带外，盆底肌、尿生殖膈和阴道的托持及周围的结缔组织等结构对保持子宫正常位置也起很大作用。如果这些固定装置薄弱或受损伤，可导致子宫位置异常，或出现不同程度的子宫脱垂。严重者子宫可脱垂至阴道口之外。

四、阴道

阴道（vagina）（图8 – 1，3）是连接子宫和外生殖器的前后扁平的肌性管道，位于盆腔，后面贴直肠与肛管，前面邻膀胱和尿道，是排出月经、娩出胎儿的通道。阴道下部较窄，下端以阴道口开口于阴道前庭。阴道上部较宽阔，包绕子宫颈阴道部，并在子宫颈周围形成环形的凹陷，称阴道穹（fornix of vagina）。阴道穹可分为前部、后部和两侧部。其中阴道穹后部最深，它与直肠子宫陷凹之间仅隔以阴道后壁和腹膜，当该陷凹积血和积液时，可经此部进行穿刺或引流，以协助诊断和治疗。

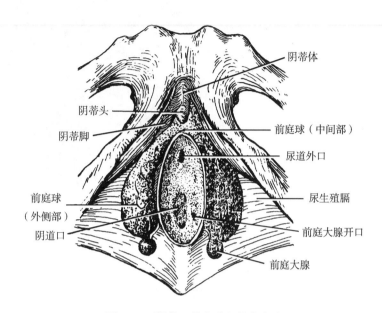

图8 – 6 阴蒂、前庭球和前庭大腺

阴道前壁邻接膀胱底和尿道，后壁邻直肠。临床上行肛门指检可隔着直肠壁触诊了解子宫颈和子宫口的情况。

五、前庭大腺

前庭大腺（greater vestibular gland）（图8 – 6）位于阴道口两侧，相当于男性的尿道球腺，形如豌豆，导管开口于阴道前庭。分泌物有润滑阴道口的作用。其导管常因炎症而阻塞，形成前庭大腺囊肿。

第二节 女性外生殖器

女性外生殖器又称女阴 vulva（图8 – 7），包括阴阜、大阴唇、小阴唇、阴道前庭和阴蒂等。

阴阜（mons pubis）是位于耻骨联合前面的皮肤隆起，皮下富有脂肪。性成熟期皮肤生有阴毛。大阴唇（greater lip of pudendu）是一对纵行隆起的皮肤皱襞，表面生有阴毛。大阴唇的前端和后端左右互相连合形成唇前连合和唇后连合。小阴唇（lesser lip of pudendum）是位于大阴唇内侧的一对薄的皮肤皱襞，表面光滑无毛。小阴唇向前包绕阴蒂，形成阴蒂系带和阴蒂包皮。阴道前庭（vaginal vestibule）是位于两侧小阴唇之间的裂隙，其前部有尿道外口，后部有阴道口。在处女阴道口的周缘有环行或半月形的粘膜皱襞称为处女膜 hyme，该膜破裂后成为处女膜痕。个别处女膜厚而无孔称处女膜闭锁或称无孔处女膜。阴蒂（clitoris）位于唇前连合的后方，由一对阴蒂海绵体构成，表面覆以阴蒂包皮。阴蒂头露于表面，它富含神经末梢感觉敏锐。

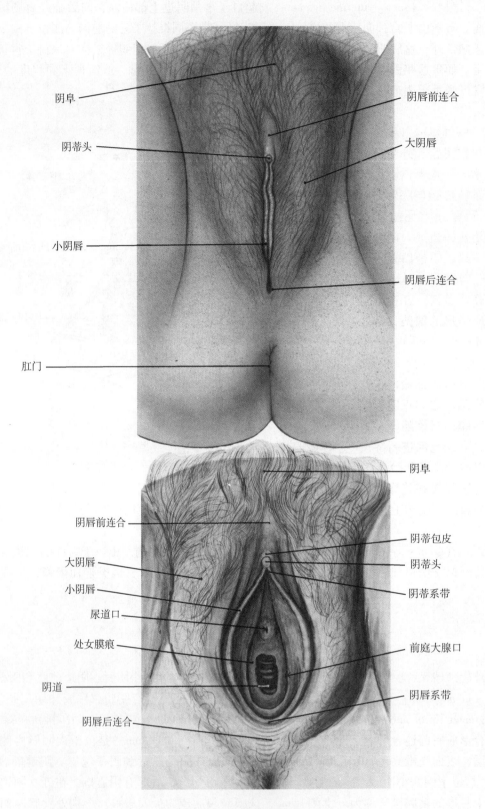

阴阜

阴唇前连合

阴蒂头

大阴唇

小阴唇

阴唇后连合

肛门

阴阜

阴唇前连合

阴蒂包皮

阴蒂头

大阴唇

阴蒂系带

小阴唇

尿道口

处女膜痕

前庭大腺口

阴道

阴唇系带

阴唇后连合

图 8 - 7　女性外生殖器

附：乳房

乳房（mamma）在女性青春期开始生长发育，但男性不发育。

一、乳房的形态和位置

成年女性未产妇的乳房呈半球形，紧张而有弹性，位于胸前部，在胸大肌和胸筋膜的表面，居第 3～6 肋之间，内侧至胸骨旁线，外侧可达腋中线。乳房中央的突起称**乳头**（mammary papilla），平第 4 肋间隙或第 5 肋，其顶端有许多输乳管的开口（输乳孔）。乳头周围颜色较深的环状皮肤区称**乳晕**（areola of breast），其表面有许多小隆起，深面含乳晕腺，可分泌脂性物质滑润乳头（图 8－8）。

乳头和乳晕的皮肤较薄弱，易受损伤，故哺乳期应注意，以防感染。妊娠和哺乳期乳腺增生，乳房明显增大。停止哺乳后，乳腺萎缩，乳房变小，弹性减弱。

二、乳房的结构

乳房主要由皮肤、纤维组织、脂肪组

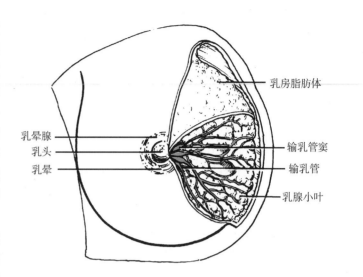

图 8－8 女性乳房模式图

织和乳腺构成。每侧乳腺含 15～20 个**乳腺叶**（lobes of mammary gland），周围由纤维及脂肪组织包绕；每个乳腺叶内有 1 条排泄管，称**输乳管**（lactiferous ducts），在近乳头处呈梭形膨大形成**输乳管窦**（lactiferous sinuses），其末端变细，开口于乳头。乳腺周围的纤维组织向深面发出许多小的纤维束连于皮肤和胸筋膜上。这些纤维束称**乳房悬韧带**（suspensory ligament of breast）或 Cooper 韧带（图 8－9），它们对乳房起固定作用。

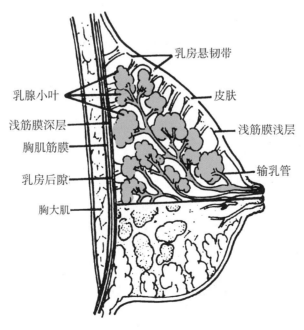

图 8－9 女性乳房矢状切面

人体解剖学

应用解剖学要点:

　　由于各乳腺叶和输乳管均以乳头为中心呈放射状排列,故乳房手术应尽量作放射状切口,以减少对输乳管和乳腺的损伤。

　　乳腺癌时,由于乳腺真皮内淋巴管阻塞导致皮肤水肿和 Cooper 韧带受浸润而皱缩,乳房表面呈现许多小凹,皮肤呈橘皮样变,是乳腺癌早期的常见体征。

附:会阴

一、会阴的定义和分区

会阴(perineum)有广义和狭义之分(图 8 - 10)。

　　广义的会阴是指封闭骨盆下口的全部软组织结构,其境界呈菱形与骨盆下口一致:前为耻骨联合下缘,后方为尾骨尖,两侧界为耻骨下支、坐骨支、坐骨结节和骶结节韧带。在两侧坐骨结节之间做一连线,可将会阴分为前、后两个三角形区。前方为尿生殖区,又称尿生殖三角,在男性有尿道穿过,女性有尿道和阴道穿过,后方为肛门区,又称肛门三角,有肛管穿过。

　　狭义的会阴专指外生殖器与肛门间的区域。在女性是指阴道口的后端与肛门之间的区域,即产科会阴,妇女分娩时易于撕裂,应注意保护。

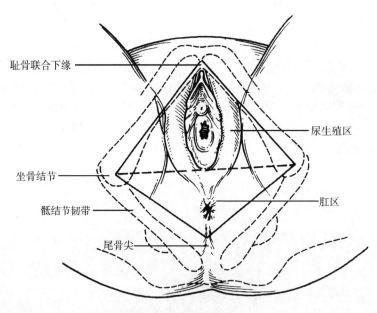

图 8 - 10　会阴的范围和分部

二、会阴区的重要结构

(一)盆膈

盆膈(pelvic diaphragm)由肛提肌、尾骨肌及覆盖于它们上、下面的盆膈上、下筋膜共同构成,作为盆腔的底,有直肠穿过,对托持盆腔器官起重要作用。

(二)尿生殖膈

尿生殖膈(urogenital diaphragm)由会阴深横肌和尿道括约肌及覆盖于它们上、下面的尿生殖膈上、下筋膜共同构成。封闭尿生殖三角,加固盆底。男性有尿道通过,女性有尿道和阴道通过。

【复习思考题】

1. 试述女性生殖器的组成。
2. 输卵管的位置形态特点及其分部。
3. 试述子宫的位置及其固定装置。
4. 女性乳房的结构与临床意义。
5. 会阴的概念及其分区。

（刘传荣）

第九章 腹　　膜

【重点内容】
1. 腹膜和腹膜腔的概念。
2. 腹膜形成的结构，包括网膜、系膜和韧带以及陷凹。
3. 腹膜的功能和与器官的关系。

一、腹膜与腹膜腔的概念

腹膜（peritoneum）是一层薄而光滑的浆膜，由间皮及少量结缔组织构成。衬于腹、盆壁内表面的部分，称壁腹膜（parietal peritoneum）。覆盖于腹、盆腔脏器表面的部分，称脏腹膜（visceral peritoneum）。壁、脏腹膜相互移行，共同围成不规则的潜在腔隙，称腹膜腔（peritoneal cavity）（图9－1）。腹膜腔内含有少量浆液，起润滑和减少脏器间摩擦的作用。男性腹膜腔为一封闭的腔隙；女性腹膜腔则经输卵管腹腔口、子宫、阴道与外界间接相通。

腹膜有分泌、吸收、保护、修复和固定等功能。正常情况下，腹膜产生少量浆液，起润滑和减少脏器间摩擦的作用。腹膜能吸收腹膜腔内的液体和空气等，腹上部腹膜的吸收力较下部强，所以腹膜炎症或手术后的病人多取半卧位，使有害液体流至下腹部，以减缓腹膜对有害物质的吸收。腹膜和腹膜腔内浆液中含有大量巨噬细胞，有防御功能。腹膜还具有很强的修复和再生能力，所分泌浆液中纤维素的粘连作用，可促进伤口的愈合和炎症的局限，但若手术操作粗暴，也可因此作用而造成肠襻纤维性粘连等后遗症。腹膜所形成的韧带、系膜等结构还有固定和支持脏器的作用。

二、腹膜与脏器的关系

根据腹、盆腔脏器被腹膜覆盖范围的大小，可以分为3类：即腹膜内位器官、腹膜间位器官和腹膜外位器官（图9－2）。

（一）腹膜内位器官

腹膜内位器官是指器官表面几乎全被腹膜包裹，器官移动性大，如胃、十二指肠上部、空肠、回肠、盲肠、阑尾、横结肠、乙状结肠、脾、卵巢和输卵管等。

（二）腹膜间位器官

腹膜间位器官是指器官表面大部分被腹膜包被，其位置较固定，如肝、胆囊、升结肠、降结肠、直肠上段、子宫和充盈的膀胱等。

（三）腹膜外位器官

腹膜外位器官是指器官仅一面或小部分被腹膜覆盖，其位置固定，如十二指肠降部

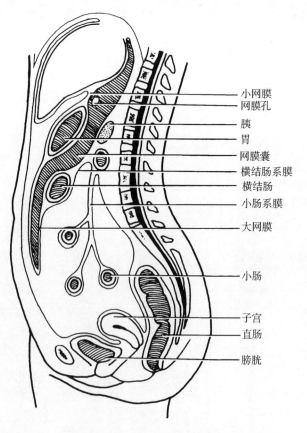

小网膜
网膜孔
胰
胃
网膜囊
横结肠系膜
横结肠
小肠系膜
大网膜

小肠

子宫
直肠
膀胱

图9－1　腹膜腔正中矢状切面示意图（女，左侧面观）

和水平部、直肠中下部、胰、肾、肾上腺、输尿管和空虚的膀胱等。

了解腹膜与脏器的关系，有重要的临床意义。如肾、输尿管和膀胱等腹膜外位或间位器官手术时可不进入腹膜腔，而在腹膜外进行，可以避免腹膜腔感染和术后器官间的粘连；而腹膜内位器官，若进行手术必须打开腹膜腔。

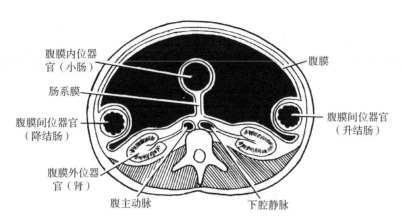

图9-2 腹膜与脏器的关系示意图（水平切面）

三、腹膜形成的结构

腹膜从腹、盆壁移行于器官，或由一个器官移行到另一个器官，其移行的部分常形成许多腹膜结构，主要有网膜、系膜、韧带和陷凹，这些结构不仅对器官起着支持和固定作用，也是神经血管出入脏器的途径。

（一）网膜

网膜（omentum）（图9-3）是连于胃小弯和胃大弯的双层结构，网膜包括小网膜和大网膜。

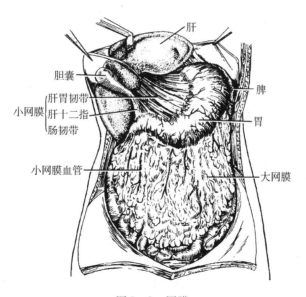

图9-3 网膜

1. **小网膜**（lesser omentum） 是连于肝门和胃小弯及十二指肠上部之间的双层腹膜结构，肝门和胃小弯之间的部分称肝胃韧带；肝门与十二指肠上部之间的部分称肝十二指肠韧带。后者的右缘游离，其内含有胆总管、肝固有动脉和门静脉等。肝十二指肠韧带的后方为网膜孔，是网膜囊与腹膜腔的唯一通道，约可插入1~2个手指。手术时，常经此孔指诊，探查胆管等。

人体解剖学

2. **大网膜**（greater omentum） 是连于胃大弯与横结肠间的4层腹膜结构，呈围裙状。大网膜的前两层是由覆盖胃前、后壁的脏腹膜自胃大弯下缘下垂而成，当下垂至腹下部后转折向上形成后两层，并向上包裹横结肠，移行为横结肠系膜，与腹后壁的腹膜相续。

应用解剖学要点：

大网膜具有重要的防御功能。在活体状态下，大网膜下垂部分可向炎症病变部位移动，将病变部位包裹，以防止炎症或内容物扩散蔓延。临床手术时可根据大网膜移行的位置来探查病变部位。因小儿大网膜较短，故阑尾穿孔或下腹部炎症时不易被大网膜包裹，常引起弥漫性腹膜炎。

3. **网膜囊**（omental bursa）（图9-4） 是位于小网膜和胃后方与腹后壁腹膜间的扁窄间隙，又称小腹膜腔。当胃后壁穿孔时，胃内容物常聚集在此囊。

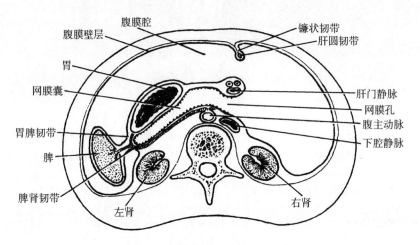

图9-4 腹膜腔通过网膜孔的横断面

（二）系膜

系膜（mesentery）（图9-5）是指将肠管连至腹壁的双层腹膜结构，包括肠系膜、阑尾系膜、横结肠系膜和乙状结肠系膜等。

1. **肠系膜**（mesentery） 呈扇形，将空、回肠连于腹后壁的双层腹膜结构。向后集中附着于腹后壁的部分称肠系膜根，长约15cm，自第2腰椎左侧斜向后下方，止于右骶髂关节前方。由于小肠系膜较长，因而空、回肠活动性大，有助于食物的消化和吸收，但也易发生肠扭转，甚至引起肠梗阻。小肠系膜两层间含有肠系膜上血管、淋巴管及其分支，神经和淋巴结等。

2. **阑尾系膜**（mesoappendix） 是阑尾与回肠末端间的三角形双层腹膜结构，其游离缘内有阑尾血管走行。

3. **横结肠系膜**（transverse mesocolon） 是横结肠与腹后壁间的双层腹膜结构。系膜内含有横结肠的血管、神经、淋巴管和淋巴结等。

4. **乙状结肠系膜**（sigmoid mesocolon） 是乙状结肠与盆壁间双层腹膜结构。该系膜较长，故乙状结肠活动性较大，易发生肠扭转。系膜内含乙状结肠血管、直肠上血管、淋巴管、淋巴结和神经。

（三）韧带

韧带（图9-5）是连于腹壁与器官之间或连于相邻器官之间的腹膜结构，对器官有固定和悬吊作用。

1. **肝的韧带** 除前述肝胃韧带，肝十二指肠韧带外，还有镰状韧带，冠状韧带和三角韧带。镰状韧带（falciform ligament）是腹前壁上部与肝上面之间的双层腹膜结构，呈矢状位，其游离缘内含

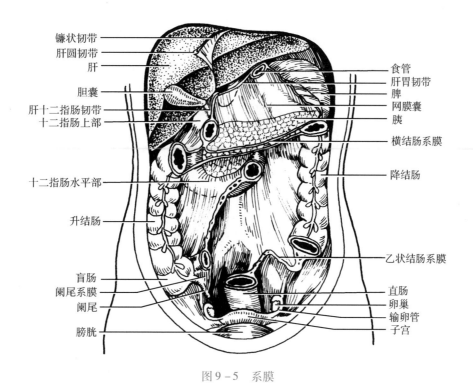

镰状韧带
肝圆韧带
肝
胆囊
肝十二指肠韧带
十二指肠上部
十二指肠水平部
升结肠
盲肠
阑尾系膜
阑尾
膀胱

食管
肝胃韧带
脾
网膜囊
胰
横结肠系膜
降结肠
乙状结肠系膜
直肠
卵巢
输卵管
子宫

图 9 - 5　系膜

有肝圆韧带。冠状韧带（lcoronary ligament）是肝与膈之间的腹膜结构，呈冠状位，分前后两层，两层之间为肝的裸区。冠状韧带前后在肝上面的左右端处，互相合并形成左、右三角韧带。

2. 脾的韧带　主要有胃脾韧带和脾肾韧带。胃脾韧带（gastrosplenic ligament）是连于胃底和脾门间的双层腹膜结构，其间有胃短血管和胃网膜血管通过。脾胃韧带（splenogastric ligament）是脾门连至左肾前面的双层腹膜结构，其内含有脾的血管和神经。

（四）陷凹

陷凹 pouch 是腹膜腔在器官之间形成的大而恒定的腹膜间隙，主要位于盆腔内。男性在膀胱与直肠之间有直肠膀胱陷凹（rectovesical pouch）。女性在子宫与膀胱间有膀胱子宫陷凹（vesicouterine pouch）；直肠与子宫间有直肠子宫陷凹（rectouterine pouch），该陷窝较深，与阴道穹后部间仅隔一薄层的阴道后壁。当女性盆腔积液或积脓时，可经阴道穹后部穿刺抽取积液以便诊断和治疗。站立或半卧位时，男性的直肠膀胱陷凹和女性的直肠子宫陷凹是腹膜腔的最低部位，故积液常积存在这些陷凹内。

【复习思考题】

1. 女性腹膜腔通过哪些途径与外界相通？

2. 试述腹膜形成的主要结构。

3. 女性腹膜腔内的腹膜陷凹及其临床意义？

（刘传荣）

脉管系统

　　脉管系统是人体内一套封闭的管道系统。心血管系统由心、动脉、毛细血管和静脉组成，其内有血液流动。淋巴系统内流动的是淋巴液，它由淋巴管道、淋巴器官和淋巴组织组成，淋巴液向心流动，最终汇入静脉。

　　脉管系统的主要功能是将消化器官吸收的营养物质和肺吸入的 O_2 输送到全身各器官、组织和细胞，供其进行新陈代谢；同时又将各器官、组织和细胞的代谢产物，如 CO_2 及尿素等运送至肺、肾和皮肤等器官排出体外，以保证人体新陈代谢的正常进行。此外，内分泌腺（或组织）所分泌的激素也借脉管系统输送至相应的靶器官，以调节其生理功能。

　　淋巴系统的淋巴器官和淋巴组织产生淋巴细胞和抗体，参与机体的免疫反应，构成机体重要的免疫防御体系。

第十章　心血管系统

【重点内容】

　　1. 心血管系统的组成及体循环、肺循环途径。

　　2. 心的位置、外形，心腔内结构。

　　3. 心传导系统的组成。

　　4. 左、右冠状动脉的起始、行程和主要分支。

　　5. 心体表投影和听诊部位。

　　6. 主动脉的起止、走行和分段。

　　7. 颈总动脉和颈外动脉的起始、分支、分布。

　　8. 锁骨下动脉、腋动脉、肱动脉、桡动脉和尺动脉的起止、分支分布范围。

　　9. 髂外动脉、股动脉、腘动脉、胫前动脉和胫后动脉的起止、分支分布范围。

　　10. 颈外静脉、头静脉、贵要静脉、肘正中静脉的起始、行径、注入部位及临床意义。

　　11. 大、小隐静脉的起始、行程、注入部位和临床意义。

　　12. 肝门静脉的组成、属支，门腔静脉的吻合与临床意义。

第一节　概　述

一、心血管系统的组成

心血管系统包括心、动脉、毛细血管和静脉。

（一）心

心（heart）是中空的肌性器官，是心血管系统的动力装置。心借房间隔、室间隔和左、右房室口分为四个腔：即左、右心房和左、右心室。心房接受静脉，心室发出动脉。同侧的心房与心室借房室口相通，在房室口和动脉口周缘附有瓣膜，它们如同单向阀门，当血液顺流时开放，逆流时关闭，保证血液定向流动。

（二）动脉

动脉（artery）是运送血液离心的血管。从心室发出后，逐渐分支，分为大、中、小动脉，最后移行为毛细血管。大动脉管壁内弹性纤维多，故富有弹性。当心室射血时，动脉管壁扩张；心室舒张时，管壁回缩，促使血液继续向前流动。中、小动脉，特别是小动脉的管壁平滑肌较厚，在神经体液调节下，通过血管的收缩和舒张改变管腔的大小，调节局部血流量和血管阻力，维持和调节机体的血压。

（三）毛细血管

毛细血管（capillary）是连于小动、静脉之间相互交织成网的微细血管，管径 $8 \sim 10\mu m$。除角膜、晶状体、毛发、被覆上皮、软骨和牙釉质等结构外，遍布全身各处，在代谢旺盛的器官（如脑、心、肝、肾等），毛细血管网稠密，而代谢较低的器官（如肌腱、平滑肌等）则较为稀疏。毛细血管壁很薄，通透性较大，血流缓慢，有利于血液与组织、细胞之间进行物质交换。

（四）静脉

静脉（vein）是运送血液回心的血管。起自毛细血管，在回心过程中，不断接受属支，逐渐变粗，最后注入心房。与相应的动脉相比，静脉管壁较薄，管腔较大，弹性较小，血液在静脉内流动缓慢，因此静脉的数量较动脉多，以保证回心的血流量。

二、血液循环的途径

血液由心室射出，流经动脉、毛细血管和静脉返回心房，这种周而复始的循环流动，称为血液循环（图10-1）。根据血液循环的途径和功能，可将血液循环分为体循环和肺循环相互连续的两部分。

（一）体循环（大循环）

当心室收缩时，富含氧和营养的血液由左心室射入主动脉，再经主动脉的各级分支到达全身的毛细血管，血液在此与周围组织和细胞进行物质交换，将代谢产物和二氧化碳等带回血液，再经各级静脉属支，最后到达上、下腔静脉及冠状窦汇入右心房。此循环途径长，流经范围广，称为体循环（大循环）。

（二）肺循环（小循环）

从体循环回流的静脉血，由右心房到右心室，当右心室收缩时将富含二氧化碳的静脉血从右心室射出，经肺主动脉主干及其各级分支，到达肺泡的毛细血管网，血液在肺泡内进行

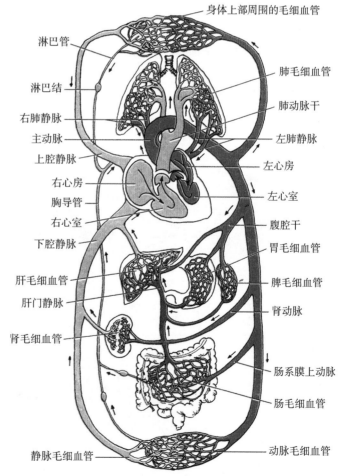

图 10-1 血液循环示意图

气体交换，排出二氧化碳，吸进新鲜氧气，将富含氧的血液经肺静脉汇入左心房，再从左心房进入左心室。上述循环路程较短，主要是经肺进行气体交换，称肺循环（小循环）。

血液循环的动力主要来源于心脏搏动，其次是动脉和静脉壁的弹性和肌肉收缩、周围骨骼肌的收缩以及筋膜、韧带均可对血管，尤其对静脉造成压力，形成血液循环的动力。此外，血液的粘滞性，与血管内皮的摩擦力以及重力等因素也都会对血流造成影响。

三、血管吻合

血管之间的吻合非常广泛，在动脉与动脉之间，静脉与静脉之间，动脉与静脉之间，借血管支（吻合支或交通支）彼此相连，称血管吻合（vascular anastomosis）（图 10-2）。

（一）动脉间吻合

两条动脉干之间借交通支相连。如脑底动脉之间形成脑底动脉环；在功能活动多或易受压的部位，邻近的多条动脉分支常吻合成动脉网；在经常改变形态的器官，在动脉末端或其分支吻合成动脉弓，如胃肠道动脉弓、手掌和足底动脉弓等。这些吻合使血液循环时间缩短，并能调节血液的流量。

（二）静脉间吻合

静脉间吻合远比动脉间吻合丰富，除具有和动脉相似的吻合形式外，在体表浅静脉之间常吻合成静脉弓（网），在体内深静脉之间常吻合形成静脉丛，尤其是在脏器周围及脏器壁内如膀胱静脉丛、直肠静脉丛等。保证在脏器扩大或受压时血流畅通。

（三）动静脉吻合

在体内的许多部位，如指尖、唇、鼻等处，小动脉和小静脉之间可借吻合支直接相连，形成小动——静脉吻合。这种吻合具有缩短循环途径，调节局部血流量和体温的作用。

（四）侧支吻合

较大的动脉干在行程中，发出与其平行的侧副支，它与同一主干远侧发出的侧副支吻合，形成侧支吻合。当主干阻塞时，侧副支逐渐增粗，血流经扩大的侧支吻合到达远侧的血管主干，使远侧的血供得到不同程度的恢复，这种经侧支建立的循环称侧支循环。侧支循环的建立，对于保证器官在病理情况下的血供具有重要意义。

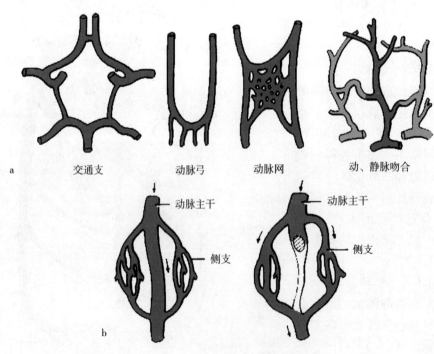

a   交通支   动脉弓   动脉网   动、静脉吻合

动脉主干   动脉主干

侧支   侧支

b

图 10-2 血管吻合及侧支循环

a. 血管吻合形式；b. 侧支吻合和侧支循环

第二节　心

一、心的位置和外形

心为中空器官，主要由心肌组成。其大小、形态和位置随生理功能、年龄、体型、性别和健康状况不同而异。

（一）心的位置

心（图 10 - 3）位于胸腔的中纵隔内，2/3 居身体正中矢状面的左侧，1/3 居右侧。上方与出入心的大血管相连，下邻膈；两侧与纵隔胸膜相邻；后方平对第 5 ~ 8 胸椎，前方与胸骨体和第 2 ~ 6 肋软骨相邻。心大部分被肺和胸膜遮盖，仅有小部分借心包与胸骨体下段和左侧第 4 ~ 5 肋软骨相邻，此区称为心包裸区。临床心内注射多在胸骨左缘第 4 肋间进针，可不伤及肺和胸膜。

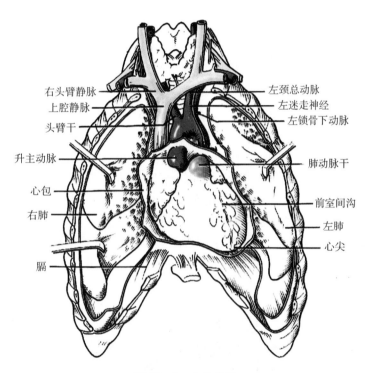

右头臂静脉　　　　　　　　　　　左颈总动脉
上腔静脉　　　　　　　　　　　　左迷走神经
头臂干　　　　　　　　　　　　　左锁骨下动脉
升主动脉　　　　　　　　　　　　肺动脉干
心包　　　　　　　　　　　　　　前室间沟
右肺　　　　　　　　　　　　　　左肺
　　　　　　　　　　　　　　　　心尖
膈

图 10 - 3　心的位置

（二）心的外形

成人心似倒置的圆锥体，大小与本人拳头相近，长轴斜行，与身体正中线成 45°，可分为一尖、一底、两面、三缘和四条沟（图 10 - 4，5）。心尖朝向左前下方，平左第 5 肋间隙，锁骨中线内侧 1 ~ 2cm 处，活体于此处可看到或摸到心尖搏动。心底朝向右后上方，连接出入心的大血管。前上面隆凸，与胸骨及肋软骨相邻，称胸肋面，后下面扁平贴于膈，称膈面。右缘垂直向下，由右心房构成。左缘钝圆，斜向左下，主要由左心室构成。下缘近乎水平，由右心室和心尖构成。

心表面有四条浅沟，沟内有血管并被脂肪组织覆盖故不明显。冠状沟是心房和心室在心表面的分界标志，近似冠状位，前方被肺动脉干中断。在心室的胸肋面和膈面各有一条自冠状沟向心尖右侧延伸的浅沟，分别称前、后室间沟，作为左、右心室在心表面的分界。在心底，右心房与右上、下肺静脉交界处的浅沟称房间沟，房间沟、后室间沟与冠状沟的相交处称房室交点，是解剖和临床上常用的心表面标志。

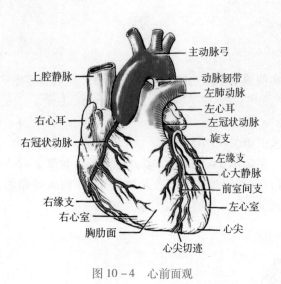

图 10-4　心前面观

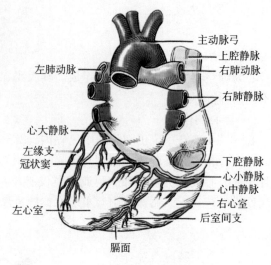

图 10-5　心背面观

二、心腔结构

心内腔被房、室间隔分为互不相通的左、右两半；每半心各有一个房室口，将心腔分为心房和心室。因此，心内腔被分为右心房、右心室、左心房和左心室四个腔。

（一）右心房

右心房（right atrium）（图 10-6）位于心的右上部，壁厚约 2mm，以表面的界沟和内面的界嵴为界分前、后两部。前部称固有心房，后部称腔静脉窦。前部有突向前上方的右心耳，内面有平行排列的梳状肌；左前下方有右房室口，通向右心室。后部腔面光滑，上、下方分别有上、下腔静脉口，后者与右房室口之间有冠状窦口。右心房的后内侧壁为房间隔，其下部有一卵圆形凹陷，称为卵圆窝（fossa ovalis），是胎儿时期卵圆孔闭合后的遗迹，房间隔缺损多在此发生。

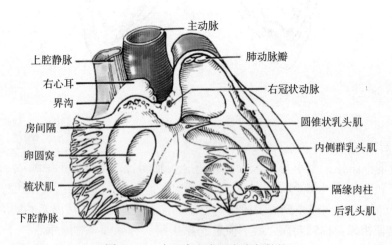

图 10-6　右心房和右心室内部结构

（二）右心室

右心室（right ventricle）（图 10-7）位于右心房的左前下方，室壁厚 3~4mm，是左室壁厚度的 1/3。室腔以室上嵴为界分为流入道和流出道。室上嵴位于右房室口与肺动脉口之间。

1. 右心室流入道是右心室的主要部分，入口为右房室口（right atrioventricular orifice），口周缘有纤维环，环上附有3片呈三角形的瓣膜，称为三尖瓣（tricuspid valve）（右房室瓣）。从室壁突入到室腔的锥体形肌隆起称乳头肌，乳头肌的尖端借腱索连于三尖瓣上。当心室收缩时，血液推动三尖瓣，使三尖瓣合拢封闭房室口；同时，乳头肌收缩，腱索牵拉，使各尖瓣相互紧密闭合而不致翻向心房，以防止血液向心房逆流。

2. 右心室流出道　壁光滑无肉柱，向左上逐渐变细，形似倒置的漏斗，称为动脉圆锥（conus arteriosus）或漏斗部。漏斗部的上端为右心室通向肺动脉干的开口，称肺动脉口（orifice of pulmonary），口周围附有3片半月形囊袋状瓣膜，称肺动脉瓣（pulmonary valve）。当心室收缩时，血流冲开肺动脉瓣流入肺动脉干；心室舒张时，三个袋状瓣膜被倒流血液充盈而关闭，以阻止血液逆流入心室。

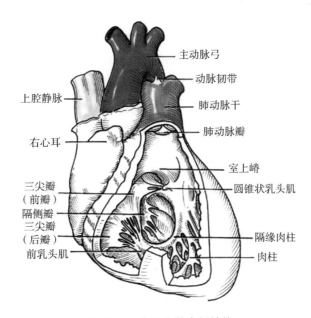

图 10 - 7　右心室的内部结构

（三）左心房

左心房（left atrium）（图 10 - 8）分前、后两部分。前部即左心耳，突向左前方，与二尖瓣邻近，为心外科常用手术入路之一。后部较大，腔面光滑，有五个开口：后方两侧分别有左肺上、下静脉和右肺上、下静脉的开口；前下方有左房室口，通左心室。

（四）左心室

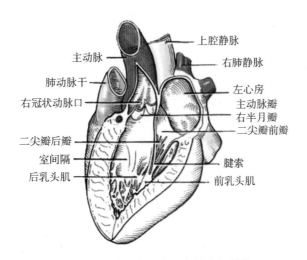

图 10 - 8　左心房和左心室的内部结构

左心室（left ventricle）（图10-8）室腔近似圆锥形，构成心尖及心的左缘。左心室壁厚9~12mm，约为右心室壁的3倍。室腔也分为流入道（窦部）和流出道（主动脉前庭），两者以二尖瓣的前尖（瓣）为界。

1. 左心室流入道　是左心室的主要部分，入口为左房室口，呈卵圆形，口周缘亦有纤维环，环上附有两片近似三角形的瓣膜，称为二尖瓣（mitral valve）（左房室瓣），瓣的边缘有腱索连于乳头肌。二尖瓣的作用与三尖瓣相同。

2. 左心室流出道　是左心室的前内侧部分，在主动脉口下方，壁光滑无肉柱。流出道的出口为主动脉口（aortic orifice），口周缘附有3片半月形的囊袋状瓣膜，称主动脉瓣 aortic valve。分别排列在主动脉口的左、右、后方。与每个瓣膜对应的主动脉壁向外膨出称主动脉窦，其中主动脉左、右窦内分别有左、右冠状动脉开口。

三、心的构造

（一）心壁

心壁由心内膜、心肌层和心外膜构成。心内膜（endocardium）是覆盖在心腔内表面的一层光滑的膜，与血管内膜延续。心的各瓣膜即由心内膜折叠而成。心肌层（myocardium）（图10-9）由心肌纤维构成，包括普通心肌和特殊分化的心肌。普通心肌即心房肌和心室肌，心室肌较心房肌发达，彼此不延续，分别附着于结缔组织构成的支架上，因此，心房肌和心室肌不会同时收缩。特殊分化的心肌构成心的传导系统。心外膜（epicardium）是覆盖在心表面的一层光滑的薄膜，为浆膜性心包的脏层。

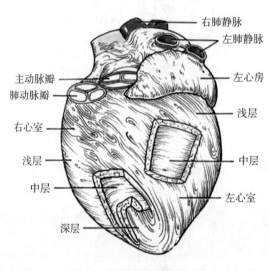

图10-9　心壁肌层

（二）房间隔和室间隔

房间隔（interatrial septum）（图10-10）位于左、右心房之间，较薄，由心内膜、结缔组织和少量心肌构成，卵圆窝处最薄。室间隔（interven tricular septum）位于左、右心室之间，分为肌部和膜部，肌部较厚，位于室间隔下部，大部分由心内膜和心肌构成。室间隔上部靠近主动脉口下方，有一卵圆形的较薄部分，缺乏肌质，称为膜部，是室间隔缺损的好发部位。

心的结缔组织支架主要包括位于左、右房室口及主动脉口、肺动脉口周围的纤维环（即二尖瓣环、三尖瓣环、主动脉环和肺动脉环）和位于主动脉口以及左、右房室口之间的左、右纤维三角。纤维环是心房肌、心室肌和瓣膜的附着处，又称心脏骨骼（图10-11）。

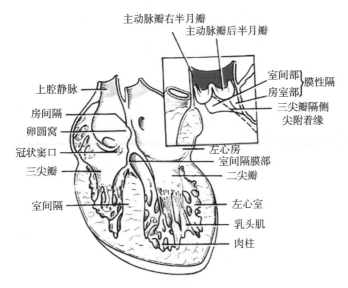

图 10 - 10 房间隔和室间隔

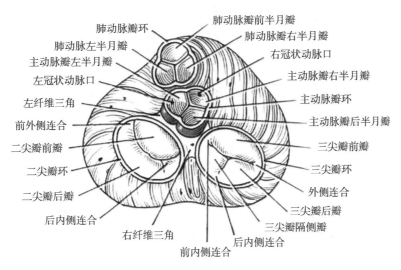

图 10 - 11 心底瓣膜纤维骨骼

应用解剖学要点:

1. **房间隔缺损** 最常见的是卵圆孔未闭。出生前,在卵圆孔的左侧部分继发隔形成卵圆孔瓣。由于卵圆孔瓣的存在,只允许右心房的血液流入左心房,反之则不能。出生后,肺循环开始,左心房压力增大,卵圆孔瓣与卵圆孔逐渐贴紧,出生后1年左右完全愈合,达到解剖关闭。约有25%的人卵圆孔未达到解剖关闭,即为房间隔缺损。

2. **室间隔缺损** 胚胎早期,室间隔肌部不断向心内膜垫方向伸展,在接近其之前有一孔,称室间孔,使左右心室相通。胚胎第7周末,此孔关闭,形成室间隔膜部。室间隔缺损常见于室间隔膜部,是由于室间隔肌部没能与心内膜垫融合所致。

四、心的传导系

心的传导系(图10-12)由特殊分化的心肌细胞构成,其功能是产生并传导冲动,控制心的节律性舒缩。心的传导系包括窦房结、房室结、房室束、左、右束支及其浦肯野纤维网。

（一）窦房结

窦房结（sinuatrial node） 是心传导系的重要组成部分，是心的正常起搏点。窦房结呈长椭圆形，位于上腔静脉与右心房交界处的心外膜下。窦房结能自动地发出节律性冲动，引起心房肌收缩并传至房室结。

（二）房室结

房室结（atrioventricular node） 位于冠状窦口与右房室口之间的心内膜深面，呈扁椭圆形，房室结的作用是将窦房结传来的冲动短暂延搁后再通过房室束传至心室，使心房肌和心室肌不在同一时间收缩。正常情况下房室结不产生冲动，当窦房结的冲动产生或传导出现障碍时，房室结也可产生冲动但节律较慢。

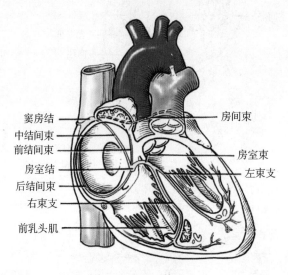

图 10 - 12 心传导系

（三）房室束

房室束（atrioventricular bundle） 又称 His 束，起自房室结前端，沿室间隔膜部后下缘前行，于室间隔肌部上缘处分为左束支和右束支，分别沿室间隔左、右侧心内膜的深面向下走行。

（四）左、右束支

右束支（right bundle branch） 为细长的圆索状纤维束，沿室间隔右侧面的心内膜深面下行，分支分布于右室壁心肌。**左束支** left bundle branch 呈扁带状，通常在室间隔上、中 1/3 交界处分为两组分支，分布于室间隔和左心室。

（五）浦肯野纤维网

左、右束支的分支在心内膜深面交织成心内膜下 Purkinje 纤维网，最后与一般心肌纤维相连接。房室束、束支和 Purkinje 纤维网的功能是将房室结传来的兴奋迅速传播到整个心室。

由窦房结发出的节律性冲动，经上述传导系统，分别兴奋心房肌和心室肌。从而引起心的节律性搏动。

五、心的血管

心的动脉主要来自左、右冠状动脉（图 10 - 13）。静脉血绝大部分经冠状窦回流到右心房。

（一）心的动脉

1. **右冠状动脉**（right coronary artery） 起于主动脉右窦，经右心耳与肺动脉干之间入冠状沟。至房室交点处分为后室间支和左室后支，分布于右心房、右心室、室间隔后 1/3 部、部分左心室膈面、窦房结、房室结和左、右束支。

2. **左冠状动脉**（left coronary artery） 起于主动脉左窦，在肺动脉干和左心耳间左行，分为 2 支：

①前室间支，沿前室间沟下行，末端绕心尖切迹至后室间沟，分布于左心室前壁、部分右心室前壁和室间隔前2/3部；②旋支，沿冠状沟向左走行，绕过心左缘至膈面，分布于左心房和左心室左侧面和膈面及窦房结。

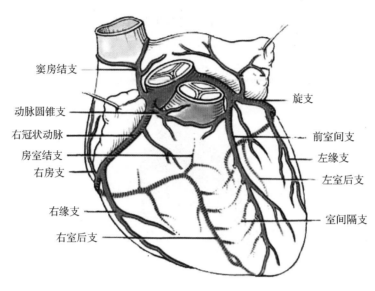

图 10 - 13　冠状动脉

应用解剖学要点：

　　心的血供来自左、右冠状动脉，冠状动脉最常见的疾病为冠状动脉粥样硬化性病变（冠心病），动脉内膜形成粥样硬化斑块，造成动脉管腔狭窄，甚至阻塞，导致心肌缺血或坏死。临床可通过冠状动脉造影来诊断冠状动脉病变部位和狭窄的程度。

（二）心的静脉（图 10 - 14）

心的静脉绝大部分汇入冠状窦流入右心房。血由冠状窦、心前静脉和心最小静脉3个途径回心。

冠状窦（coronary sinus）位于心的膈面，左心房与左心室之间的冠状沟内，借冠状窦口开口于右心房。主要属支有：①心大静脉，与前室间支伴行，注入冠状窦左端；②心中静脉，与后室间支伴行，注入冠状窦；③心小静脉，与右冠状动脉伴行，注入冠状窦的右端。冠状窦属支间以及属支与心前静脉间均有丰富吻合。

此外，有一些小静脉直接注入冠状窦，或者注入右心房，心壁内的小静脉直接注入各心腔内。

六、心包

心包（pericardium）（图 10 - 15）为包裹心和大血管根部的锥形纤维浆膜囊，可分为纤维心包和浆膜心包。

（一）纤维心包

纤维心包（fibrous pericardium）是一个坚韧的结缔组织囊，向上与出入心的大血管的外膜相移行，向下附着于膈中心腱。

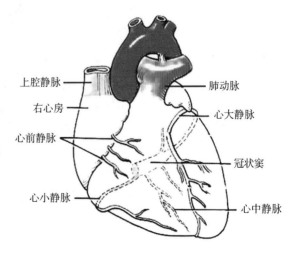

图 10 - 14　心的静脉（前面观）

（二）浆膜心包

浆膜心包（serous pericardium） 分壁层和脏层。壁层紧贴于纤维心包的内面，脏层即心外膜，覆于心肌的表面。脏、壁两层在出入心的大血管根部相移行，两层围成的潜在间隙称心包腔（pericardial cavity），腔内含少量浆液，起润滑作用。

正常时，心包对心具有保护作用，可以防止心过度扩张，由于纤维性心包收缩性很小，心包腔若大量积液可限制心的舒张，影响静脉血回流。脏壁两层若由于炎症而互相粘连，亦可影响心的功能。

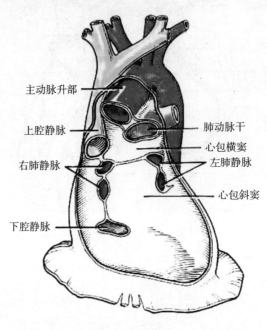

主动脉升部
上腔静脉
右肺静脉
下腔静脉
肺动脉干
心包横窦
左肺静脉
心包斜窦

图 10 – 15　心包

七、心的体表投影

心在胸前壁的体表投影（图 10 – 16）可用下列 4 点及其连线来表示：①左上点，在左侧第 2 肋软骨下缘，距胸骨左缘约 1.2cm；②右上点，在右侧第 3 肋软骨上缘，距胸骨右缘约 1cm；③右下点，在右侧第 6 胸肋关节处；④左下点，在左侧第 5 肋间隙，锁骨中线内侧 1～2cm 处。顺次连

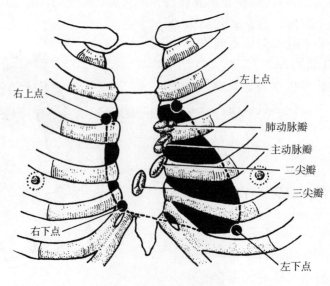

右上点
左上点
肺动脉瓣
主动脉瓣
二尖瓣
三尖瓣
右下点
左下点

图 10 – 16　心的体表投影

接上述四点，得到心在胸前壁的投影。了解心的正常体表投影，对临床上判断心脏是否扩大有实用意义。

第三节　肺循环的血管

一、肺循环的动脉

肺动脉干（pulmonary trunk）为一粗短动脉干。起于右心室，越过升主动脉的前方斜行向左后上方，至主动脉弓下方分为左、右肺动脉。左肺动脉较短，分2支进入左肺上、下叶。右肺动脉较长，分为3支进入右肺上、中、下叶。在肺动脉干分权处稍左侧与主动脉弓下缘之间，有一结缔组织索相连，称动脉韧带（arterial ligament），是胚胎时期动脉导管闭锁后的遗迹。若出生后六个月尚未闭锁，称动脉导管未闭，是常见的先天性心脏病之一。

二、肺循环的静脉

肺静脉（pulmonary vein）每侧各2条，分别称左肺上、下静脉，右肺上、下静脉。起自肺泡周围毛细血管网，自肺门出肺后合成肺静脉，注入左心房。肺静脉内流动着含氧多的动脉血。

第四节　体循环的血管

体循环的动脉

体循环的动脉，数量多，分布全身，但其行程和分布仍有一定的规律（表10-1）。动脉离开主干进入器官前的一段，称器官外动脉，进入器官后称器官内动脉。

器官外动脉的分布规律（图10-17）：①动脉左、右对称地分布于人体的头颈、躯干和四肢；②人体每一局部有一条主要动脉干；③在躯干保留明显的节段性，并分壁支和脏支；④动脉多与静脉、神经伴行，形成血管神经束，走行于身体的屈侧、深部或隐蔽的部位；⑤动脉管径大小，支数多少，与器官功能密切相关；⑥动脉常以最短距离到达器官。

器官内动脉的分布形式与器官的构造有关。①实质性器官（肝、肾、肺等）的动脉，由门进入，呈放射性分支分布，其分支常作为该器官的分段、分叶的依据；②空腔性器官（肠、输尿管等）的动脉分支分布，有的呈横行型，有的呈纵行型；③骨内部的动脉，有长骨的骨干和两端进入骨内分支分布。

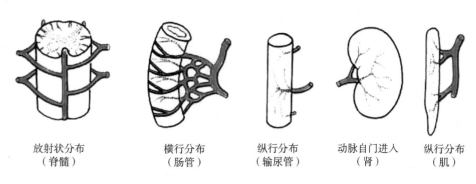

| 放射状分布 | 横行分布 | 纵行分布 | 动脉自门进入 | 纵行分布 |
| （脊髓） | （肠管） | （输尿管） | （肾） | （肌） |

图 10-17　器官内动脉的分布形式

一、主动脉

主动脉（aorta）（图10-18）是体循环动脉的主干。按走行部位分为升主动脉、主动脉弓和降主动脉。降主动脉以膈为界，分为胸主动脉和腹主动脉。

（一）升主动脉

升主动脉（ascending aorta）在胸骨左缘后方平对第3肋间隙起于左心室，起始后斜向右前上方至右第2胸肋关节后方，延续为主动脉弓。升主动脉起始处略显膨大，称主动脉球，其内腔称主动脉窦，左、右冠状动脉起始于此。

（二）主动脉弓

主动脉弓（aortic arch）（图10－5）续升主动脉，呈弓状向左后方弯曲，至第4胸椎体下缘左侧，延续为降主动脉。主动脉弓壁内有压力感受器，感受血压的变化。主动脉弓下方有2～3个粟粒状小体，称主动脉小球，属化学感受器。从主动脉弓的凸侧，自右向左依次发出3条大动脉，即头臂干、左颈总动脉和左锁骨下动脉。头臂干短而粗，向右上斜行，至右胸锁关节的后方，分为右颈总动脉和右锁骨下动脉。

（三）降主动脉

降主动脉（descending aorta）续主动脉弓，自第4胸椎下缘左侧沿脊柱下降，至第12胸椎水平穿膈主动脉裂孔入腹腔，下行至第4腰椎体下缘前方分为左右髂总动脉。其在胸腔一段称胸主动脉，在腹腔一段称腹主动脉。

二、头颈部的动脉

（一）颈总动脉

颈总动脉（common carotid artery）（图10－19）是头颈部的动脉主干，左侧的起于主动脉弓，右侧的起于头臂干。颈总动脉经胸锁关节后方，沿气管、食管和喉的两侧上行，至甲状软骨上缘平面分为颈内动脉和颈外动脉。

在颈总动脉分权处有两个重要结构：颈动脉窦（carotid sinus）为颈总动脉末端和颈内动脉起始处的膨大部分，是压力感受器，能感受血压的改变，通过神经反射调节血压。颈动脉小球carotid glomus 是位于颈内、外动脉分权处后方的一扁椭圆形小体，约麦粒大小，属化学感受器，能感受血液中二氧化碳浓度，反射性的调节呼吸。

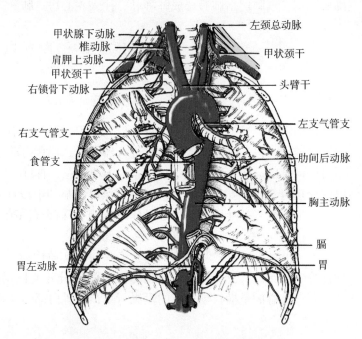

图10－18　主动脉弓、胸主动脉及其分支

甲状腺下动脉
椎动脉
肩胛上动脉
甲状颈干
右锁骨下动脉
右支气管支
食管支
胃左动脉

左颈总动脉
甲状颈干
头臂干
左支气管支
肋间后动脉
胸主动脉
膈
胃

应用解剖学要点：

颈总动脉上段位置表浅，在活体上可扪及其搏动。当头面部大失血时，在胸锁乳突肌前缘，相当于环状软骨水平，可将颈总动脉压向第6颈椎的横突前结节，进行急救止血。

1. 颈外动脉（external carotid artery）（图10－20）起始后上行穿腮腺至下颌颈处分为颞浅动脉和上颌动脉2个终支。主要分支有：①甲状腺上动脉，起自颈外动脉的起始处，行向前下方，分布到甲状腺上部和喉；②舌动脉，在甲状腺上动脉的稍上方约平下颌角高度发出，分支布于舌、舌下腺和腭扁桃体；③面动脉，沿口角和鼻翼外侧，上行到内眦，亦称内眦动脉，分布于咽、腭扁桃体、下颌下腺和面部软组织；④颞浅动脉，在外耳门前方上行，分布于腮腺及颞、额、顶部软组织；⑤上颌动脉，在下颌颈内面向前入颞下窝，沿途分支营养硬脑膜、鼻腔、腭、颞下颌关节、上、下颌牙和咀嚼肌等。该动脉发出脑膜中动脉，向上穿棘孔入颅腔，在颅中窝的外侧分为前、后支，其中前支走行在翼点内面的骨沟或骨管内，当翼点区骨折时，此动脉易受损伤形成硬膜外血肿。

应用解剖学要点：

在咬肌止点前缘与下颌体下缘相交处（距下颌角约 3cm），面动脉位置表浅，在活体可触及其搏动，面部出血时可在此处紧急压迫止血。在耳屏前方颧弓根部，颞浅动脉位置表浅，可在该处触及其搏动。

2. 颈内动脉（internal carotid artery）（图 10－20）起始后垂直上行至颅底，穿颈动脉管入颅，分支布于脑和视器。该动脉在颈部无分支，借此可与颈外动脉相鉴别。

（二）锁骨下动脉

锁骨下动脉（subclavian artery）（图 10－21）左侧起于主动脉弓，右侧起于头臂干。从胸锁关节后方斜向外至颈根部，呈弓状经胸膜顶前方，穿斜角肌间隙，至第 1 肋外缘延续为腋动脉。主要分支有椎动脉、胸廓内动脉和甲状颈干等。分支分布于脑、颈、肩和胸壁等处。

应用解剖学要点：

从胸锁关节至锁骨下缘中点画一弓形线（弓的最高点距锁骨上缘 1.5cm），该线为锁骨下动脉的体表投影。当上肢出血时，可在锁骨中点上方的锁骨上窝处向后下方将该动脉压向第 1 肋进行止血。

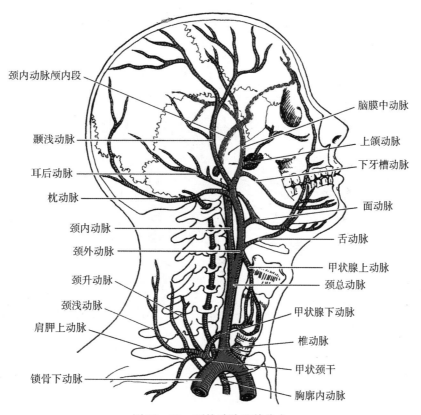

图 10－19　颈外动脉及其分支

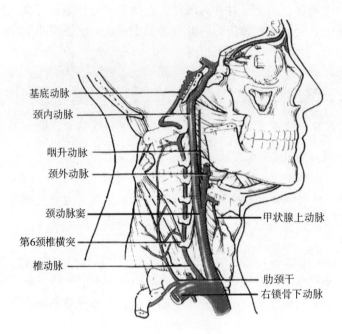

基底动脉

颈内动脉

咽升动脉

颈外动脉

颈动脉窦

第6颈椎横突

椎动脉

甲状腺上动脉

肋颈干

右锁骨下动脉

图 10－20　颈内动脉和椎动脉

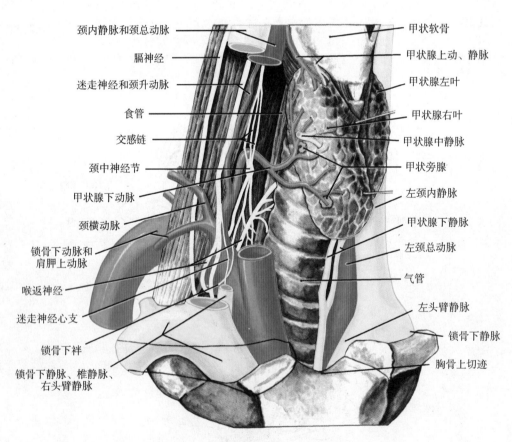

颈内静脉和颈总动脉

膈神经

迷走神经和颈升动脉

食管

交感链

颈中神经节

甲状腺下动脉

颈横动脉

锁骨下动脉和
肩胛上动脉

喉返神经

迷走神经心支

锁骨下袢

锁骨下静脉、椎静脉、
右头臂静脉

甲状软骨

甲状腺上动、静脉

甲状腺左叶

甲状腺右叶

甲状腺中静脉

甲状旁腺

左颈内静脉

甲状腺下静脉

左颈总动脉

气管

左头臂静脉

锁骨下静脉

胸骨上切迹

图 10－21　锁骨下动脉及其分支

三、上肢的动脉

（一）腋动脉

腋动脉（axillary artery）（图 10 - 22）为上肢动脉的主干，在第 1 肋外缘处续于锁骨下动脉，穿腋腔至大圆肌下缘移行为肱动脉。腋动脉的主要分支有胸外侧动脉、肩胛下动脉、旋肱后动脉等，分布于胸部、肩关节和三角肌等。

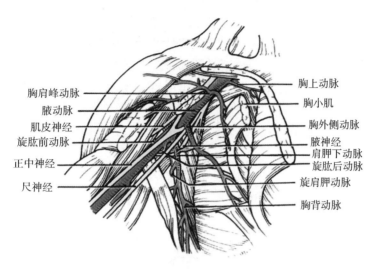

胸肩峰动脉　　　　　　　　　　　　胸上动脉
腋动脉　　　　　　　　　　　　　　胸小肌
肌皮神经　　　　　　　　　　　　　胸外侧动脉
旋肱前动脉　　　　　　　　　　　　腋神经
正中神经　　　　　　　　　　　　　肩胛下动脉
　　　　　　　　　　　　　　　　　旋肱后动脉
尺神经　　　　　　　　　　　　　　旋肩胛动脉
　　　　　　　　　　　　　　　　　胸背动脉

图 10 - 22　腋动脉及其分支

（二）肱动脉

肱动脉（brachial artery）（图 10 - 23）在大圆肌下缘与腋动脉相续，沿肱二头肌内侧缘下行至肘窝，在桡骨颈平面分为桡动脉和尺动脉。在肘窝稍上方，于肱二头肌腱内侧可摸到肱动脉的搏动，常为临床测量血压时的听诊部位。当前臂和手部出血时，可在臂中部内侧将该动脉压向肱骨以暂时止血。肱动脉沿途分支营养臂部肌和肱骨，较大的分支有肱深动脉，与桡神经伴行，营养肱三头肌、肱骨和肘关节。

（三）桡动脉

桡动脉（radial artery）（图 10 - 24）经肱桡肌内侧向下绕桡骨茎突至手背，穿第 1 掌骨间隙到手掌。主要分支有：①掌浅支，与尺动脉末端吻合成掌浅弓；②拇主要动脉，分布于拇指掌面两侧缘和示指桡侧缘。

（四）尺动脉

尺动脉（ulnar artery）（图 10 - 24，25）在尺侧腕屈肌于指浅屈肌之间下行，经豌豆骨桡侧至手掌。主要分支有：①骨间总动脉，分骨间前、后动脉，分布于前臂肌和尺、桡骨；②掌深支，与桡动脉终支吻合形成掌深弓。

（五）掌浅弓和掌深弓

掌浅弓（superficial palmar arch）由尺动脉的末端和桡动脉的掌浅支吻合而成，位置较浅，弓的最凸部分不超过第 2 条掌横纹，自掌浅弓发出 4 个分支到手掌和手指（图 10 - 26）。

掌深弓（deep palmar arch）由桡动脉末端和尺动脉的掌深支吻合形成，位于屈指肌腱深面，平腕掌关节高度，

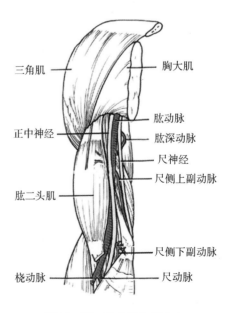

三角肌　　　　　　　　　　胸大肌
正中神经　　　　　　　　　肱动脉
　　　　　　　　　　　　　肱深动脉
　　　　　　　　　　　　　尺神经
肱二头肌　　　　　　　　　尺侧上副动脉
桡动脉　　　　　　　　　　尺侧下副动脉
　　　　　　　　　　　　　尺动脉

图 10 - 23　肱动脉及其分支

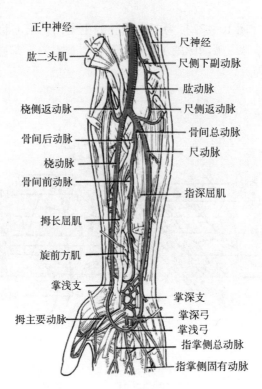

正中神经
肱二头肌
桡侧返动脉
骨间后动脉
桡动脉
骨间前动脉
拇长屈肌
旋前方肌
掌浅支
拇主要动脉

尺神经
尺侧下副动脉
肱动脉
尺侧返动脉
骨间总动脉
尺动脉
指深屈肌
掌深支
掌深弓
掌浅弓
指掌侧总动脉
指掌侧固有动脉

图 10 - 24　前臂掌侧的动脉

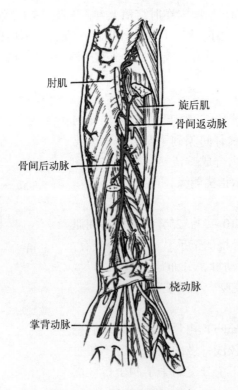

肘肌
骨间后动脉
掌背动脉

旋后肌
骨间返动脉
桡动脉

图 10 - 25　前臂背侧的动脉

由弓发出3条掌心动脉。

掌浅弓和掌深弓通过分支相互吻合。当手紧握物体时，掌浅弓常受压，血液可经掌深弓流通，以保证手指的血供。

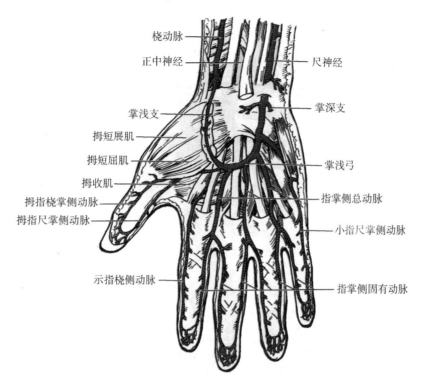

图 10－26　掌浅弓及其分支

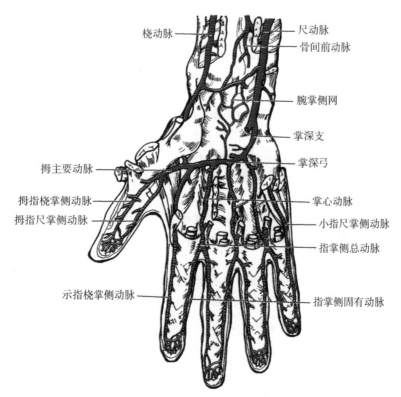

图 10－27　掌深弓及其分支

四、胸部的动脉

胸主动脉（thoracic aorta）（图 10-28）位于胸腔后纵隔内，是胸部的动脉主干。自第 4 胸椎体下缘左侧续主动脉弓，下降达第 12 胸椎高度穿膈主动脉裂孔入腹腔，移行为腹主动脉。胸主动脉的分支有壁支和脏支，分布于除心以外的胸腔器官和胸壁。壁支，为节段性对称的分支，有肋间后动脉和肋下动脉，分支分布于脊髓、背肌、胸壁和腹壁。脏支，均细小，主要有支气管支、食管支和心包支，分布于同名器官。

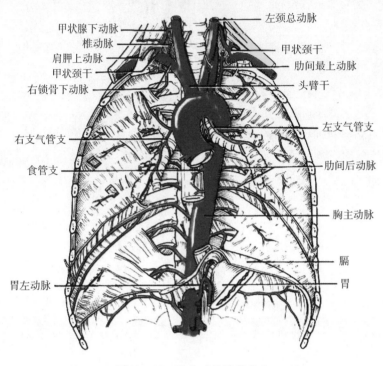

图 10-28　胸主动脉及其分支

五、腹主动脉

腹主动脉（abdominal aorta）（图 10-29）自膈主动脉裂孔处续于胸主动脉，沿脊柱前左侧下行，至第 4 腰椎体前方，分左、右髂总动脉。腹主动脉是腹部的动脉主干，其分支有壁支和脏支，布于腹腔脏器和腹壁。

（一）脏支

1. 不成对的脏支　布于腹腔不成对的器官。

（1）**腹腔干**（coeliac trunk）（图 10-30）：为一粗短动脉干，在 12 胸椎高度发自腹主动脉，立即分为胃左动脉、肝总动脉和脾动脉 3 支：①**胃左动脉**，是三支中最小的一支。发出分支布于食管腹段，胃支布于胃贲门和胃小弯附近的胃体等处；②**肝总动脉**，在十二指肠上部即分为肝固有动脉和胃十二指肠动脉。其中肝固有动脉又出胃右动脉和胆囊动脉，分别布于胃小弯和胆囊；十二指肠动脉分出胃网膜右动脉和胰十二指肠上动脉，分别布于胃大弯的胃壁、大网膜、胰头和十二指肠；③**脾动脉**，是腹腔干最大的分支，除分支支入脾门外，沿途还发出胰支、胃短动脉和胃网膜左动脉，分别布于胰、胃壁和大网膜。

（2）**肠系膜上动脉**（superior mesenteric artery）（图 10-31）：平第 1 腰椎高度起自腹主动脉前壁，经胰头与胰体交界处后方下行至右髂窝。主要分支有空肠动脉、回肠动脉、中结肠动脉、右结肠动脉、回结肠动脉等，分布于胰、十二指肠、空肠、回肠以及结肠左曲以上的大肠和阑尾等（图 10-32）。

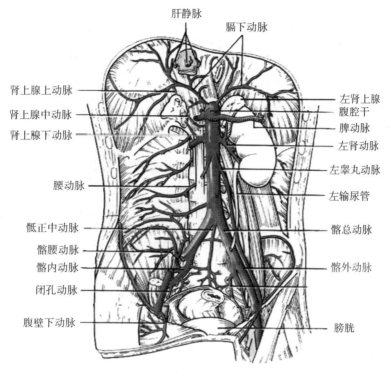

图 10 - 29 腹主动脉及其分支

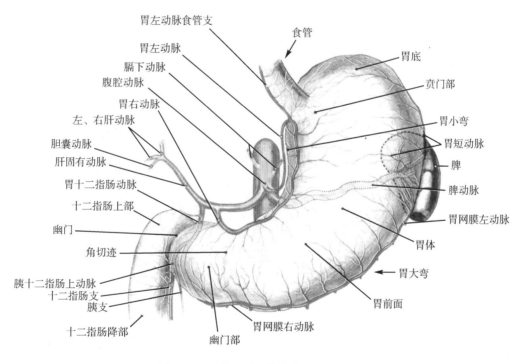

图 10 - 30 腹腔干及其分支（胃前面观）

（3）**肠系膜下动脉**（inferior mesenteric artery）（图 10 - 33）：平第 3 腰椎高度起于腹主动脉前壁，行向左髂窝。分支分布于降结肠、乙状结肠和直肠上部。主要分支有**左结肠动脉、乙状结肠动脉和直肠上动脉**

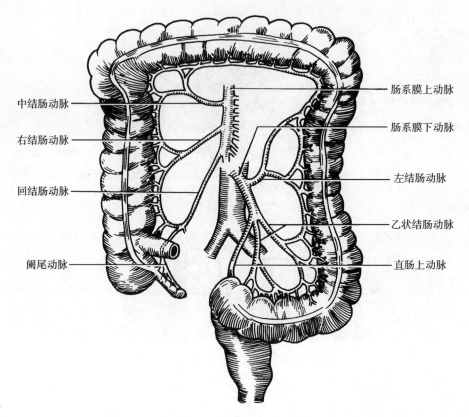

中结肠动脉

右结肠动脉

回结肠动脉

阑尾动脉

肠系膜上动脉

肠系膜下动脉

左结肠动脉

乙状结肠动脉

直肠上动脉

图 10 – 31　肠系膜上、下动脉

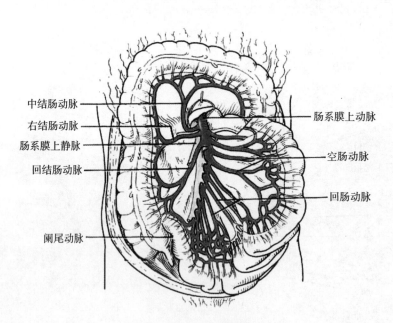

中结肠动脉

右结肠动脉

肠系膜上静脉

回结肠动脉

阑尾动脉

肠系膜上动脉

空肠动脉

回肠动脉

图 10 – 32　肠系膜上动脉及其分支

2. 成对的脏支

成对的脏支包括：①肾上腺中动脉，分布到肾上腺；②肾动脉，平第 1~2 腰椎椎间盘高度起于腹主动脉，横行至肾门附近分为前、后两干，经肾门入肾。入肾门前发肾上腺下动脉至肾上腺；③睾丸动脉，由腹主动脉前壁发出，穿入腹股沟管，参与精索组成，分布至睾丸和附睾。在女性为卵巢动

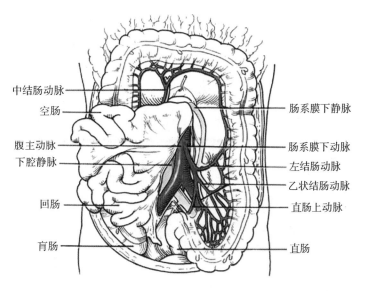

图 10 - 33 肠系膜下动脉及其分支

脉，分布于卵巢和输卵管壶腹部。

（二）壁支

壁支包括腰动脉、膈下动脉和骶正中动脉，分布于腹盆腔后壁、膈、肾上腺、脊髓及其被膜等。

六、盆部和下肢的动脉

髂总动脉（common iliac artery）平第 4 腰椎下缘自腹主动脉分出，左、右各一，沿腰大肌内侧斜向外下，至骶髂关节前方分为髂内动脉和髂外动脉。

（一）髂内动脉

髂内动脉（internal iliac artery）（图 10 - 34，35）为一短干，沿盆腔侧壁下行，发出脏支和壁支，分布于盆部和会阴部。

1. 壁支　主要有闭孔动脉、臀上动脉、臀下动脉等，分布于髋关节、大腿内收肌群、臀肌等。

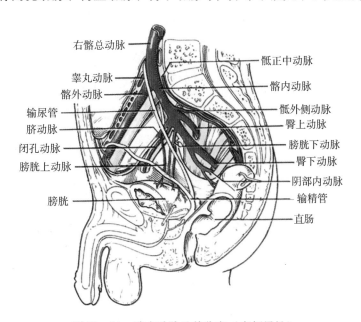

图 10 - 34　髂内动脉及其分支（右侧男性）

2. 脏支　主要有脐动脉、膀胱下动脉、直肠下动脉、子宫动脉、阴部内动脉（图10-36）等，分布于膀胱、子宫、输卵管、阴道、肛管、外生殖器等。

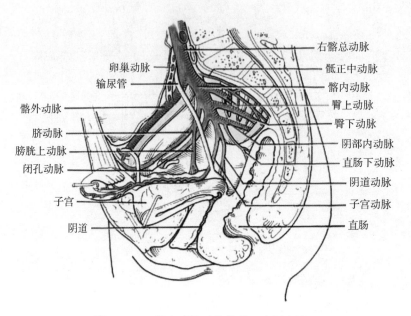

卵巢动脉
输尿管
髂外动脉
脐动脉
膀胱上动脉
闭孔动脉
子宫
阴道

右髂总动脉
骶正中动脉
髂内动脉
臀上动脉
臀下动脉
阴部内动脉
直肠下动脉
阴道动脉
子宫动脉
直肠

图10-35　髂内动脉及其分支（右侧女性）

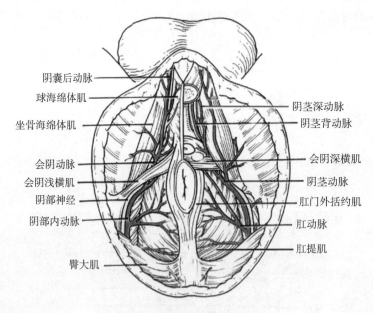

阴囊后动脉
球海绵体肌
坐骨海绵体肌
会阴动脉
会阴浅横肌
阴部神经
阴部内动脉
臀大肌

阴茎深动脉
阴茎背动脉
会阴深横肌
阴茎动脉
肛门外括约肌
肛动脉
肛提肌

图10-36　会阴部的动脉（男性）

（二）髂外动脉

髂外动脉（external iliac artery）　沿腰大肌内侧缘下行，经腹股沟韧带中点的深面进入股前部，移行为股动脉。穿过腹股沟韧带深面之前，髂外动脉发出腹壁下动脉。该动脉斜向内上，进入腹直肌鞘，在腹直肌后面上行，营养腹直肌并与腹壁上动脉吻合。

（三）下肢的动脉

1. **股动脉**（femoral artery）（图 10 - 37） 在腹股沟韧带中点处的深面续于髂外动脉，股动脉向下穿收肌腱裂孔进入腘窝，续为腘动脉。股动脉的主要分支为**股深动脉**（deep femoral artery），该动脉经股动脉后方行向后内下方，发出旋股外侧动脉、旋股内侧动脉及 3～4 条穿动脉，营养大腿肌和髋关节等。

应用解剖学要点：

在股三角内，股动脉位于股静脉外侧，股神经的内侧，前面仅覆以筋膜和皮肤。位置表浅，于腹股沟韧带中点稍下方可触到搏动，当下肢大出血时，可在此处压迫止血。由于股动脉与内侧的股静脉紧密伴行，股动脉穿刺时务必定位准确，否则容易误刺入股静脉。

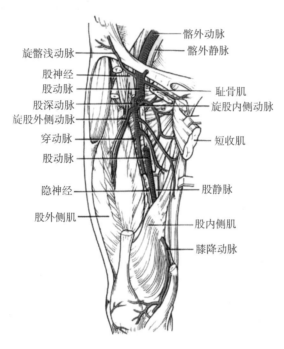

图 10 - 37　股动脉及其分支

2. **腘动脉**（popliteal artery）（图 10 - 38） 续于股动脉，在腘窝中线深部向下直行，至腘窝下角处分为胫前动脉和胫后动脉。在腘窝内发出数条分支，吻合形成膝关节动脉网，营养膝关节和附近组织。

3. **胫前动脉**（anterior tibial artery）（图 10 - 39） 自腘动脉发出后，穿小腿骨间膜至小腿前群肌深面下行，至踝关节前方进入足背，移行为足背动脉。胫前动脉沿途发出分支，布于邻近肌肉。

足背动脉（dorsal artery of foot）（图 10 - 40） 在踝关节前方接续胫前动脉，足背动脉下行至第 1 跖骨间隙近侧分出足底深支和趾背动脉。沿途分支布于足背、足趾等处。在拇长伸肌腱外侧，足背动脉位置表浅，在踝关节前方，内、外踝连线的中点可触及该动脉搏动，足部出血也可在此压迫止血。

4. **胫后动脉**（posterior tibial artery）（图 10 - 41） 自腘动脉分出后，在小腿后群肌浅、深层之间下行，经内踝后下方至足底，在下降途中发出分支分布于小腿后群肌肉。胫后动脉主要分支为**腓动脉** peroneal artery，足底内侧动脉和足底外侧动脉，分布胫、腓骨和附近肌、足底结构和足趾。

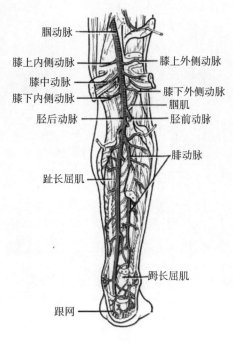

胭动脉
膝上内侧动脉
膝中动脉
膝下内侧动脉
胫后动脉
趾长屈肌
膝上外侧动脉
膝下外侧动脉
胭肌
胫前动脉
腓动脉
踇长屈肌
跟网

图 10 - 38　胭动脉和胫后动脉

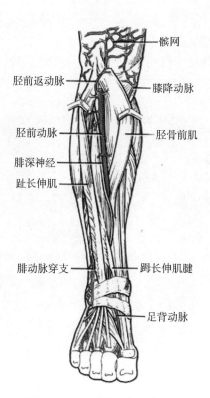

髌网
胫前返动脉
胫前动脉
腓深神经
趾长伸肌
腓动脉穿支
膝降动脉
胫骨前肌
踇长伸肌腱
足背动脉

图 10 - 39　胫前动脉及其分支

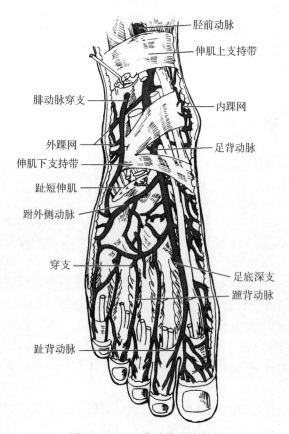

胫前动脉
伸肌上支持带
腓动脉穿支
外踝网
伸肌下支持带
趾短伸肌
跗外侧动脉
穿支
趾背动脉
内踝网
足背动脉
足底深支
踇背动脉

图 10 - 40　足背动脉及其分支

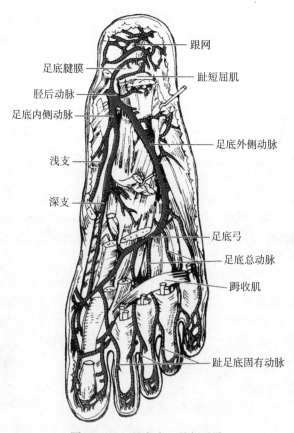

足底腱膜
胫后动脉
足底内侧动脉
浅支
深支
跟网
趾短屈肌
足底外侧动脉
足底弓
足底总动脉
踇收肌
趾足底固有动脉

图 10 - 41　足底内、外侧动脉

表 10 –1　体循环动脉的主要分支简表

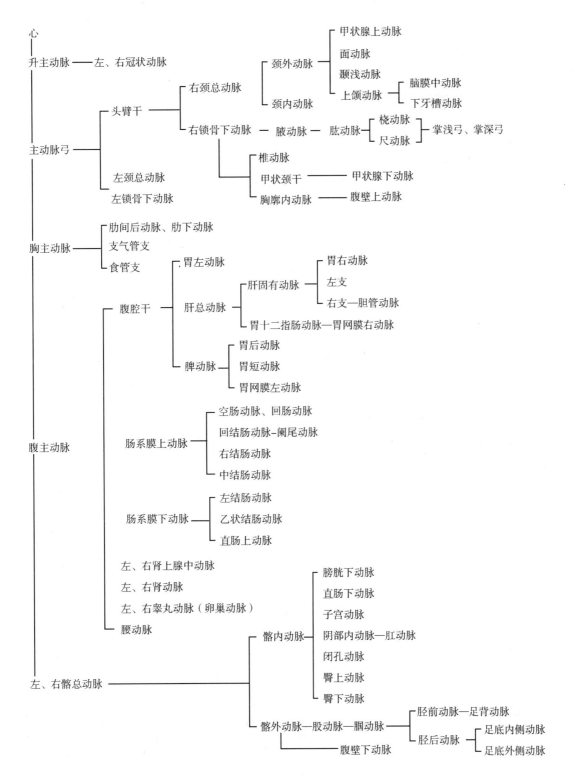

体循环的静脉

静脉（vein）是运送血液回心的血管，其起始端连于毛细血管，末端终止于心房。较之动脉，静脉在构造、走行及其血液流变学都有以下特点：

1. 体循环的静脉分浅、深两类。浅静脉位于浅筋膜内，称为皮下静脉。较大的皮下静脉透过皮肤可以看见，是临床上静脉注射、输液和采血的常选部位。皮下静脉数目众多，不与动脉伴行，最后注入深静脉。深静脉位于浅筋膜的深面或体腔内，除少数大动脉外，多与同名动脉伴行，称为伴行静脉，其引流范围、行程、名称和与之伴行的动脉相同。

2. 静脉的吻合丰富。浅静脉之间，深静脉之间，浅、深静脉之间均有丰富的吻合。当某一静脉发生阻塞时，其吻合变成为血液回流的重要途径。浅静脉常吻合成静脉网，深静脉常吻合成静脉丛，如食管静脉丛、直肠静脉丛等。

3. 静脉管壁的内面，有呈半月形的静脉瓣（venous valves）（图10-42），是防止血液逆流的重要装置。凡是受重力影响较大、血液回流阻力较大的部位，静脉瓣也较多，如下肢静脉瓣最多，头面部的静脉和肝门静脉等，一般无静脉瓣。

此外，还存在一些结构特殊的静脉，如硬脑膜窦和板障静脉等。

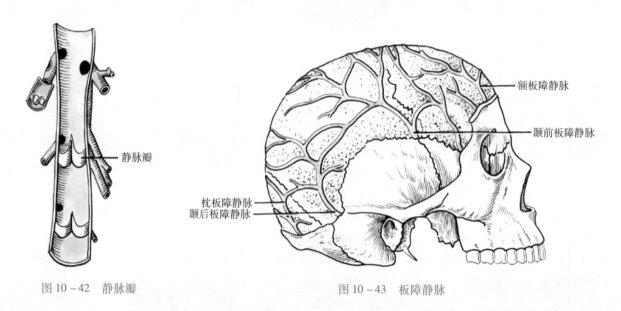

图10-42　静脉瓣　　　　　　　　　　　　　图10-43　板障静脉

体循环的静脉分为上腔静脉系、下腔静脉系（包括肝门静脉系）和心静脉系。

一、上腔静脉系

上腔静脉系由上腔静脉及其属支组成，收集头颈部、上肢、胸部（心除外）和部分上腹壁的静脉血，最后通过上腔静脉注入右心房。

上腔静脉（superior vena cava）（图10-44）是一条粗短的静脉干，在右侧第1胸肋结合处后方由左、右头臂静脉汇合而成，在升主动脉右侧垂直下行，注入右心房。上腔静脉注入右心房之前有较大的奇静脉注入。

头臂静脉（brachiocephalic vein）又称无名静脉，左、右各一，分别由同侧的颈内静脉和锁骨下静脉在胸锁关节的后方汇合而成。汇合处的夹角称静脉角（venous angle），是淋巴导管注入静脉的部位。头臂静脉的主要属支为颈内静脉和锁骨下静脉。

（一）头颈部的静脉

1. 颈内静脉（internal jugular vein）（图10-45）在颅底颈静脉孔处与乙状窦相续，伴颈内动脉

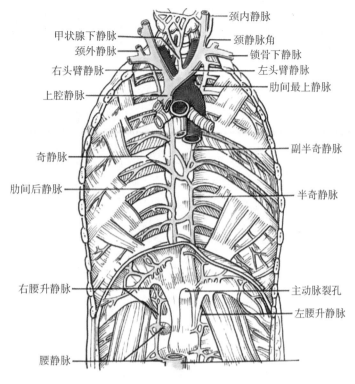

甲状腺下静脉
颈外静脉
右头臂静脉
上腔静脉

颈内静脉
颈静脉角
锁骨下静脉
左头臂静脉
肋间最上静脉

奇静脉

副半奇静脉

肋间后静脉

半奇静脉

右腰升静脉

主动脉裂孔
左腰升静脉

腰静脉

图 10-44 上腔静脉及其属支

和颈总动脉下行，至胸锁关节后方与锁骨下静脉汇合成头臂静脉。颈内静脉属支繁多，按其部位可分为颅内支和颅外支。颅内属支收集脑膜、脑、视器等处的静脉血。颅外属支主要收集面部和颈部等处的静脉血。

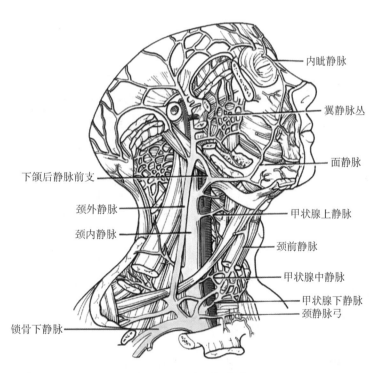

下颌后静脉前支
颈外静脉
颈内静脉

锁骨下静脉

内眦静脉

翼静脉丛

面静脉

甲状腺上静脉

颈前静脉

甲状腺中静脉

甲状腺下静脉
颈静脉弓

图 10-45 头颈部静脉

颈内静脉的主要属支有：面静脉（facial vein）（图10-46），起自内眦静脉，与面动脉伴行，平舌骨大角高度注入颈内静脉，收集面前部软组织的静脉血。下颌后静脉（retromandibular vein），由颞浅静脉与上颌静脉汇合而成，分为前、后两支；前支注入面静脉，后支与耳后静脉和枕静脉汇合形成颈外静脉。

应用解剖学要点：

颈内静脉管壁较薄，与颈动脉鞘的深筋膜紧密相连，使管腔经常处于开放状态，有利于头颈部静脉血回流。但当颈内静脉受伤破裂时，由于管腔不易闭锁及胸腔内负压对静脉回流的吸力，有导致静脉空气栓塞的可能。

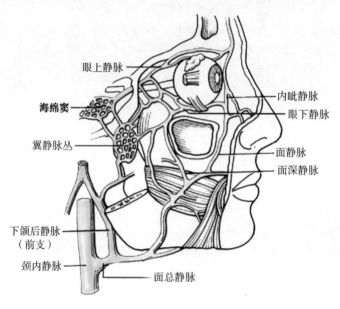

图10-46 面静脉及其交通支

应用解剖学要点：

面静脉经眼静脉和翼静脉丛与颅内海绵窦相连通。面静脉在口角以上一般无静脉瓣，故面部，尤其是危险三角（鼻根至两侧口角间的三角区）内发生化脓感染时，若处理不当（如挤压等），可导致颅内感染。

2. 颈外静脉（external jugular vein）（图10-45）是颈部最粗大的浅静脉，由下颌后静脉的后支、耳后静脉和枕静脉汇合而成，沿胸锁乳突肌浅面向后下行，注入锁骨下静脉。

应用解剖学要点：

颈外静脉位置表浅而恒定，是临床静脉穿刺抽血、静脉插管或穿刺抢救病人的常用血管。通常以乳突与下颌角连线中点至胸锁关节中点的连线作为颈内静脉的体表投影。

3. 锁骨下静脉 是腋静脉的延续，与同名动脉伴行，收纳颈外静脉和上肢的静脉血，在胸锁关节后方与颈内静脉会合成头臂静脉。锁骨下静脉壁与颈部筋膜以及第1肋骨膜紧密结合，位置恒定，利于静脉穿刺、输液和心血管造影等。

（二）上肢的静脉

1. 上肢的深静脉　从手指到腋窝，各段静脉与同名动脉相伴，收集同名动脉分布区域回流的血液。

2. 上肢的浅静脉（图 10-47）起自指背静脉，在手背部互相吻合形成手背静脉网。手背浅静脉是临床输液常采用的部位。上肢的浅静脉有头静脉、贵要静脉和肘正中静脉。

（1）头静脉（cephalic vein）：起自手背静脉网的桡侧，经前臂桡侧、肘部前面上行，经三角肌胸大肌间沟至锁骨下窝，穿深筋膜注入腋静脉或锁骨下静脉。该静脉在肘窝处借肘正中静脉与贵要静脉相交通。

（2）贵要静脉（basilic vein）：起自手背静脉网的尺侧，在前臂前面尺侧上行，至肘窝处与肘正中静脉汇合，后沿肱二头肌内侧缘继续上行至臂部中点穿深筋膜，注入肱静脉或腋静脉。

（3）肘正中静脉（median cubital vein）：位于肘窝皮下，粗短而变异甚多，是连接头静脉与贵要静脉之间的浅静脉干。

应用解剖学要点：

贵要静脉、手背静脉、头静脉前臂段及肘正中静脉位置表浅恒定，口径较粗，易于触摸和寻找，是临床采血、输血和药物注射的常选部位。

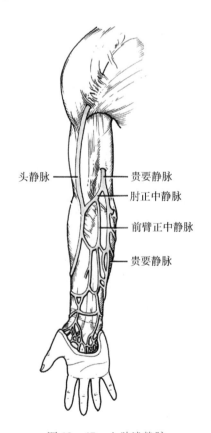

图 10-47　上肢浅静脉

（三）胸部的静脉

胸部的静脉包括胸后壁静脉和胸前壁静脉，这里主要介绍胸后壁的奇静脉。

奇静脉（azygos vein）（图 10 – 48）起自右腰升静脉，穿膈沿脊柱右侧方上行，至第 4 胸椎高度，向前跨过右肺根上方，注入上腔静脉。奇静脉沿途收集右侧肋间后静脉、支气管静脉、食管静脉、副半奇静脉和半奇静脉的血液。**半奇静脉**（hemiazygos vein）起自左腰升静脉，沿胸椎体左侧上行，至第 8 胸椎高度向右横过脊柱前面注入奇静脉。半奇静脉收集左侧下部各肋间后静脉、副半奇静脉和食管静脉的血液。

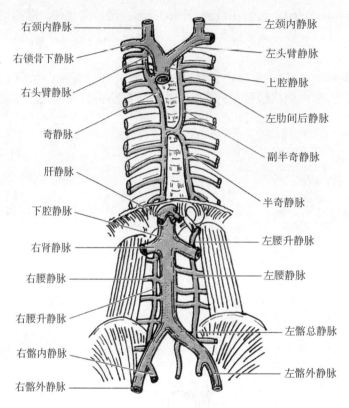

图 10 – 48　奇静脉

二、下腔静脉系

下腔静脉系由下腔静脉及其属支组成，收集盆部、腹部和下肢的静脉血，最后通过下腔静脉注入右心房（图 10 – 49）。

（一）下肢的静脉

1. 下肢的深静脉　从足底至股部，各段的深静脉与同名动脉伴行，收集同名动脉分布区域回流的血液。

2. 下肢的浅静脉　趾背静脉汇合形成足背静脉弓，弓两侧分别汇合形成小隐静脉和大隐静脉。

（1）**小隐静脉**（small saphenous vein）（图 10 – 50）：起自足背静脉弓的外侧，经外踝后方，沿小腿后面正中上行至腘窝，穿深筋膜注入腘静脉。小隐静脉收集足外侧部和小腿后部的浅静脉血。小隐静脉是静脉曲张的好发部位。

（2）**大隐静脉**（great saphenous vein）（图 10 – 51）：为全身最长的浅静脉，起自足背静脉弓的内侧，经内踝前方，沿小腿内侧上行，经膝关节内后方，从大腿内侧转至前面，于耻骨结节外下方 3 ~ 4cm 处，穿阔筋膜的隐静脉裂孔注入股静脉。大隐静脉除收集小腿及大腿内侧浅静脉外，在注入股静脉之前，还接纳股外侧浅静脉、股内侧浅静脉、阴部外静脉、腹壁浅静脉和旋髂浅静脉 5 条属支。大隐静脉经过内踝前方时，位置表浅而恒定，是静脉穿刺或切开插管的常用部位。大隐静脉亦是静脉曲张的易发部位。

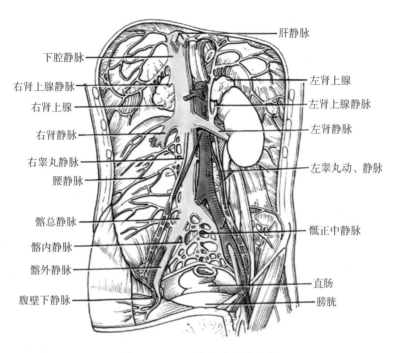

图 10 – 49　下腔静脉及其属支

左侧标注（从上到下）：肝静脉、下腔静脉、右肾上腺静脉、右肾上腺、右肾静脉、右睾丸静脉、腰静脉、髂总静脉、髂内静脉、髂外静脉、腹壁下静脉

右侧标注（从上到下）：左肾上腺、左肾上腺静脉、左肾静脉、左睾丸动、静脉、骶正中静脉、直肠、膀胱

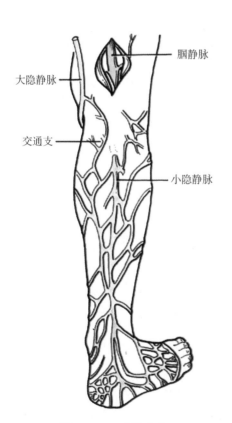

图 10 – 50　小隐静脉

标注：腘静脉、大隐静脉、交通支、小隐静脉

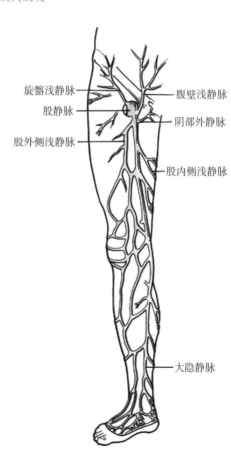

图 10 – 51　大隐静脉及其属支

左侧标注：旋髂浅静脉、股静脉、股外侧浅静脉

右侧标注：腹壁浅静脉、阴部外静脉、股内侧浅静脉、大隐静脉

（二）盆部的静脉

1. **髂内静脉**（internal iliac vein）　是盆部的静脉主干，由盆部壁支和脏支静脉汇合构成，收集盆部、臀部和会阴部的静脉血。壁支有**臀上静脉、臀下静脉**和**闭孔静脉**等，脏支有**直肠下静脉、阴部**

内静脉和子宫静脉等，收集同名动脉分布区域的静脉血。

2. 髂外静脉（external iliac vein） 为股静脉的延续，收集下肢所有浅、深静脉以及腹壁下静脉的静脉血，腹壁下静脉收集腹前壁（脐以下）的部分静脉血。

3. 髂总静脉（common iliac vein）（图10-49） 由髂内静脉和髂外静脉汇合而成，位于骶髂关节的前方。左、右髂总静脉各向内上方斜行，至第5腰椎体的右前方汇合形成下腔静脉。髂总静脉是盆部的静脉主干，收集盆部和会阴等区域的静脉血。

（三）腹部的静脉

下腔静脉（inferior vena cava）（图10-49） 是人体最大的静脉干，由左、右髂总静脉汇合而成，沿腹主动脉的右侧上行，穿膈的腔静脉孔到达胸腔，注入右心房。下腔静脉主要收集下肢、腹部、盆部及会阴部的静脉血。

下腔静脉的属支分为壁支和脏支。

1. 壁支 有1对膈下静脉和4对腰静脉，均与同名动脉伴行，注入下腔静脉。

2. 脏支 成对的静脉有：睾丸静脉（testicular vein）（男性）或卵巢静脉（ovarian vein）（女性）、肾静脉（renal vein）、肾上腺静脉（suprarenal vein）。另外，还有2~3条肝静脉，在腔静脉沟处分别注入下腔静脉。

3. 肝门静脉系 由肝门静脉及其属支构成，主要收集腹腔内不成对器官的静脉血（肝除外）。

（1）肝门静脉的组成：肝门静脉（hepatic portal vein）（图10-52） 为一粗而短的静脉干，长6~8cm，在胰头后方由肠系膜上静脉和脾静脉汇合

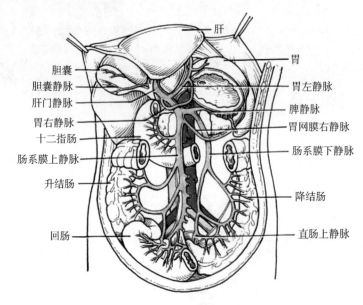

图10-52 肝门静脉及其属支

而成，经十二指肠上部后方上行至肝门，分为左、右支，分别进入肝的左、右叶，在肝内反复分支后注入肝血窦。

（2）肝门静脉的主要属支：有肠系膜上静脉、脾静脉、肠系膜下静脉、胃左静脉、胃右静脉、胆囊静脉和附脐静脉。

（3）肝门静脉系统与上、下腔静脉系统之间的吻合（图10-53）：主要有下列3处。①在食管下段，经食管静脉丛与上腔静脉系的吻合；②在直肠周围，经直肠静脉丛与下腔静脉系的吻合；③在脐周围，经脐周静脉网分别与上、下腔静脉系的吻合。

应用解剖学要点：

在正常情况下，肝门静脉系与上、下腔静脉系的吻合支细小，血流量较少，当肝门静脉回流受阻（如肝硬化）时，血液经上述的吻合途径形成侧支循环。吻合支因血流量增大变得粗大弯曲，于是在食管、直肠和脐周等处出现静脉曲张。若曲张的静脉一旦破裂，常引起大出血。如胃底和食管下端的静脉丛破裂，可引起呕血；如直肠静脉丛破裂，常引起便血；当脐周静脉网曲张时，在腹壁上可见到曲张的静脉。由于肝门静脉循环障碍，血流受阻，还可引起脾淤血肿大、胃肠淤血和腹腔积液等。

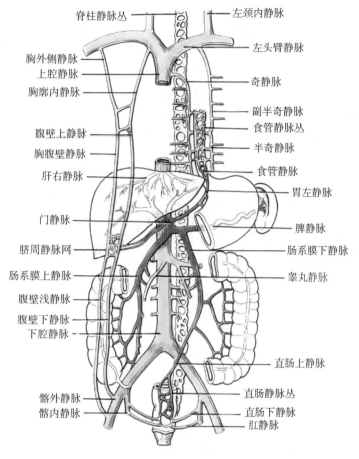

图 10-53 肝门静脉与上、下腔静脉间的吻合途径

【复习思考题】

1. 脉管系统由哪几部分组成?

2. 什么是肺循环和体循环?

3. 试述心的位置、形态和心腔的构造。

4. 心内正常血流方向是怎样的? 有哪些结构保证血液正常的运行?

5. 试述心本身的动脉供应及静脉回流。

6. 心的正常起搏点位于何处? 其兴奋是如何传导的?

7. 简述主动脉的分部,各部的起止和主要分支。

8. 简述上、下腔静脉的组成、起止和主要属支。

9. 试述肝门静脉的主要属支有哪些?

10. 肝硬化时为什么会出现呕血和便血?

11. 试述颈外静脉、头静脉、贵要静脉、肘正中静脉、大隐静脉及小隐静脉的起始和走行。

（张永昌）

第十一章　淋巴系统

　　淋巴系统（图11-1）由淋巴管道、淋巴器官和淋巴组织组成。淋巴管道包括毛细淋巴管、淋巴管、淋巴干和淋巴导管。淋巴器官主要由淋巴组织构成，包括淋巴结、脾和胸腺。淋巴组织是含大量淋巴细胞的网状组织。

　　当血液流经毛细血管的动脉端时，水及营养物质经过毛细血管壁滤出，进入组织间隙成为组织液。组织液与细胞进行物质交换后，大部分经毛细血管的静脉端渗入静脉，小部分则渗入毛细淋巴管

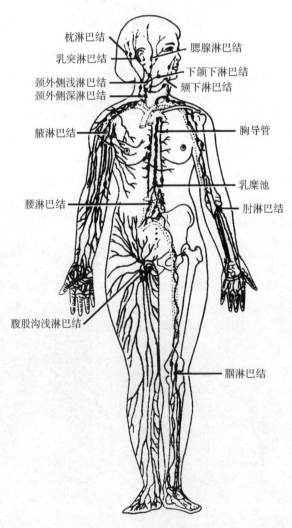

枕淋巴结
乳突淋巴结
颈外侧浅淋巴结
颈外侧深淋巴结
腋淋巴结
腰淋巴结
腹股沟浅淋巴结
腮腺淋巴结
下颌下淋巴结
颏下淋巴结
胸导管
乳糜池
肘淋巴结
腘淋巴结

图11-1　淋巴系统

成为淋巴。淋巴在淋巴管道内向心流动，途经淋巴组织或淋巴器官，最后汇入静脉。淋巴组织和淋巴器官具有产生淋巴细胞、过滤异物和产生抗体等功能，是人体的重要防御结构。

第一节　淋巴管道

根据结构和功能的不同，淋巴管道可分为毛细淋巴管、淋巴管、淋巴干和淋巴导管。

一、毛细淋巴管

毛细淋巴管（lymphatic capillary）　为淋巴管道的起始部，位于组织间隙内，管径大小不一，口径一般较毛细血管大，彼此吻合成网，称为毛细淋巴管网。

毛细淋巴管腔粗细不等，管壁仅由内皮细胞构成，细胞之间有较大的间隙，因此管壁的通透性大于毛细血管，部分不易经毛细血管壁透入血液的大分子物质，如蛋白质、细菌和癌细胞等较易进入毛细淋巴管。

毛细淋巴管分布甚广，目前认为，除上皮、角膜、晶状体、牙釉质、软骨、脑和脊髓等处缺乏形态明确的内皮样的淋巴管外，毛细淋巴管几乎遍布全身。

二、淋巴管

淋巴管（lymphatic vessel）　由毛细淋巴管汇合而成。其结构与静脉相似，但管径较细，管壁薄，彼此间的吻合比静脉更广泛，有丰富的瓣膜，外形呈串珠状。淋巴管以深筋膜为界，分为浅、深两种。浅淋巴管位于皮下，收纳皮肤、皮下组织的淋巴，多与浅静脉伴行；深淋巴管与深部的血管伴行，收纳深部的淋巴。浅、深淋巴管间有广泛交通。淋巴管在向心的行程中，一般都经过一个或多个淋巴结。由于淋巴回流速度较慢，仅为静脉血流速的1/10，故淋巴管及其瓣膜在数量上大大超过静脉，有利于淋巴回流。

三、淋巴干

全身各部的浅、深淋巴管，最后汇成9条较粗大的淋巴干（lymphatic trunk），即头颈部的淋巴管汇成左、右颈干；上肢及部分胸、腹壁的淋巴管汇成左、右锁骨下干；胸腔脏器及部分胸、腹壁的淋巴管汇成左、右支气管纵隔干；下肢、盆部、腹腔成对器官及部分腹壁的淋巴管汇成左、右腰干；腹腔内不成对脏器的淋巴管合成一条肠干。

四、淋巴导管

9条淋巴干分别合成2条大的淋巴导管，即胸导管和右淋巴导管，分别注入左、右静脉角。

（一）右淋巴导管

右淋巴导管（right lymphatic duct）　为一短干，长约1.5cm。由右颈干、右锁骨下干和右支气管纵隔干汇合而成，注入右静脉角。右淋巴导管收纳右侧上半身，即人体右上1/4部位的淋巴。

（二）胸导管

胸导管（thoracic duct）（图11-2）是全身最粗大的淋巴管道，全长30~40cm，由左、右腰干和肠干在第1腰椎前方汇合形

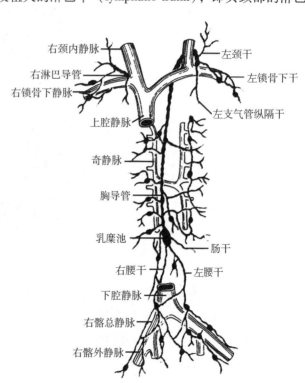

右颈内静脉　　　　　　　　　　　左颈干
右淋巴导管　　　　　　　　　　　左锁骨下干
右锁骨下静脉
　　　　　　　　　　　　　　　左支气管纵隔干
上腔静脉
奇静脉
胸导管
乳糜池　　　　　　　　　　　　肠干
右腰干　　　　左腰干
下腔静脉
右髂总静脉
右髂外静脉

图11-2　淋巴干及淋巴导管

成，起始处膨大呈囊状，称乳糜池。胸导管起始后，向上经膈的主动脉裂孔入胸腔，沿脊柱的前面上行，到颈根部呈弓形弯行向左，注入左静脉角。在汇入左静脉角前尚收纳左颈干、左锁骨下干和左支气管纵隔干。胸导管收集两下肢、盆部、腹部、左半胸、左上肢和头颈部左侧半的淋巴，即全身3/4部位的淋巴。

第二节 全身各部的淋巴结

一、淋巴结

淋巴结（lymph nodes）（图11-3）为灰红色扁椭圆小体，质软。一侧稍凹陷称淋巴结门，有输出淋巴管及血管神经出入；淋巴结的隆凸面有数条输入淋巴管进入。

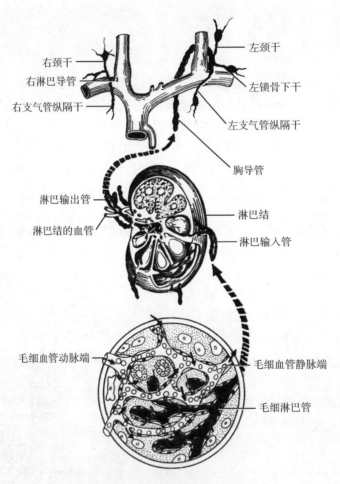

图 11 - 3 淋巴管和淋巴结

淋巴结的数目众多，有深、浅之分。浅淋巴结多位于浅筋膜内，在活体上常易触及。深淋巴结则位于深筋膜内，胸、腹、盆腔内的淋巴结多位于脏器的门附近或血管周围。常成群分布于人体的凹窝或较隐蔽处，并引流一定器官或区域的淋巴。四肢的淋巴结多位于关节屈侧或肌围成的沟、窝内。

淋巴结的主要功能是过滤淋巴、产生淋巴细胞和浆细胞，参与机体的免疫过程。

应用解剖学要点：

人体某器官或某一部位的淋巴均引流至一定的淋巴结，此淋巴结称为该器官或部位的局部淋巴结。当身体某器官或部位发生病变时，细菌、毒素或癌细胞等可沿淋巴管侵入相应的局部淋巴结，引起淋巴结肿大。如面部或口腔的炎症，常引起下颌下淋巴结肿大等。若局部淋巴结不能阻截或清除它们时，则病变可沿淋巴流向继续蔓延。所以了解局部淋巴结的位置、引流范围及流注方向，对诊断某些疾病有重要的临床意义。

二、全身主要的淋巴结群

（一）头颈部的淋巴结群

头颈部的淋巴结较多，主要分布于头、颈交界处和颈内、外静脉的周围。它们收集头面部的浅层淋巴，直接或间接引流入颈外侧深淋巴结（图11-4）。

1. **下颌下淋巴结** 位于下颌下腺周围，接收面部和口腔等处的淋巴。

2. **颈外侧浅淋巴结** 位于胸锁乳突肌表面，沿颈外静脉排列，收纳耳后和腮腺等处的淋巴。该淋巴结群是颈部淋巴结核的好发部位。

3. **颈外侧深淋巴结** 沿颈内静脉排列，数目较多，其上端位于鼻咽部后方的称咽后淋巴结，引流鼻咽部、腭扁桃体和舌后部的淋巴。下端除位于颈内静脉下段周围外，还有沿锁骨下血管排列的锁骨上淋巴结，引流头颈部、胸壁上部、乳房上部的淋巴，其输出管汇合成颈干，注入胸导管或右淋巴导管。胃癌或食管癌患者，有时癌细胞经胸导管由左颈干逆流转移到左锁骨上淋巴结，引起该淋巴结肿大。

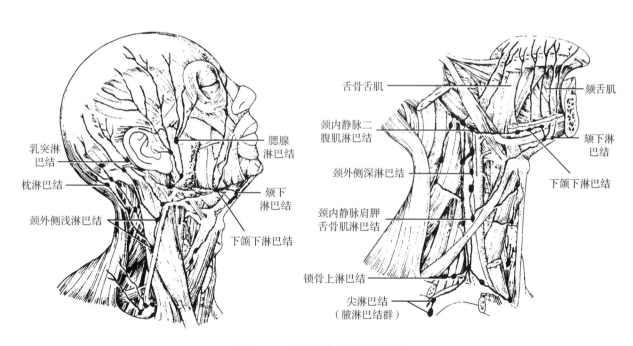

图11-4 头颈部淋巴管和淋巴结

（二）上肢的淋巴管和淋巴结群

上肢的浅淋巴管较多，伴浅静脉行于皮下组织中。深淋巴管与深血管伴行。浅、深淋巴管部直接或间接注入腋淋巴结。

上肢的淋巴结主要是腋淋巴结（axillary lymph nodes）（图11-5），腋淋巴结位于腋窝内，有20～30个，可分为5群：①外侧淋巴结，沿腋静脉排列，收纳上肢浅、深淋巴管；②胸肌淋巴结，沿胸外侧血管排列，收纳胸、脐以上腹前外侧壁浅淋巴管和乳房外侧的淋巴管；③肩胛下淋巴结，沿肩胛下血管排列，收纳颈后部和背部的淋巴；④中央淋巴结，位于腋窝中央疏松结缔组织中，收纳上述3群淋巴结的输出管；⑤尖淋巴结，沿腋静脉近侧端排列，收纳中央淋巴结的输出管和乳房上部的淋巴，其输出管形成锁骨下干，左侧者注入胸导管，右侧者注入右淋巴管导管。乳腺癌患者癌细胞常转移到腋淋巴结。

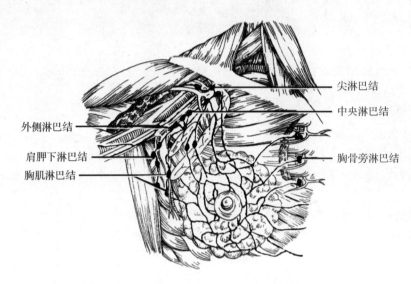

图 11 - 5　乳房的淋巴管和腋淋巴结

（三）胸部的淋巴结群

胸部主要有胸骨旁淋巴结和支气管肺门淋巴结（11 - 6）。

1. **胸骨旁淋巴结**　沿胸廓内动脉排列，收纳乳房内侧部、胸前壁、腹前壁上部、膈和肝上面的淋巴。

2. **支气管肺门淋巴结**　位于肺门处，又称肺门淋巴结，引流肺的淋巴。

胸部淋巴结的输出管分别汇合成左、右支气管纵隔干，分别注入胸导管和右淋巴导管。

（四）腹部的淋巴结群

腹部的淋巴结群多沿腹部血管排列，可分为：

1. **腹壁的淋巴结群**　在脐平面以上的腹前壁浅淋巴管注入腋淋巴结，脐平面以下的浅、深淋巴结分别注入腹股沟浅、深淋巴结。腹后壁的深淋巴管注入腰淋巴结。其输出管汇合成左、右腰干，注入乳糜池。

2. **腹腔的淋巴结群**　腹腔成对器官的淋巴管注入腰淋巴结群。不成对的器官的淋巴管首先注入各器官附近的淋巴结，然后分别注入腹腔淋巴结群、肠系膜上、下淋巴结群。它们的输出管参与组成肠干。肠干多为一条，注入乳糜池。

应用解剖学要点：

　　肠干中的淋巴含有经肠道吸收的脂肪微粒，所以成乳糜状。由于寄生虫、原发性或继发性淋巴管梗阻，可造成引流区域的淋巴回流困难，淋巴管曲张破裂，形成乳糜腹。当乳糜池和胸导管的淋巴回流受阻，可形成乳糜返流至腹部、盆部、甚至下肢的淋巴管，形成淋巴管扩张或淋巴瘘。当肾内淋巴管淤积破裂时，乳糜状淋巴在肾盏、肾盂内与尿液混合排出，则形成乳糜尿。

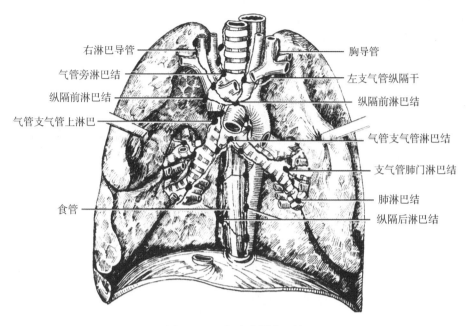

图 11 - 6 胸腔脏器淋巴结

（五）盆部的淋巴管和淋巴结群

盆壁和盆腔脏器的淋巴管分别注入髂外淋巴结、髂内淋巴结和骶淋巴结。最后由位于左、右髂总动脉周围的髂总淋巴结收集，其输出管分别注入左、右腰淋巴结，再进入腰干（图 11 - 7）。

（六）下肢的淋巴管和淋巴结群

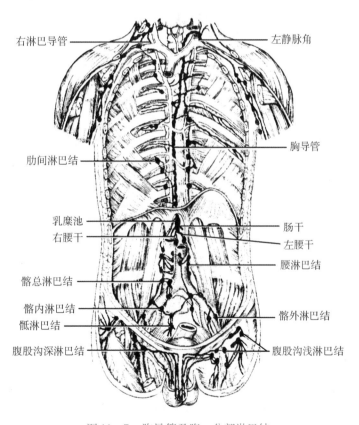

图 11 - 7 胸导管及腹、盆部淋巴结

下肢的淋巴管分为浅、深两种（图11－8）。浅淋巴管伴浅静脉行于皮下组织中，而深淋巴管与深部血管束伴行，最后间接或直接注入腹股沟深淋巴结，再汇入髂外淋巴结、髂总淋巴结而进入腰干。下肢的重要淋巴结有：位于腘窝的腘淋巴结，位于腹股沟韧带的下方，阔筋膜表面的腹股沟浅淋巴结和位于股静脉根部周围的腹股沟深淋巴结。

应用解剖学要点：

　　腹股沟浅淋巴结在体表易触摸到，特别在下肢有感染时，此群淋巴结肿大，更易扣及。临床常切取此淋巴结作活检。

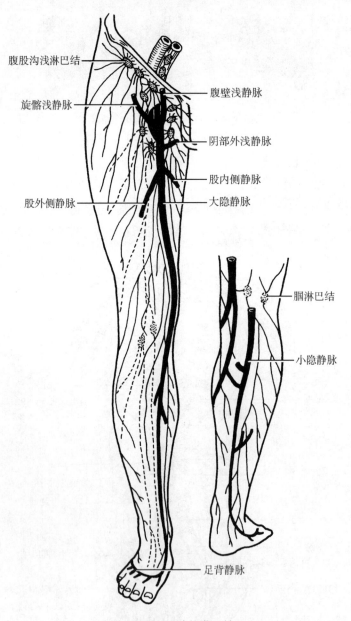

图11－8　下肢的淋巴结

全身淋巴回流简表

右侧头颈的淋巴——→颈外侧深淋巴结——→右颈干

右侧上肢及胸壁浅层的淋巴——→腋淋巴结——→右锁骨下干 ┐右淋巴——→右静脉角

右侧肺及支气管的淋巴——→气管旁淋巴结 ┐ │导管

右半心、心包、膈等处的淋巴——→纵隔淋巴结 ┘右支气管纵隔干

右侧胸前壁深层及乳房内上部的淋巴——→右胸骨旁淋巴结

左侧头颈的淋巴——→颈外侧深淋巴结——→左颈干

左侧上肢及胸壁浅层的淋巴——→腋淋巴结——→左锁骨下干 ┐胸导管——→左静脉角

左侧肺及支气管的淋巴——→气管旁淋巴结 ┐ │

左半心、心包、膈等处的淋巴——→纵隔淋巴结 ┘左支气管纵隔干

左侧胸前壁深层及乳房内上部的淋巴——→左胸骨旁淋巴结

腹腔不成对器官的淋巴——→腹腔淋巴结、肠系膜上、下淋巴结——→肠干——→乳糜池

腹后壁、腹腔成对器官的淋巴——————↓

盆腔器官及盆壁的淋巴——→髂内、髂总淋巴结 ┐左

下肢、腹壁下部、臀部、会阴部的淋巴——→腹股沟淋巴结——→髂外、髂总淋巴结 ┘腰淋巴结——→右 腰干

第三节 脾

脾（spleen）（图11-9）是人体最大的淋巴器官，呈椭圆形，暗红色质软而脆，暴力打击时易发生破裂出血。脾位于左季肋区胃底与膈之间，恰与第9～11肋相对，其长轴与第10肋一致，正常时在肋弓下缘不能触及。

脾为腹腔内位器官，分为膈、脏两面，前、后两端和上、下两缘。膈面平滑隆凸，与膈相贴；脏面凹陷，近中央处为脾门，是血管、神经出入的部位。脏面前上方与胃底相贴，后下方与左肾和左肾上腺邻靠；脾的下缘钝厚；上缘较锐，有2～3个小切迹，称脾切迹，在脾肿大时，是触诊脾的标志。

脾的主要功能是参与免疫反应，吞噬和清除衰老的红细胞、细菌和异物，产生淋巴细胞，及单核细胞，贮存血液。胚胎时期可造血。

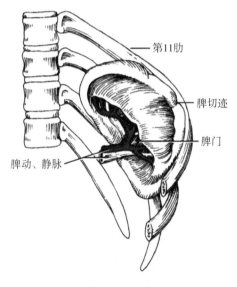

第11肋

脾切迹

脾门

脾动、静脉

图11-9 脾

应用解剖学要点：

脾肿大时，可以触及脾切迹，此切迹可作为与其他器官肿瘤鉴别的依据。临床上脾功能亢进，常行脾切除。

第四节　胸　腺

胸腺的叙述见内分泌系统。

【复习思考题】

1. 试述淋巴系统的组成和功能。
2. 试述胸导管的起始、行程、注入部位和引流范围。
3. 在体表可扪及的淋巴结有哪些，它们的肿大有何临床意义？

（杨治国）

感 觉 器

感受器是机体接受内外环境各种刺激的感受装置。一般而言，不同的感受器接受不同的刺激。当感受器接收刺激后，把刺激转变为神经冲动，经感觉神经传入中枢神经系统，到达大脑皮质等有关感觉中枢而产生相应的知觉。

感受器可根据其发育和分化程度，分为一般感受器和特殊感受器。

1. 一般感受器　包括躯体感受器和内脏感受器。

（1）躯体感受器：包括分布在皮肤上感受痛、温、触、压等刺激的外感受器和分布于肌肉、肌腱、关节等处感受其本身空间位置改变的本体感受器。

（2）内脏感受器：分布在内脏和血管壁等处，感受内脏、血管的压力、化学成分和温度等刺激的感受器。

2. 特殊感受器　指位于头部感受嗅、味、视、听和味觉刺激的感受器。

感觉器官（organa sensuum）是由感受器及其辅助装置共同组成，简称感官。感觉器官的种类很多，包括眼、耳、鼻、舌和皮肤等。本篇只叙述视器和位听器，其余参见组织学。

第十二章 视 器

> 【**重点内容**】
> 1. 视器的组成。
> 2. 眼球壁3层膜的名称、分布及主要形态结构特点。
> 3. 眼球内容物的组成；房水的产生及循环途径。
> 4. 结膜的分部。
> 5. 泪的产生及排出途径。

视器（visual organ）是人体感受可见光被刺激的器官，由眼球和眼副器两部分组成。

第一节 眼 球

眼球（eyeball）（图12-1）近似球形，位于眼眶的前部，其前部有眼睑保护，后面借视神经连于间脑，周围附有眼副器。眼球是由眼球壁及其内容物构成。

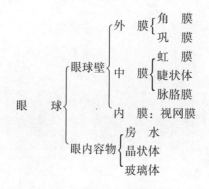

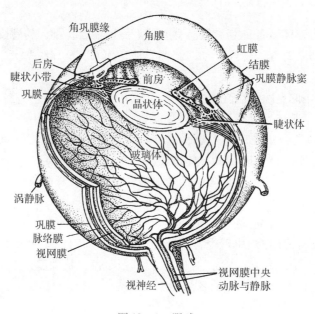

图 12 - 1　眼球

一、眼球壁

眼球壁（图 12 - 2）从外向内分为外膜、中膜和内膜三层。

（一）外膜

外膜又称纤维膜，为眼球壁的最外层，由致密结缔组织构成，具有维持眼球外形和保护眼内容物的作用。可分为角膜和巩膜两部分。

1. **角膜**（cornea）占外膜的前 1/6，无色透明，略向前凸，是眼的屈光物质。角膜无血管，但有丰富的感觉神经末梢，对触觉和痛觉十分敏锐，故角膜炎时疼痛剧烈。

2. **巩膜**（sclera）占外膜的后 5/6，不透明，由致密纤维结缔组织构成，质地坚韧。巩膜与角膜相接处深部有环形小管，称巩膜静脉窦，是房水回流的通道。

应用解剖学要点：

巩膜前部露于眼裂的部分，正常呈乳白色，黄色常是黄疸的重要体征。老年人的巩膜可因脂肪组织沉着略呈黄色，先天性薄巩膜呈蔚蓝色。

（二）中膜

中膜含有丰富的血管和色素，呈棕黑色，又称血管膜或葡萄膜，具有营养、遮光和调节屈光的功能。由前向后分为虹膜、睫状体和脉络膜。

第十二章 视 器

1. **虹膜**（iris） 位于角膜后方，呈冠状位的圆盘状薄膜，其颜色有种族和个体差异。中央有一圆孔，称为瞳孔（pupil），光线穿角膜后，经此孔进入眼球。虹膜内有两种不同方向排列的平滑肌，即呈环形排列的瞳孔括约肌和呈放射状排列的瞳孔开大肌，它们分别缩小和开大瞳孔。

应用解剖学要点：

正常瞳孔的直径为 2.5～5.0mm。瞳孔的大小因光线强度改变而变化，以调节进入眼球的光线量，该过程称瞳孔对光反射。该反射是临床进行神经系统疾病定位诊断和病情危重程度判断的重要指标。

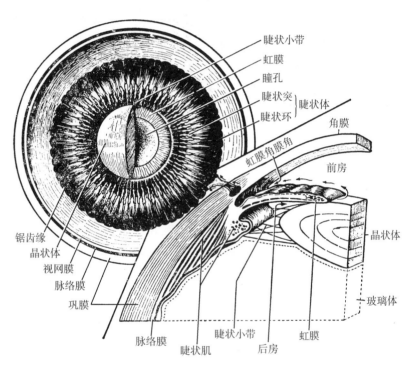

图 12-2　人眼球前半部后面观

2. **睫状体**（ciliary body）（图 12-2）位于角膜和巩膜移行处内面，是中膜的最厚部分，借睫状小带与晶状体相连。睫状体内平滑肌称睫状肌，睫状肌收缩与舒张，使睫状小带松弛与紧张，从而调节晶状体曲度，使视物焦点能准确投射到视网膜上。睫状体上皮具有产生房水的作用。

3. **脉络膜**（choroid） 中膜的后 2/3，是一层含有丰富血管和色素细胞的薄膜。外面与巩膜疏松相连，内面紧贴视网膜，具有营养和遮光作用。

（三）内膜

内膜又称视网膜（retina），紧贴于中膜内面，可分为盲部和视部。前者贴于虹膜和睫状体内面，无感光作用；后者贴于脉络膜内面，有感光功能。

在视网膜视部，于视神经起始处，有一白色圆盘形隆起，称视神经盘（optic disc）。该处无感光细胞，称生理性盲点（blind spot）。视网膜中央动、静脉由此穿入（出）。在视神经盘颞侧稍下方有一黄色圆形区域称黄斑（macula lutea），其中央有一凹陷，称中央凹（fovea centralis）（图 12-3），该处感光细胞密集，为视觉最敏锐处。

视网膜内层的视部由三层神经细胞组成。最外层是紧邻色素上皮的感光细胞——视锥和视杆细胞。中间为双极细胞，将来自感光细胞的神经冲动传导至最内层的神经节细胞。节细胞的轴突向视神经盘处集中，穿过脉络膜和巩膜后构成视神经。视神经自眼球后极穿出，向后经视神经管入颅腔连于脑。

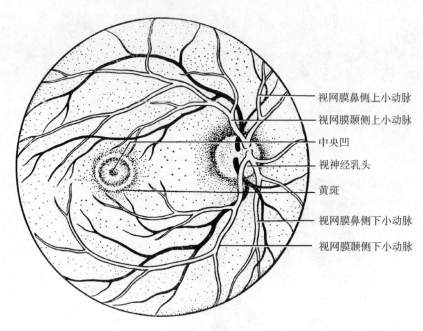

视网膜鼻侧上小动脉
视网膜颞侧上小动脉
中央凹
视神经乳头
黄斑
视网膜鼻侧下小动脉
视网膜颞侧下小动脉

图 12 - 3　正常眼底（右侧）

二、眼球的内容物

眼球内容物包括房水、晶状体和玻璃体，这些结构透明而无血管分布，具有屈光作用，与角膜一起合称为眼的屈光系统。

（一）房水

房水（aqueous humor）是无色透明液体，充满眼房内。房水由睫状体产生后进入后房，经瞳孔流向前房，最后通过前房角渗入巩膜静脉窦。房水除有屈光作用外，还具有营养角膜和晶状体以及维持眼内压的作用。

> **应用解剖学要点：**
>
> 房水不断循环更新，若循环发生障碍（前方角狭窄、虹膜睫状体炎、虹膜与晶状体粘连等），可引起眼内压升高，压迫视网膜，导致视力减退或失明，临床上称青光眼。

（二）晶状体

晶状体（lens）（图 12 - 2）位于虹膜与玻璃体之间的，呈双凸面无色透明体，富有弹性，无血管和神经分布。因疾病或创伤等原因，使晶状体变混浊，临床上称为白内障，可导致失明。晶状体囊借睫状小带与睫状体相连。晶状体周围部较软称晶状体皮质，中央部较硬称晶状体核。

晶状体是眼球屈光系统的主要装置，其曲度可随睫状肌的舒缩而变化。当看近物时，睫状肌收缩，睫状小带松弛，晶状体因本身的弹性变凸，屈光力加强，使物象聚焦于视网膜上。看远物时则相反。老年人因晶状体弹性逐渐减弱，睫状肌对晶状体的调节能力减退，看近物时模糊不清，称远视眼。

（三）玻璃体

玻璃体（vitreous body）（图 12 - 1）是位于晶状体和视网膜之间的无色透明的凝胶状物质，玻璃体除具有屈光作用外，还有支撑视网膜和维持眼球形状的作用。若玻璃体发生混浊，可影响视力。若支撑作用减弱，可导致视网膜剥离。

<h2 style="text-align:center">第二节　眼　副　器</h2>

眼副器（图12-4）包括眼睑、结膜、泪器、眼球外肌以及眶内结缔组织等结构，对眼球有保护、运动和支持作用。

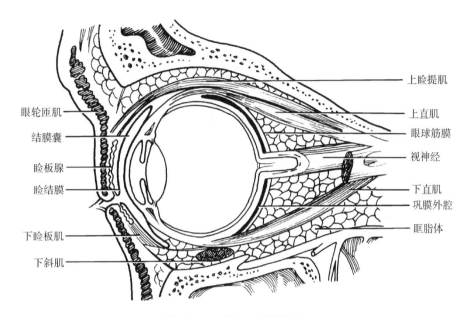

图12-4　眼眶（矢状切面）

一、眼睑

眼睑（eyelids）（图12-5）俗称眼皮，遮盖在眼球的前方，分上睑和下睑。上下眼睑的游离缘分别称上、下睑缘，上、下睑缘之间的裂隙称睑裂。睑裂的内、外侧端分别称内眦和外眦。内眦呈钝圆形，与眼球之间有一微凹，称泪湖，为泪液汇集处。泪湖底部有一隆起称泪阜。睑缘的内侧乳头状隆起称泪乳头，其中央有一针尖样小孔称泪点，是泪小管的入口。眼睑具有保护眼球的功能。

眼睑的构造从外向内依次由皮肤、皮下组织、肌层、睑板和睑结膜构成。眼睑的皮肤细薄，皮下组织疏松缺乏脂肪组织。肌层主要为眼轮匝肌，收缩时可使眼裂闭合。睑板由致密结缔组织构成，呈半月形，是眼睑的支架。上、下睑板含有许多分支的变形皮脂腺称睑板腺，与睑缘垂直排列，其导管开口于眼睑的后缘，分泌脂性液体，有润滑睑缘和防止泪液外流的作用。睑结膜紧贴于睑板后面。

应用解剖学要点：

　　眼睑的皮下组织疏松，某些水钠潴留的疾患，可最先出现眼睑皮下水肿，正常的睫毛向外生长，如睫毛长向角膜，称倒睫；严重的可引起角膜溃疡、结瘢，导致失明。

　　睑缘腺的急性炎症——睑腺炎，临床上又称麦粒肿。眼睑内含睑板腺，睑板腺被阻塞时，可形成睑板腺囊肿（或称霰粒肿）。

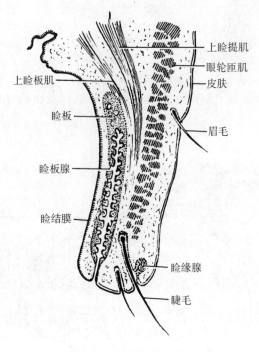

图 12 - 5　眼睑的结构

二、结膜

结膜（conjunctiva）（图 12 - 6）是覆盖于巩膜表面和眼睑内面的一层薄而透明的粘膜，富有血管。按其所在部位可分为三部分：①睑结膜，紧贴于眼睑的内面，与睑板紧密相连；②球结膜，覆盖于眼球巩膜的前面，于角膜缘处移行为角膜上皮；③穹隆结膜，位于睑结膜和球结膜的移行处，形成结膜上、下穹。上、下眼睑闭合时，整个结膜形成囊状腔隙，称结膜囊。结膜炎和沙眼是结膜常见疾病。

三、泪器

泪器（图 12 - 7）由泪腺和泪道组成。

1. 泪腺（lacrimal gland）　位于眼眶上壁外侧的泪腺窝内，有 10～20 条排泄管开口于结膜上穹外侧部。泪腺分泌的泪液有润滑和清洁角膜的作用，并可冲洗结膜囊，保护眼球。

2. 泪道（lacrimal passage）　包括泪点、泪小管、泪囊和鼻泪管。

（1）泪点：是位于上、下睑缘内侧泪乳头中央的小孔，为泪小管的开口。

（2）泪小管：起于上、下泪点，形成上、下泪小管，上、下泪小管汇合到一起后连于泪囊。

（3）泪囊：位于眶内侧壁的泪囊窝内，上端为盲端，下端移行为鼻泪管。

（4）鼻泪管：为膜性管道。上接泪囊，末端开口于下鼻道。鼻泪管下部开口处的粘膜内有丰富的静脉丛，感冒时，粘膜易充血和肿胀使鼻泪管下口闭塞，使泪液向鼻腔引

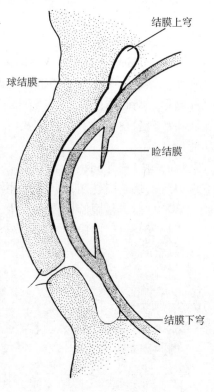

图 12 - 6　结膜

流不通畅，故感冒时常有流泪的现象。由于鼻粘膜与鼻泪管粘膜相延续，故鼻腔炎症可向上蔓延至鼻泪管。

四、眼球外肌

眼球外肌（图12－8）为视器的运动装置，包括运动眼球和眼睑的肌肉。

运动眼球的肌肉有6条，即4条直肌和2条斜肌。直肌为上、下直肌和内、外直肌。它们都起自视神经管内的总腱环，向前止于眼球前部巩膜的上、下、内侧和外侧面。直肌收缩时可使眼球前极分别转向上内、下内、内侧和外侧。斜肌即上斜肌和下斜肌。

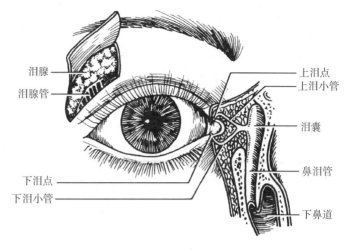

图 12－7 泪器

上斜肌起自总腱环，在上直肌与内直肌之间前行，并以细腱穿过眶内侧壁前上方的滑车，转向后外，经上直肌之下，止于眼球后外侧面，其作用是使眼球前极转向外下方。**下斜肌**起自眶下壁的前内侧，经眼球下方斜向后外行于下直肌和眶下壁之间，止于眼球赤道后方外侧面巩膜，收缩时使瞳孔转向外上方。

上睑提肌，起自视神经孔的上方，在上直肌上方向前止于上睑，由动眼神经支配。其作用是提上睑，开大睑裂，出现障碍时可致上睑下垂。

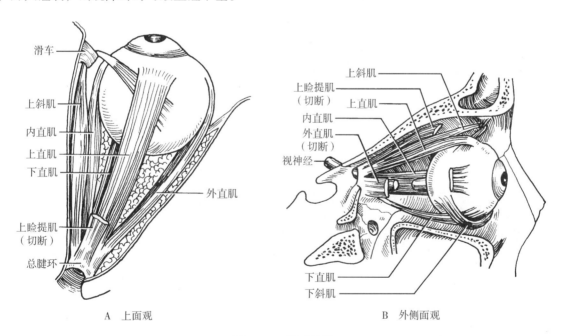

A 上面观　　　　　　　　　　　B 外侧面观

图 12－8 眼球外肌

第三节 眼 的 血 管

一、动脉

眼球及眼副器的动脉（图12－9）主要来自颈内动脉的分支。

眼动脉（ophthalmic artery）起自颈内动脉，在行程中发出分支供应眼球、眼球外肌、泪腺和眼睑等。最重要的分支为视网膜中央动脉。

视网膜中央动脉（central artery of retina）是眼动脉最重要的分支，在眼球后方穿入视神经，行至视神经盘处穿出并分为四支，即视网膜鼻侧上、下小动脉和颞侧上、下小动脉，分布至视网膜各部，营养视网膜内层，但黄斑的中央凹无血管分布。临床常用眼底镜观察视网膜中央动脉，以帮助诊断高血压、糖尿病等疾病。

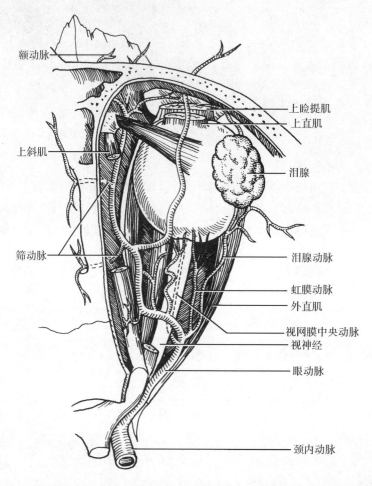

图 12 -9　眼的动脉

二、静脉

眼球的静脉主要收集视网膜中央静脉和眼球壁其他部分的涡静脉的血液，经眼上、下静脉向后注入海绵窦，前方与内眦静脉相吻合，因无静脉瓣，故面部感染可经此途径侵入颅内。

【复习思考题】

　　1. 眼球壁的区分及结构特点。
　　2. 简述房水产生及循环途径。
　　3. 泪液的产生及排出途径。

（杨治国）

第十三章　前 庭 蜗 器

【重点内容】

1. 耳的分布。

2. 咽鼓管的位置，幼儿咽鼓管的特点。

3. 鼓室的位置。听小骨的名称及连结。

4. 椭圆囊斑，球囊斑，壶腹嵴及螺旋器的位置及功能。

耳（ear）（图 13－1）又称前庭蜗器，是位觉和听觉器官，包括前庭器和蜗器两部分结构。位听器按部位分为外耳、中耳和内耳 3 部。外耳和中耳是收集、传导声波的装置。内耳是接受声波和位觉刺激的感受器。

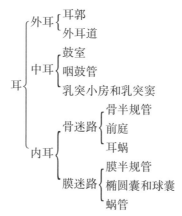

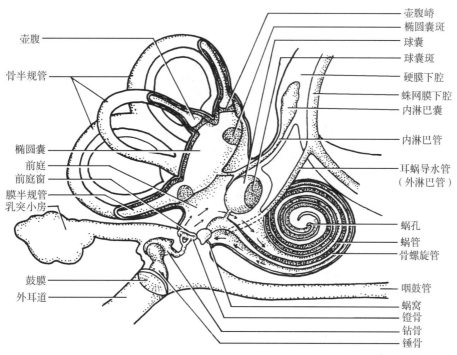

图 13－1　前庭蜗器

第一节　外　耳

外耳（external ear）包括耳郭、外耳道和鼓膜三部分。

一、耳郭

耳郭（auricle）（图13-2）位于头部两侧，大部分以弹性软骨为支架，外覆皮肤，皮下组织少，但血管和神经末梢丰富。耳郭下方无软骨的部分，称耳垂，是临床采血的常用部位。耳郭具有收集声波的功能。

二、外耳道

外耳道（external acoustic meatus）是外耳道口至鼓膜间的弯曲管道，成人长约2.0~2.5cm。可分两部，外侧1/3为软骨部，内侧2/3为骨部，朝向内前下。婴儿外耳道短而直。检查鼓膜时，须将耳郭拉向后上方，使外耳道变直，方可看到鼓膜。

外耳道的皮下组织较少，皮肤与软骨膜及骨膜紧密相贴，故外耳道皮肤炎症肿胀时，疼痛剧烈。外耳道皮肤除含有毛囊腺、皮脂腺外，还含有耵聍腺，能分泌耵聍，干燥后成痂块，可因下颌关节的运动而向外脱落。如凝结成块阻塞外耳道，可妨碍听力。

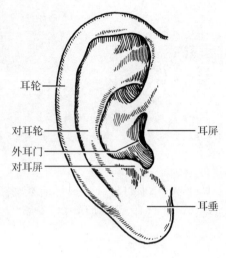

图13-2　耳郭

（标注：耳轮、对耳轮、外耳门、对耳屏、耳屏、耳垂）

三、鼓膜

鼓膜（tympanic）（图13-3）是位于外耳道与中耳鼓室之间的椭圆形半透明灰白色薄膜，向前下方与外耳道下壁之间成45~50°倾斜角。上部1/4活体呈红色，薄而松弛，称为松弛部。下部3/4活体呈灰白色，为紧张部。鼓膜呈浅漏斗状，凹面向外，中央的凹陷称为鼓膜脐，与锤骨柄末端相连。在活体观察鼓膜时，在鼓膜脐的前下方有一反光发亮的三角形区域，称为**光锥**（cone of light）。中耳病变可导致鼓膜内陷或穿孔，致光锥改变或消失。

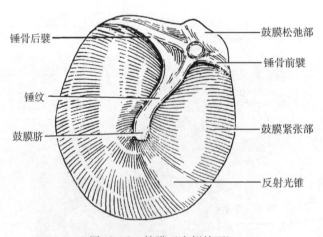

图13-3　鼓膜（右侧外面）

（标注：锤骨后襞、锤纹、鼓膜脐、鼓膜松弛部、锤骨前襞、鼓膜紧张部、反射光锥）

第二节　中　耳

中耳（middle ear）包括鼓室、咽鼓管和乳突小房。

一、鼓室

鼓室（tympanic cavity）（图13-4）是颞骨内的一个形状不规则的含气小腔，位于鼓膜与内耳之间；向前内下方借咽鼓管与鼻咽部相通，向后经乳突窦通乳突小房。鼓室内有听小骨、韧带、肌、神经和血管等结构。

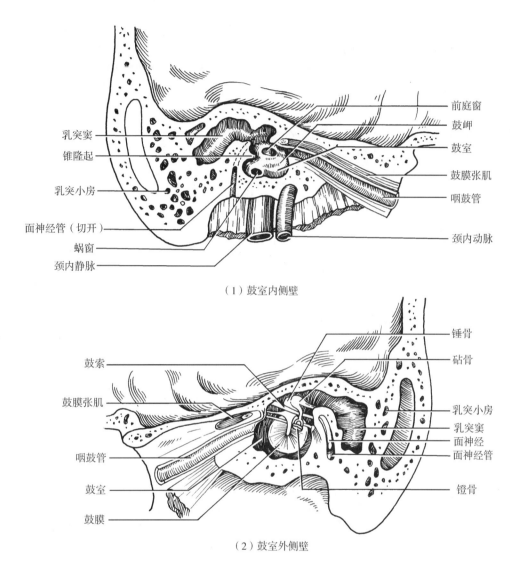

乳突窦
锥隆起
乳突小房
面神经管（切开）
蜗窗
颈内静脉

前庭窗
鼓岬
鼓室
鼓膜张肌
咽鼓管
颈内动脉

（1）鼓室内侧壁

鼓索
鼓膜张肌
咽鼓管
鼓室
鼓膜

锤骨
砧骨
乳突小房
乳突窦
面神经
面神经管
镫骨

（2）鼓室外侧壁

图13-4　鼓室

（一）鼓室壁

1. 上壁　为**鼓室盖**，是分隔鼓室与颅中窝的薄骨板。中耳疾病可能侵犯此壁，从而引起颅内并发症。

2. 下壁　为**颈静脉壁**，是分隔鼓室与颈静脉窝的薄层骨板。此壁有时可出现先天性缺损，对这种病人施行鼓膜或鼓室手术时，极易伤及颈静脉球而发生严重出血。

3. 前壁　为**颈动脉壁**，即颈动脉管的后壁。其上部有咽鼓管开口。

4. 后壁　为**乳突壁**，上部有大而不规则的乳突窦开口，鼓室借乳突窦向后通入乳突内的乳突小房，故中耳炎可经此延至乳突小房而引起乳突炎。

5. 外侧壁　为**鼓膜壁**。借鼓膜与外耳道分隔。

6. 内侧壁　亦称**迷路壁**，即内耳前庭部的外侧壁。此壁的中部隆凸，称岬，其后上方有卵圆形孔，称**前庭窗**，该孔在活体被镫骨底及环形韧带所封闭；后下方有一圆形小孔，称为**蜗窗**，在活体有第二鼓膜封闭。前庭窗的后上方有一弓形隆起，为**面神经管凸**，内有面神经通过。此处骨质较薄，甚至缺如，中耳的炎症或手术容易伤及面神经。

（二）鼓室内结构

1. 听小骨　包括**锤骨**、**砧骨**和**镫骨**。锤骨柄与鼓膜相连，镫骨形底封闭前庭窗；砧骨分别与锤骨和镫骨相连。三块听小骨相互连结成听小骨链，这个"曲杠杆"装置可将鼓膜振动放大并传至内耳。如有炎症引起听骨粘连、韧带硬化等，听小骨的活动受到限制，可导致听觉减弱。

2. 听小骨肌　包括鼓膜张肌和镫骨肌。前者收缩可牵拉锤骨柄使鼓膜紧张，后者收缩时可牵拉镫骨而减少镫骨底对内耳的压力。

二、咽鼓管

咽鼓管（auditory tube）是连通咽与鼓室的管道，其内面衬有粘膜并与咽部粘膜和鼓室粘膜相延续。平时咽鼓管咽部的开口处于闭合状态，当吞咽、呵欠或喷嚏时开放，以保持鼓膜两侧压力平衡。鼓膜两侧压力均衡对维持其正常位置、形状及振动功能均有重要意义。

应用解剖学要点：

咽鼓管咽口和软骨部平时处于关闭状态，仅在吞咽运动或尽力张口时，咽鼓管暂时放开。小儿的咽鼓管短、宽且呈水平位，故咽部感染易沿此管侵入鼓室引起中耳炎。咽鼓管闭塞将会影响中耳的正常功能，

三、乳突小房和乳突窦

乳突小房是颞骨乳突内许多彼此相通连的含气蜂窝状小腔。大小不等，形状不规则且互相交通的，向前借乳突窦与鼓室相通。**乳突窦**（mastoid antrum）是介于乳突小房和鼓室间的小腔。乳突小房和乳突窦内粘膜与鼓室粘膜相续，中耳炎可蔓延至此形成乳突炎。

应用解剖学要点：

咽部急、慢性炎症时，（特别婴幼儿时期）可通过咽鼓管继发中耳炎，并可蔓延至邻近结构，引起并发症。累及鼓膜可引起鼓膜穿孔；累及内侧壁可引起化脓性迷路炎和侵蚀面神经导致面瘫，向后可蔓延至乳突窦和乳突小房，引起化脓性乳突炎。

第二节　内　耳

内耳（internal ear）（图13-5）又称为迷路，是前庭蜗器的主要部分。位于鼓室与内耳道底之间，由骨迷路和膜迷路两弯曲管道组成。骨迷路由致密骨质构成，膜迷路套在骨迷路内的膜性管囊。膜迷路内充满内淋巴液，骨迷路和膜迷路之间的腔隙内被外淋巴液填充，内、外淋巴液互不相通。位、听感觉器即位于膜迷路内。

一、骨迷路

骨迷路（bony labyrinth）（图13-6）是骨密质构成的管道，由后外向前内分别为骨半规管、前庭和耳蜗三部分。

（一）骨半规管

骨半规管（bony semicircular canals）为三个相互垂直排列的"C"字形小管，分别称为前骨半规

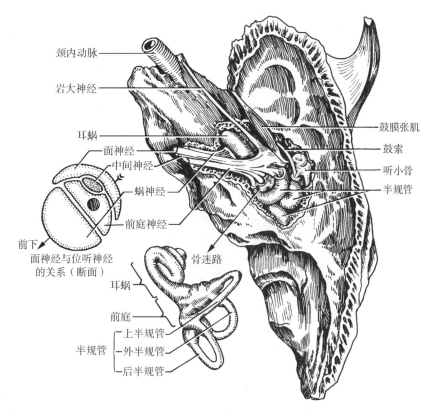

图 13 - 5　内耳在颞骨岩部上的投影

管、后骨半规管和外骨半规管。每个骨半规管的两个脚中有一个角膨大，称骨壶腹，3 个骨半规管分别开口于前庭。

（二）前庭

前庭（vestibule）位于骨迷路中部，为一不规则腔隙，内藏膜迷路的椭圆囊和球囊。前庭外侧壁上有前庭窗开口；内侧壁为内耳道底，有神经和血管穿行；前部有一大孔通耳蜗；后部借数个小孔通3 个骨半规管。

（三）耳蜗

耳蜗（cochlea）（图 13 - 7）位于前庭的前方，形似蜗牛壳，由骨螺旋管围绕其中心骨轴构成。耳蜗尖端称蜗顶，底部称蜗底。蜗顶至蜗底之间锥形的部分称蜗轴，从蜗轴向蜗螺旋管中伸出骨螺旋板。骨螺旋板和膜蜗管将骨螺旋管的内部分隔为上、下两部分，上部称前庭阶，与前庭窗相连；下部称鼓阶，与蜗窗相连。前庭阶与鼓阶在蜗顶借蜗孔相通连。

二、膜迷路

膜迷路（membranous labyrinth）（图 13 - 8）是套在骨迷路内的封闭的膜性管道。根据其与骨迷路的对应关系依次分为膜半规管、椭圆囊和球囊、蜗管 3 部分。

（一）膜半规管

膜半规管位于骨半规管内，其形态类似于相应骨半规管，在骨壶腹内相应的膜部膨大成膜壶腹，其内壁的隆起称为壶腹嵴，是位置觉感受器。可感受头部变速旋转运动刺激。

（二）椭圆囊和球囊

椭圆囊（utricle）和**球囊**（saccule）位于前庭内。二者间有一细管相连；球囊与蜗管相连；椭圆囊后壁分别与 3 个膜半规管相通。在椭圆囊和球囊壁的内面，存在位置觉感受器，分别称**椭圆囊斑**和**球囊斑**。它们可以感受头部的静止位置觉和直线变速运动的刺激。

人
体
解
剖
学

A

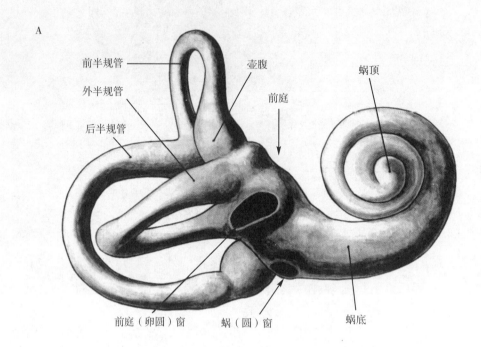

前半规管　　　壶腹　　　　蜗顶

外半规管

前庭

后半规管

前庭（卵圆）窗　　　蜗（圆）窗　　　蜗底

B

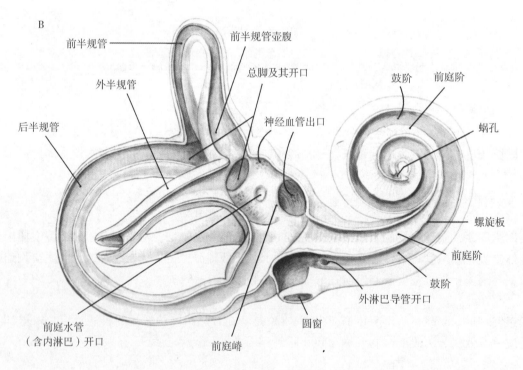

前半规管　　　前半规管壶腹

外半规管　　　总脚及其开口　　　鼓阶　前庭阶

后半规管　　　神经血管出口　　　蜗孔

螺旋板

前庭阶

鼓阶

外淋巴导管开口

前庭水管　　　前庭嵴　　　圆窗
（含内淋巴）开口

图 13－6　骨迷路（前外侧面）

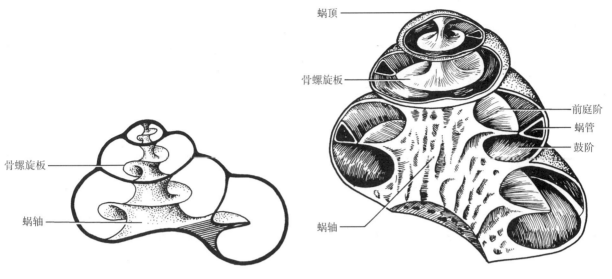

图 13 - 7 耳蜗

（三）蜗管

蜗管（cochlear duct）位于蜗螺旋管内，介于骨螺旋板与蜗螺旋管外侧壁之间。一端起前庭，并与球囊相连通；另一端是细小的盲端，终于蜗顶。蜗管横断面呈三角形。上壁与前庭阶相邻，称蜗管**前庭壁**（前庭膜）。下壁与鼓阶相隔，称**膜螺旋板**（基底膜）。螺旋膜上有高低不等的毛细胞，称为**螺旋器**，是听觉感受器，可感受声波的刺激。

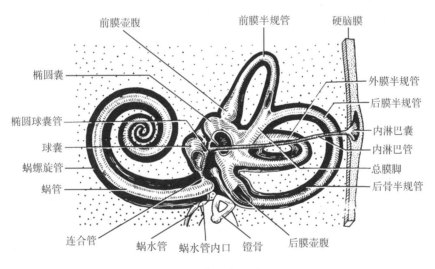

图 13 - 8 膜迷路（后面观）

附：声波的传导

声波传入内耳的途径有两条，即空气传导和骨传导。在正常情况下以空气传导为主。

1. 空气传导 声波经外耳道传至鼓膜，中耳的听骨链将鼓膜振动传至前庭窗，引起前庭阶外淋巴的波动。该部外淋巴的波动经前庭膜传到内淋巴，内淋巴的波动影响螺旋膜（基底膜），刺激螺旋器，自此发出冲动经蜗神经传入脑，产生听觉。

2. 骨传导 声波直接引起颅骨的振动，继而引起颞骨内的内淋巴振动，这一方式，称骨传导。骨传导的敏感性比气传导差，正常情况下几乎不能感到其存在。

应用解剖学要点：

　　外耳和中耳疾患引起的耳聋为传导性耳聋，此时空气传导途径阻断，但是骨传导尚可部分代偿，因此不会发生完全性耳聋；内耳、蜗神经、听觉传导通路和听觉中枢的疾患引起的耳聋为神经性耳聋，此时空气传导和骨传导的途径虽然正常，但不能产生听觉，因此为完全性耳聋。

【复习思考题】

　　1. 试述耳的分布。
　　2. 简述幼儿咽鼓管的特点。
　　3. 简述椭圆囊斑，球囊斑，壶腹嵴及螺旋器的功能。

（杨治国）

神经系统

　　神经系统是由脑、脊髓以及与它们相连的周围神经组成。神经系统对人体其他器官系统的功能起着调节或主导的作用。机体的感觉、运动、消化、呼吸等都是在神经系统的控制和调节下进行的。神经系统通过感受器不断接受内外环境的各种刺激，经周围神经传至中枢（脊髓和脑）的不同部位，通过整合后发出相应的神经冲动，经传出神经将冲动传至相应的效应器，产生各种适宜的反应，以维持机体内环境的平衡和适应外环境的变化，保证生命活动的正常进行。

　　人类神经系统是经过漫长的进化过程而不断完善的，既保持着脊椎动物神经系统的基本模式，又在劳动、语言和社会生活发展的影响下发生了飞跃，高度分化的大脑皮质成为人类思维意识活动的物质基础。因此，人类神经系统在结构和功能上远远超越其他动物，不仅能被动的适应环境和认识世界，而且能主动地、有目的地改造环境，使之适应自身或社会的需要。

　　一、神经系统的区分

　　神经系统（nervous system）（神经图-1）在形态和功能上都是完整不可分割的整体。为了叙述和学习方便，按其所在位置和功能，将其分为中枢神经系统和周围神经系统。**中枢神经系统**（central nervous system），CNS，包括脑和脊髓，分别位于颅腔和椎管内；**周围神经系统**（peripheral nervous system），PNS，包括脑神经、脊神经和内脏神经。脑神经和脊神经分别与脑和脊髓相连。周围神经又可根据其分布的不同对象分为**躯体神经**（somatic nerves）和**内脏神经**（visceral nerves）。躯体神经分布于体表、骨、关节和骨骼肌；内脏神经分布到内脏、心血管、平滑肌和腺体。

　　二、神经系统活动的基本形式

　　（一）反射

　　神经系统活动的基本形式是**反射**（reflex）。反射是指在中枢神经系统参与下，机体对内、外环境刺激的规律性应答反应。

　　（二）反射弧

　　反射活动的解剖学基础是**反射弧**（reflex arc）（神经图-2）。它包括感受器、传入神经、中枢、传出神经和效应器五部分。

　　感受器：是感觉神经末梢的特殊结构，它能感知内外环境变化，把刺激信息转变成神经冲动。

　　传入神经：能把神经冲动传入中枢，其细胞体位于脑、脊神经节中。

　　中枢：位于脑、脊髓内；由脑神经传入的冲动直接进入脑，由脊神经传入的冲动首先进入脊髓。

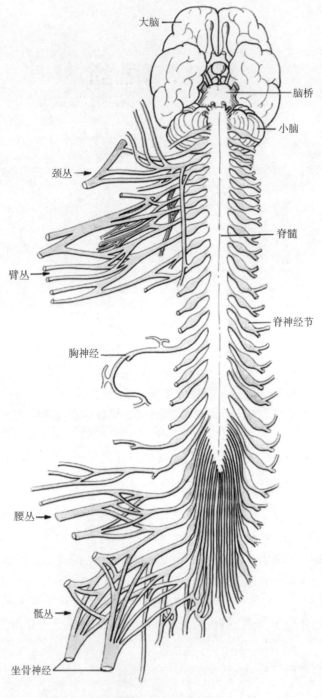

神经图-1 神经系统概况

大脑

脑桥

小脑

颈丛

臂丛

脊髓

脊神经节

胸神经

腰丛

骶丛

坐骨神经

中枢接受了传入冲动后，发出冲动给传出神经。

传出神经：传出神经的细胞体主要位于中枢神经系统内，末梢与效应器构成突触，把冲动传递给效应器。

效应器：为运动神经末梢的特殊结构，位于肌和腺体内。肌肉收缩或腺体分泌是反射产生的效应。

反射活动只有在反射弧完整时才能进行，反射弧的任何部位受损，反射活动即出现障碍。临床常用检查反射的方法，协助诊断神经系统的疾病。

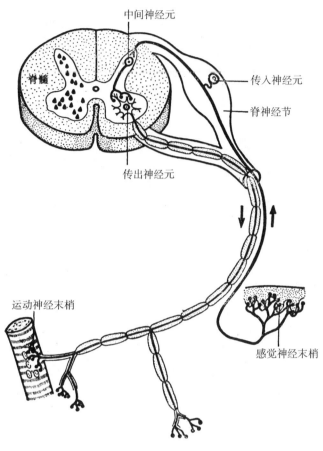

神经图-2　反射弧

三、神经系统的常用术语

组成神经系统的基本结构单位是神经元，神经元胞体和突起的群体因组合和编排方式不同，构成不同的结构，而用不同的术语表示。

（一）灰质和白质

两者都位于中枢神经系统内。**灰质**（gray matter）主要由神经元的胞体和树突集聚而成，因其色泽灰暗而得名。位于大脑和小脑表层的灰质，称**皮质**（cortex）。白质则由神经纤维聚集而成，因多数纤维具有髓鞘，呈白色，称**白质**（white matter）。分布在大脑、小脑深面的白质又称**髓质**（medulla）。

（二）神经核与神经节

两者都是由形态和功能相似的神经元胞体集聚成的团块。位于中枢神经系统内的称**神经核** nucleus；位于周围神经系统内的称**神经节**（ganglion）。

（三）网状结构

网状结构（reticular formation）只存在于中枢神经系统内。它由灰质和白质混合而成，即神经纤维交织成网，灰质团块散在其中。

（四）纤维束和神经

在中枢神经系统内，起止和功能基本相同的神经纤维集聚成束，称**纤维束**（fasciculus）。在周围神经系统中，神经纤维聚集而成的条索状结构，称**神经**（nerve）。

【复习思考题】

1. 简述神经系统的区分？
2. 简述神经系统活动的基本形式是什么？反射弧的五个环节包括哪些？
3. 解释灰质、白质、神经核和神经节。

（雍刘军）

第十四章　中枢神经系统

【重点内容】

1. 脊髓的位置和外形。
2. 脊髓的内部结构。
3. 脑干的组成和外形，间脑的位置和分部。
4. 小脑的位置、分部及主要功能。
5. 大脑半球外形、分叶及各叶重要沟回；大脑皮质的功能定位；基底核的名称；内囊的组成和位置。

第一节　脊　髓

一、脊髓的位置和外形

脊髓（spinal cord）（图14-1）位于椎管内，上端平枕骨大孔处与延髓相连，下端在成人平第1腰椎体下缘，长约40～45cm。脊髓的末端变细成锥状，称**脊髓圆锥**（conus medullaris）。脊髓圆锥的下端续以无神经组织的细丝，终止于尾骨的背面，称**终丝**（filum terminale）。

脊髓呈前后略扁的圆柱形，全长有两处膨大，上部的称**颈膨大**，连有分布到上肢的神经；下部的称**腰膨大**，连有分布到下肢的神经。人类上肢较发达，颈膨大比腰膨大更为显著。

脊髓的表面有六条纵沟。位于脊髓前面正中的深沟称**前正中裂**（anterior median fissure）。位于脊髓后面正中的浅沟称**后正中沟**（posterior median fissure）。在前正中裂的两侧，各有一条浅沟，称前外侧沟，有脊神经前根的根丝附着；在后正中沟两侧也有两条浅沟，称后外侧沟。有脊神经的后根的根丝附着。每条脊神经的后根上有一个膨大，称**脊神经节** spinal ganglia。脊髓两侧连有31对脊神经，每对脊神经所连的一段脊髓，称一个**脊髓节段**。因此，脊髓可相应分为31个节段，即8个颈节、12个胸节、5个腰节、5个骶节和1个尾节。

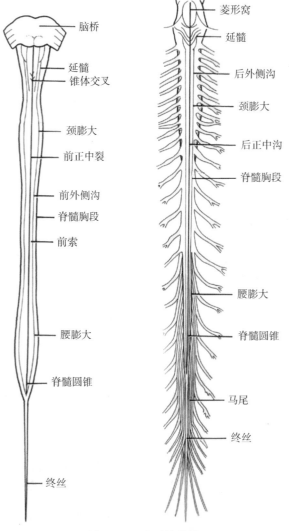

图14-1　脊髓的外形

二、脊髓节段与椎骨的对应关系

在胚胎早期，脊髓和椎管长度基本相同，脊髓各节段与相应的椎骨大致平齐，所有的脊神经根均大致呈水平方向行向相应的椎间孔。自胚胎3个月起，脊髓增长的速度比脊柱迟缓，由于脊髓上端与脑相连，位置固定，因而脊髓各节段与椎骨的对应关系发生变化，即脊髓各节段逐渐高于相应的椎骨（图14-2）。出生时，脊髓下端与第3腰椎下缘平齐，至成年，脊髓下端仅达第1腰椎体下缘。由于脊髓和脊柱的长度不等，因此成年人脊髓的节段与相应的椎骨并不完全对应。熟悉脊髓节段与椎骨的对应关系，对确定脊髓和脊柱病变的位置及范围有重要意义（表14-1）。

表14-1 脊髓节段与椎骨的对应关系

脊髓节段	对应椎骨	推算举例
上颈节 $C_{1\sim4}$	与同序数椎骨对应	第3颈节与第3颈椎相对
下颈节 $C_{5\sim8}$ 和上胸节 $T_{1\sim4}$	较同序数椎骨高1个椎骨	第3胸节与第2胸椎相对
中胸节 $T_{5\sim8}$	较同序数椎骨高2个椎骨	第6胸节与第4胸椎相对
下胸节 $T_{9\sim12}$	较同序数椎骨高3个椎骨	第11胸节与第8胸椎相对
腰节 $L_{1\sim5}$	平对第10~12胸椎	
骶、尾节 $S_{1\sim5}$、C_o	平对第12胸椎和第1腰椎	

由于脊髓相对升高，致使腰、骶和尾神经根在到达相应的椎间孔之前必须先在椎管内向下斜行一段，在脊髓圆锥以下围绕终丝，形成马尾 cauda equina。

成人由于整个脊髓位于枕骨大孔至第1腰椎体下缘之间的椎管内，第1腰椎体以下已无脊髓而只有马尾，因此临床上常选择第3、4或第4、5腰椎之间进行穿刺，不致损伤脊髓。

三、脊髓的内部结构

在脊髓的横切面上观察，可见脊髓由灰质和白质构成。脊髓中央有一小孔，称**中央管**（central canal）。

（一）灰质

灰质主要由神经元胞体和纵横交织的神经纤维组成。每侧灰质向前突出扩大的部分称**前角**（anterior horn）（柱），内含运动神经元。它发出的轴突自脊髓前外侧沟穿出，组成脊神经前根，构成脊神经躯体运动纤维，直接支配骨骼肌运动。故脊髓前角受损时，引起同侧相应骨骼肌随意运动障碍，张力低下，反射消失，肌萎缩等，临床称软瘫。

灰质的后部狭长，称**后角**（posterior horn）（柱），内含联络神经元，又称中间神经元，接受来自后根的纤维。由后角发出的长轴突，向上组成上行传导束到脑；短轴突在脊髓各节段之间起联络作用。

脊髓胸段和上腰段的前角与后角间，灰质向外侧突出形成**侧角**（lateral horn）（柱），其内含有交感神经元的胞体。它发出的轴突随神经前根出椎管。脊髓的第2~4骶段，无侧角，但在前角的基底部，相当于胸段侧角的部位，含有副交感神经元，称骶副交感核。它发出的轴突，随脊髓神经前根出椎管。

应用解剖学要点：

脊髓灰质炎：脊髓灰质炎病毒专门感染破坏脊髓前角运动神经元胞体，多见于腰骶段脊髓前角。表现为受破坏神经元支配区域的骨骼肌（如一侧下肢）软瘫、肌张力低下、腱反射消失和逐渐肌萎缩。但感觉正常，临床称小儿麻痹。

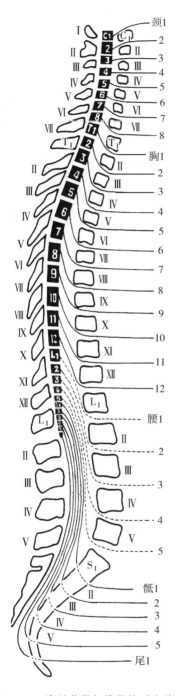

图 14-2 脊髓节段与椎骨的对应关系

（二）白质

脊髓的白质主要由密集的纵行纤维束构成。每侧白质均可借脊髓表面的沟、裂分为三个索；后正中沟和后外侧沟之间的白质，称后索（posterior funiculus）；前、后外侧沟之间的，称外侧索（lateral funiculus）；前正中裂与前外侧沟之间为前索（anterior funiculus）；各索都由多个纤维束组成。上行纤维束起自脊神经节细胞或脊髓灰质，将各种感觉信息自脊髓传至脑。下行纤维束起自脑的不同部位，止于脊髓，将脑发出的神经冲动传至脊髓。紧贴灰质边缘有一层短距离的纤维，起至均在脊髓，称固有束（proper fasciculus），固有束主要在脊髓不同节段间起联络作用，完成脊髓节段内和节段间反射活动。

脊髓的主要上行和下行纤维束有（图14-3）：

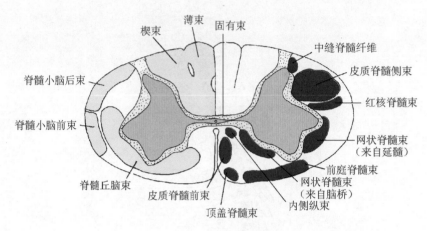

图14-3 脊髓内纤维束

1. 上行纤维束

（1）**薄束**（fasciculus gracilis 和楔束 fasciculus cuneatus）：薄束位于后索内侧，传导第5胸节以下的躯干和四肢的意识性本体觉（肌、腱、关节的位置觉和运动觉或震动觉）和精细触觉（两点辨别觉和纹理觉）冲动，故此束纵贯脊髓全长；楔束位居薄束的外侧，传导来自上半身（头面部除外）的神经冲动，故只见于第4胸节以上的脊髓。

应用解剖学要点：

脊髓后索病变时，本体觉和辨别觉的信息不能传入大脑皮质。患者闭目时，不能确定自己各关节的位置。因此，如嘱患者闭眼站立，则身体摇晃倾斜，易跌倒；患者若不借助视觉就不能说出检查者在他皮肤上所写的文字。

（2）**脊髓丘脑束**（spinothalamic tract）：位居外侧索的前部和前索中。该束起自后角，经白质前联合交叉到对侧，在外侧索和前索上升，形成脊髓丘脑束，将来自躯干和四肢的痛觉、温度觉及触压觉冲动上传入脑。

2. 下行纤维束

（1）**皮质脊髓束**（corticospinal tract）：是人类脊髓中最大的下行束。来自大脑皮质运动中枢，在延髓锥体交叉中大部分纤维交叉至对侧脊髓外侧索下行，称**皮质脊髓侧束**（lateral corticospinal tract）。未经交叉的小部分纤维，在同侧脊髓前索中下行，居前正中裂两侧，**称皮质脊髓前束**（anterior corticospinal tract）。皮质脊髓束将来自大脑皮质的神经冲动，传至脊髓前角运动神经元，管理骨骼肌的随意运动。

（2）**红核脊髓束**（rubrospinal tract）：位于侧索，在皮质脊髓侧束前方。此束起于中脑红核，纤维下行终止于前角运动神经元，参与调节肌紧张和运动协调作用。

四、脊髓的功能

（一）传导功能

脊髓是脑与躯干和四肢的感受器、效应器发生联系的枢纽，具有重要的传导功能，通过上行纤维束，将脊神经分布区的各种感觉冲动传至脑；通过下行纤维束和脊神经，将脑发出的冲动传至效应器，从而对来自体内、外的刺激产生反应。因此脊髓成为脑与脊髓低级中枢和周围神经联系的重要通道。临床上脊髓横断时，因纤维束全部阻断，脊髓失去高级中枢的调控，则损伤节段以下躯体的感觉和运动全部丧失，称为截瘫。

（二）反射功能

脊髓作为一个低级中枢，有许多反射中枢位于脊髓灰质内，通过固有束和前、后根完成一些反射活动。如排便和排尿反射、腱反射、膝反射等。在正常情况下，脊髓的反射活动始终在大脑的控制下进行。

第二节 脑

脑（brain）（图14-4）位于颅腔内，起源于胚胎时期神经管的前部，形态和功能均较脊髓复杂。人脑可分为端脑、间脑、中脑、脑桥、延髓和小脑6个部分。延髓向下经枕骨大孔连接脊髓。通常把中脑、脑桥和延髓3部分合称脑干（brain stem）。

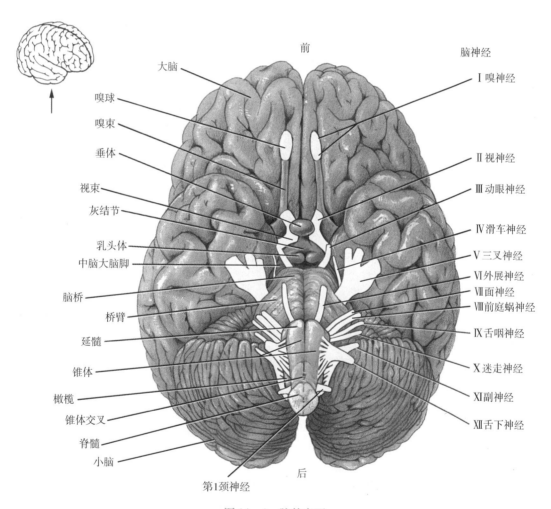

图14-4 脑的底面

一、脑干

脑干位于颅后窝，脊髓和间脑之间，自下而上由延髓、脑桥和中脑3部分组成。脑干下与脊髓相续，上和间脑相接，后方连于小脑。延髓、脑桥与小脑间的室腔，称第四脑室；它向下与脊髓中央管相接续，向上连通中脑水管。

人体解剖学

（一）脑干的外形

1. 腹侧面（图14-5）

延髓（medulla oblongata）上部膨大，下部缩细，表面有与脊髓相续的同名沟、裂。在腹侧面，延髓上部前正中裂两侧各有一纵形隆起，称锥体（pyramid）。由大脑皮质到脊髓的皮质脊髓束构成。在锥体下方，皮质脊髓束大部分纤维左、右交叉，构成锥体交叉（decussation of pyramid）。锥体外侧有一对圆形隆起，称橄榄。橄榄与锥体之间的沟内有舌下神经根穿出，橄榄背侧，自上而下依次有舌咽神经、迷走神经和副神经根丝附着。

脑桥（pons）脑桥腹侧面膨隆，称脑桥基底部，其下缘借延髓脑桥沟与延髓分界，其正中有一条纵行浅沟，称基底沟。容纳基底动脉，基底部两侧逐渐狭窄，移行为小脑中脚，两者的移行处有粗大的三叉神经根附着。桥延沟内自内向外排列有展神经、面神经和前庭蜗神经根。

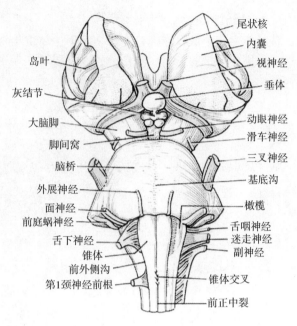

图14-5 脑干（腹面观）

中脑（mesencephalon）腹侧面有一对柱状结构，称大脑脚。两脚间的凹窝，称脚间窝，有动眼神经自窝出脑。

2. 背侧面（图14-6）

延髓上部因中央管敞开，构成第四脑室底；下部形似脊髓，其后正中沟外侧有两个纵行隆起，内侧的称薄束结节（gracile tubercle），外侧的称楔束结节（cuneate tubercle）。两者的深面分别有薄束核与楔束核。楔束结节外上方的隆起称小脑下脚，为小脑与脊髓、延髓间联系的纤维构成。脑桥的背面形成菱形窝的上半，其外侧壁为左、右小脑上脚。中脑的背面有上、下两对圆形隆起，上方一对称上

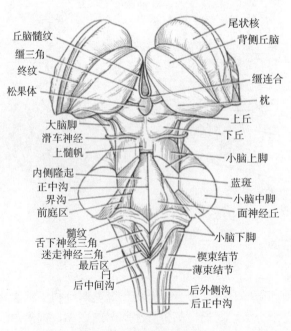

图14-6 脑干（背面观）

丘（superior colliculus），与视觉反射有关；下方一对称下丘（inferior colliculus），与听觉反射有关。滑车神经由下丘的下方穿出，绕小脑脚向前。这是唯一从脑干后面穿出的脑神经。

3. **菱形窝**（rhomboid fossa）又称第四脑室底，由延髓背侧面上部和脑桥的背侧面共同构成。中部有横行的髓纹可作为延髓与脑桥背侧面的分界线。菱形窝底正中有纵行的正中沟将其分为左、右两半，每侧又被纵行的界沟分为内、外侧两部分。内侧称内侧隆起，在髓纹以上隆起较显著的部位，称面神经丘，内隐展神经核。髓纹以下内侧隆起呈现2个三角区，内上方者，称舌下神经三角，内含舌下神经核；外下方者称迷走神经三角，内含迷走神经背核。界沟外侧的大三角区，称前庭区，其深面是前庭神经核。该区外侧有听结节，内隐蜗神经后核。

4. **第四脑室**（fourth ventricle）（图14－7）是位于脑桥、延髓和小脑间的室腔。形如四棱锥。底即菱形窝，顶朝向小脑。第四脑室向下通脊髓中央管，向上与中脑水管相通，借第四脑室正中孔和外侧孔，与蛛网膜下隙相通。

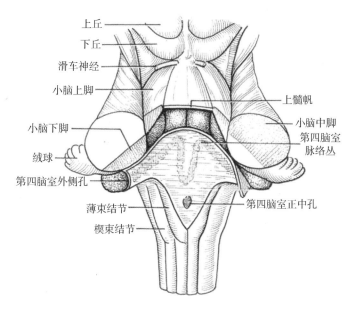

图14－7　脑干背面（第四脑室）

（二）脑干的内部结构　脑干由灰质、白质和网状结构组成。

1. **灰质**　脑干灰质配布与脊髓不同，它不形成连续的灰质柱，而是分散成团块，称神经核，其中与脑神经有关的称脑神经核（图14－8），与脑神经无关的称非脑神经核。脑神经核分两种，与运动有关者称脑神经运动核；与感觉有关者称脑神经感觉核。脑神经核的名称，多与其相连的脑神经名称一致。如与动眼神经相连的脑神经核，称动眼神经核和动眼神经副核。

各脑神经核在脑干内的位置，与其相连脑神经的连脑部位相对应，即延髓内含有与舌咽神经、迷走神经、副神经和舌下神经有关的脑神经核；脑桥内含有与三叉神经、展神经、面神经和前庭蜗神经有关的脑神经核；中脑内则含有与动眼神经和滑车神经有关的脑神经核。脑干内除脑神经核外，还有非脑神经核。如延髓中的薄束核与楔束核，与本体觉和精细触觉冲动传导有关；中脑内的黑质和红核，对调节骨骼肌张力有重要作用。

2. **白质**　主要由纤维束组成。这些纤维束多位于脑干的腹侧部和外侧部。

（1）**内侧丘系**（medial lemniscus）：脊髓后索中的薄束和楔束上行至延髓，分别止于薄束核与楔束核。由薄束核与楔束核发出的纤维，呈弓状行至中央管腹侧，并与对侧纤维相互交叉，形成内侧丘

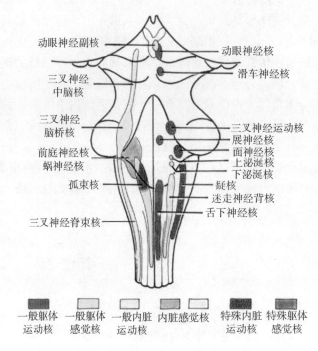

图 14 - 8　脑神经核左脑干背面的投影

系交叉。交叉后的纤维，在中线两侧折而上行，形成内侧丘系。

　　（2）**脊髓丘脑束**（spinothalamic tract）：即从脊髓上行的传导对侧躯干和上、下肢浅感觉到丘脑的纤维束，最初上行于延髓腹外侧，后转至内侧丘系背外侧。

　　（3）**三叉丘系**（trigeminal lemniscus）：系三叉神经感觉核发出的纤维，越过中线集合而成。通过脑桥和中脑与内侧丘系伴行，达背侧丘脑。

　　（4）**锥体束**（pyramidal tract）：是大脑皮质发出的控制随意运动的下行纤维束。锥体束分两部分：在脑干内的行经中陆续止于脑神经运动核，称**皮质脑干束**（tractus corticobulbaris），另一部分纤维继续下降至延髓上部构成锥体。在锥体下端，大部分纤维左、右相互交叉至对侧，形成锥体交叉。交叉后的纤维下行于脊髓外侧索，即**皮质脊髓侧束**（lateral corticospinal tract）；小部分未交叉的纤维在脊髓的前索内下行，即**皮质脊髓前束**（anterior corticospinal tract）。

　　3.　**网状结构**　在脑干中除脑神经核和其他边界明确的核团（如薄束核、楔束核、红核和黑质等）以及长距离的纤维束外，在脑干被盖部的中央区域布满纵横交织的纤维，其间散布着大小不等的神经细胞核团，这些区域称网状结构。在进化上网状结构较古老，保持着多突触联系的形态特征。在纤维联系上，网状结构接受来自各种感觉传导体系的信息，传出纤维直接或间接地联系着中枢神经的各级水平。

　　（三）**脑干的功能**

　　脑干是大脑、间脑、小脑与脊髓间信息联系必经之桥梁，是各种上、下行传导束必经之路，也是网状结构的主要部位。脑干是心血管、呼吸等重要生命中枢所在地，如延髓网状结构的某些核团与心血管、呼吸运动有关，严重损伤后可危及生命。脑干还有一些重要的反射中枢，如中脑的瞳孔对光反射中枢、脑桥的角膜反射中枢等。

　　二、小脑

　　（一）**小脑的位置和外形**（图 14 - 9）

　　小脑（cerebellum）位于颅后窝内，在脑桥和延髓的后上方。小脑的两侧部膨大，称小脑半球

（cerebellar hemisphere），中间部缩细，称小脑蚓（vermis）。在小脑半球下面，靠近小脑蚓两侧有 1 对隆起，称小脑扁桃体（tonsil of cerebellum）。

应用解剖学要点：

　　延髓在枕骨大孔处与脊髓相连，小脑扁桃体位于枕骨大孔上方、延髓的后方。当颅内病变（脑炎、肿瘤或出血）引起颅内压增高时，脑受颅腔容积所限只能向枕骨大孔突出。如小脑扁桃体向下嵌入枕骨大孔，可形成小脑扁桃体疝（枕骨大孔疝），挤压延髓的生命中枢，导致呼吸、心跳停止，危及生命。因此，对颅内压增高的患者应及早采取减压措施。

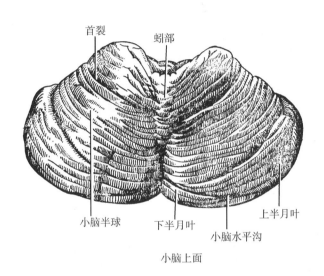

小脑上面

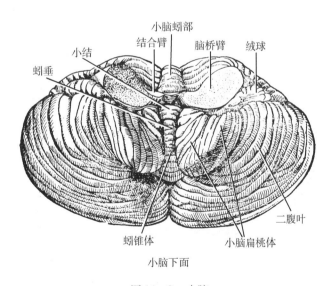

小脑下面

图 14 - 9　小脑

（二）小脑的分叶（图 14 - 10）

小脑可分为三叶，即：

1. **绒球小结叶**　位于小脑下面的前份，体积最小，与前庭有联系。因种系发生上最古老，又称为古小脑。

2. **前叶** 位于小脑上面的前份，与来自脊髓传导本体觉冲动的纤维有联系；因在种系发生上出现较早，称为旧小脑。

3. **后叶** 除古小脑和旧小脑以外的部分，主要接受大脑皮质的纤维。此叶体积最大，是随大脑的发展而变大起来的，又称新小脑。

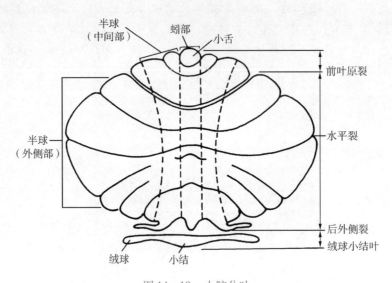

图 14 – 10　小脑分叶

（三）小脑的内部结构（图 14 – 11）

小脑的灰质和白质的分布与脊髓相反，即灰质大部集中在表面，称小脑皮质。白质在深面称小脑**髓体**。髓体内有 4 对灰质团块，总称小脑核（cerebellar nuclei）。其中最大的是齿状核。

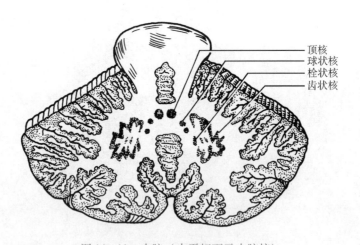

图 14 – 11　小脑（水平切面示小脑核）

（四）小脑的功能

小脑主要接受大脑、脑干和脊髓的有关运动信息，传出纤维也主要与各运动中枢有关。因此，小脑是一个重要的运动调节中枢。古小脑通过与前庭核的联系，维持身体姿势平衡。该叶病损，患者平衡失调，站立不稳，步态蹒跚。旧小脑主要与调节肌张力有关。旧小脑的病变，主要表现肌张力降低。新小脑主要调节骨骼肌运动的协调。新小脑病变，表现为小脑共济失调，即随意运动中肌肉收缩的力量、方向、限度和各肌群间的协调运动出现混乱。如跨越步态，持物时手指过度伸开，指鼻试验阳性，轮替不能等，同时有运动性震颤。由于小脑的纤维联系大多重叠，患者的小脑损伤也不会局限于某一叶，因此，上述小脑各叶的功能定位只是粗略和相对的，实际临床症状往往是复杂的。

三、间脑

间脑（diencephalon）（图14-12）位于脑干与端脑之间，由于大脑半球的高度发展，间脑大部分被大脑半球所包绕掩盖，因此间脑和端脑之间的边界不如其他脑部之间清楚。

间脑可分为背侧丘脑、后丘脑和下丘脑等。间脑中间的矢状狭窄间隙为第三脑室。

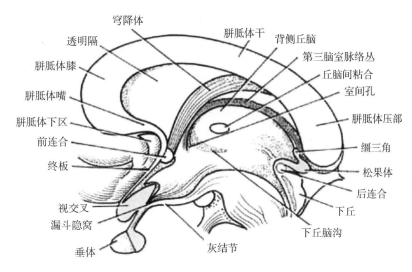

图14-12　间脑

（一）背侧丘脑

背侧丘脑（dorsal thalamus）又称丘脑，为位居间脑背侧份的一对卵圆形灰质块。丘脑被"Y"形的白质板分隔为前核群、内侧核群和外侧核群。外侧核群后部的腹侧份称腹后外侧核。全身各部的躯体性感觉冲动，都需经腹后核中继后才能传至大脑皮质。

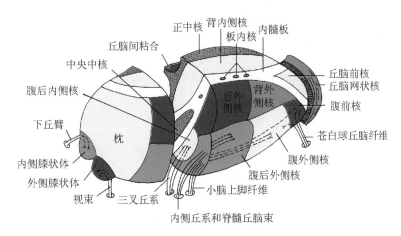

图14-13　丘脑主要核团

（二）下丘脑

下丘脑（epithalamus）（图14-14）位于丘脑前下方，由前向后包括视交叉（optic chiasma）、灰结节（tuber cinereum）、和乳头体（mamillary body），灰结节向下延伸为漏斗（infundibulum），漏斗下端连垂体（hypophysis）。

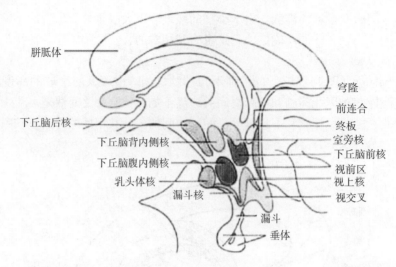

图 14-14 下丘脑的主要核团

下丘脑内含多个核群，主要特点是神经元联系广泛，有些神经元不仅能接受神经冲动，还接受血液和脑脊液的理化信息；部分神经元能合成激素，其轴突既能传导神经冲动，又能将合成的激素运送至末梢释放。

下丘脑主要核团有：**视上核**（supraoptic nucleus），位于视交叉上方。**室旁核**（paraventricular nucleus），位于第三脑室侧壁。视上核和室旁核均能分泌加压素和催产素，经各自神经元的轴突，穿过漏斗直接输送到神经垂体释放入血。

下丘脑功能：下丘脑是神经内分泌中心，它通过与垂体的密切联系，将神经调节和体液调节融为一体，调节机体的内分泌活动。它也是皮质下自主神经活动高级中枢。下丘脑除通过神经通路接受有关信息外，还可直接通过血液接受有关信息（如体温、血液成分的变化等）能有效地实现其调节功能。下丘脑与边缘系统有密切联系，从而参与情绪行为的调节（如发怒和防御反应等）。下丘脑的视交叉上核与人类昼夜节律有关，具有调节机体昼夜节律的功能。

（三）第三脑室

第三脑室（third ventricle）是位于间脑正中的矢状裂隙，其两侧壁和下壁由背侧丘脑和下丘脑构成。前部借室间孔与侧脑室相通，后经中脑水管与第四脑室相通。

四、端脑

端脑（telencephalon）是脑的最高级部位，由左、右两大脑半球组成。人类大脑半球高度发展，笼罩在间脑、中脑和小脑上面。两大脑半球间的深裂，称**大脑纵裂**（cerebral longitudinal fissure）。裂底为连接两侧大脑半球的白质板，称**胼胝体**（corpus callosum）。两大脑半球后部与小脑间的横裂，称**大脑横裂**（cerebral transverse fissure）。

（一）大脑半球的外形

大脑半球表面（图 14-15）凹凸不平，满布深浅不同的沟裂，称**大脑沟**。沟与沟间的隆起部分称**大脑回**。每侧大脑半球均分为 3 个面：即上外侧面、内侧面和下面，并借 3

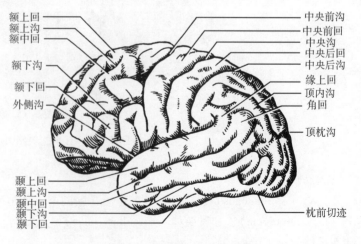

图 14-15 大脑半球上外侧面

条叶间沟分为5叶。

1. 大脑半球的叶间沟和分叶　每侧大脑半球内有三条恒定的沟，分别是：①**外侧沟**（lateral sulcus），大部在大脑半球上外侧面，是一条自前下向后上行的深裂；②**中央沟**（central sulcus），在半球上外侧面，自半球上缘中点稍后方向前下斜行，几乎到达外侧沟；③**顶枕沟**（parietooccipital sulcus），位于半球内侧面后部，自胼胝体后端稍后方，斜向后上，并略延伸至半球的上外侧面。

每侧大脑半球借助3条沟分为5叶：①**枕叶**（occipital lobe），位于顶枕沟后方；②**颞叶**（temporal lobe），位于枕叶前方，外侧沟下方；③**顶叶**（parietal lobe），位于外侧沟上方，顶枕沟和中央沟之间；④**额叶**（frontal lobe），位于外侧沟之上，中央沟前方；⑤**岛叶**（insula），隐于外侧沟深处，略呈三角形。

2. 大脑半球各面的主要沟、回

（1）上外侧面　①额叶，在中央沟前方，有与它平行的中央前沟，两沟间的大脑回，称**中央前回**（precentral gyrus）。自中央前沟中部，向前发出上、下两条大致与半球上缘平行的沟，分别称额上沟、额下沟。额上沟和额下沟，将额叶中央前回之前部分，分为上、中、下3部，分别称额上回、额中回和额下回；②颞叶，上部有一大致与外侧沟平行的颞上沟，两沟间的大脑回，称颞上回。颞上回后部外侧沟下壁处，有数条斜行短回，称**颞横回**；③顶叶，在中央沟后方，有一与它平行的中央后沟。两沟间的脑回，称**中央后回**（postcentral gyrus），围绕颞上沟末端的大脑回，称**角回**；围绕外侧沟末端的，称**缘上回**。

（2）内侧面　位于胼胝体背侧和头端的大脑回，称**扣带回**（cingulate gyrus）。扣带回中部背侧，有中央前、后回在半球内侧面的延续部，合称**中央旁小叶**（paracentral lobule）（图14–16）。

自胼胝体后端下方开始，有一弓形伸向枕叶的深沟，称**距状沟**（calcarine sulcus）。距状沟前下方，自枕叶向前伸向颞叶的沟，称侧副沟。侧副沟前部上方的大脑回，称**海马旁回**（parahippocampal gyrus）。海马旁回前端向后返曲部分，称**钩**（uncus）。扣带回、海马旁回和钩等大脑回，位于大脑半球和间脑交界处的边缘，合称**边缘叶**（limbic lobe）。

（3）下面　额叶下方有一对椭圆形的嗅球。其后端缩窄，向后延为嗅束。嗅球和嗅束与嗅觉冲动传导有关。

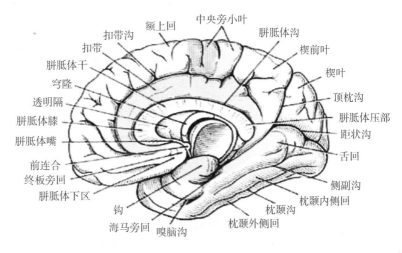

图14–16　大脑半球内侧面

（二）大脑半球的内部结构

大脑半球表面的灰质层称大脑皮层，深部的白质又称髓质，蕴藏在白质内的灰质团块为基底核，大脑半球内的腔隙为侧脑室。

1. **大脑皮质**（coxtex cerebri）　是人体运动、感觉的最高中枢和语言、意识思维的物质基础。大脑皮质占全脑重的40%，皮质的总面积约2200cm^2，大脑皮质内的神经元呈分层排列，各层细胞的形态和大小各异。大脑皮质的不同局部区域间存在着皮层厚度、细胞层次以及纤维联系等差别。这种结构的区别，反映了功能的不同。人类在长期进化过程和自身实践活动中，通过感觉器官接受不同的刺激，在大脑皮质的一定部位形成反映。于是大脑皮质的某些部位，逐渐形成接受某刺激，并完成某一反射活动的较集中区域，这些区域的大脑皮质，便相对地形成特定功能，称大脑皮质的功能定位。具有临床实践意义的功能区有（图14-17，18）。

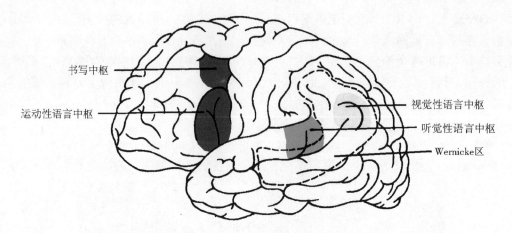

图14-17　大脑皮质的功能区（上外侧面）

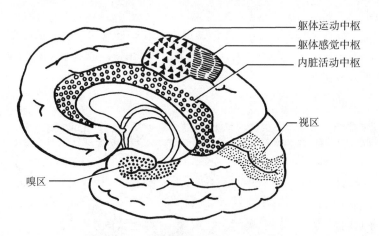

图14-18　大脑皮质的功能区（内侧面）

（1）第Ⅰ躯体运动区（first somatic motor area）（图14-19）：主要位于中央前回和旁中央小叶前部，此区对躯体运动的控制有下列特征：①交叉性，即一侧皮质运动区支配另一侧躯体肌，但头面部支配为双侧性；②功能定位精细，一定部位皮质支配一定部位的肌，其定位安排呈身体的倒影：即下肢代表区在中央前回上部和中央旁小叶前部，上肢在中间，头面部在底部，但头面部代表区的内部安排呈正立位；③运动代表区的大小与运动的精细程度有关，运动愈精细、愈复杂部位，在皮质运动区内所占范围愈大。如手和五指所占区域几乎与整个下肢所占区域大小相等。

除中央前回外，大脑皮质内还有第Ⅱ躯体运动区、运动辅助区等。动物实验中刺激这些区域，可引起一定的肢体运动，反应为双侧性。

（2）第Ⅰ躯体感觉区（first somatic sensory area）（图14-20）：主要位于中央后回和旁中央小叶后部，接受对侧半背侧丘脑腹后核传入的浅、深感觉纤维。其投射特征是：①交叉管理，一侧半身浅，深感觉投射到对侧半球的中央后回；②身体各部在中央后回的投射呈倒置的人形，即自中央旁小叶开始依次是下肢、躯干、上肢、头颈的投射区。但头颈投射正置；③身体感觉灵敏的部位在投射区面积大如手指、唇、舌的投射区最大。

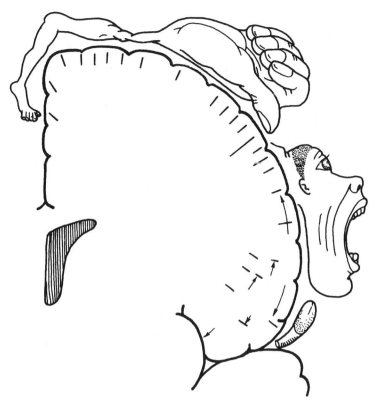

图 14-19　人体各部在第Ⅰ躯体运动区的定位

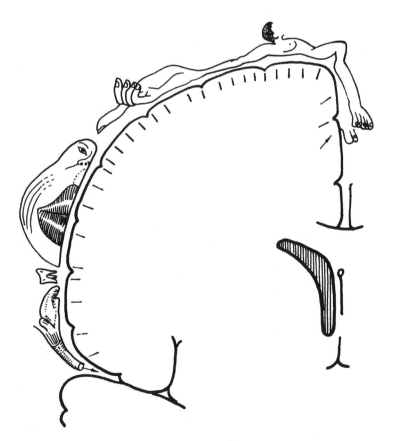

图 14-20　人体各部在第Ⅰ躯体感觉区的定位

（3）**视觉区**（visual area）：位于枕叶内侧面，距状沟上、下的皮质区。一侧视区接受同侧视网膜颞侧半和对侧视网膜鼻侧半的纤维经外侧膝状体中继传来的视觉信息。一侧视区损伤，可引起双眼视野同向性偏盲。

（4）**听觉区**（auditory area）：位于颞横回。听觉投射呈双侧性，即一侧听觉区接受双侧耳蜗听觉感受器传来的冲动，但以对侧为主。所以一侧听区损伤，可使双侧听力下降，但不会完全耳聋。

（5）**嗅觉区**（olfactory area）**与味觉区**（gustatory area）：嗅觉在大脑皮质的投射区位于边缘叶前底部。味觉投射在中央后回头面部感觉区下方。

（6）**语言区**：语言功能是人类在社会历史发展中逐渐形成的，为人类大脑皮质所特有。凡不是由听觉、视觉或骨骼肌运动障碍而引起的语言缺陷，均称失语症。语言区主要有四个：①**听觉性语言中枢**，位于缘上回。此区受伤后，听觉虽无障碍，但不能理解其语言意思，称感觉性失语；②**视觉性语言中枢**，位于角回，接近视区。此区受损，病人视觉无障碍，但不能阅读和理解文字符号的意义，称失读症；③**书写中枢**，位于额中回后部。此区受损，手虽能运动，但丧失了书写文字符号的能力，称失写症；④**运动性语言中枢**，位于额下回后部。此区受损，喉肌不瘫痪，能发音，但不能将音节、词组等组成表达思维活动的语言，称运动性失语症。

语言活动中枢常集中在一侧大脑半球，此称语言中枢的优势半球。临床证明，习惯用右手的人（右利者），其优势半球在左侧，因此左侧颞叶受损可发生感觉失语症。这种优势现象仅在人类存在。一侧优势的现象充分说明人类两侧大脑半球的功能是不对称的。左侧半球语言活动功能占优势，而右侧半球非词语性认识占优势。这种优势是相对的，应该说左右半球各有优势，在完成高级神经精神活动中同等重要。两半球间只是互相协调和配合的关系。从整体上看，没有绝对的优势半球。

2. **基底核**（图 14 – 21）为埋藏于大脑半球基底部髓质内的灰质团的总称，因位置靠近脑底而得名。基底核包括尾状核、豆状核、屏状核和杏仁体等。豆状核和尾状核又合称**纹状体**（corpus striatum）。

（1）**尾状核**（caudate nucleus）：呈"C"弯曲的蝌蚪状，从 3 面环绕背侧丘脑。其前部膨大称头，中间较细称体，后部缩细称尾。尾状核头、体两部均位于背侧丘脑背外侧，尾绕过背侧丘脑后端折而向前，末端与杏仁体相连。

（2）**豆状核**（lentiform nucleus）：位于背侧丘脑外侧，被穿行其中的纤维分隔 3 部分：外侧部最大，称壳；内侧的两部合称苍白球。尾状核头部与豆状核之间借白质纤维相连，外观呈条纹状，故两者合称纹状体。从种系发生上来看，苍白球发生较早，称旧纹状体。尾状核和壳发生较晚，合称新纹状体。

（3）**杏仁体**（amygdaloid body）：连于尾状核末端，属边缘系统的一部分，其功能与内脏活动、行为和情绪活动有关。

纹状体是锥体外系的组成部分，其功能主要是参与随意运动的稳定，肌紧张的控制

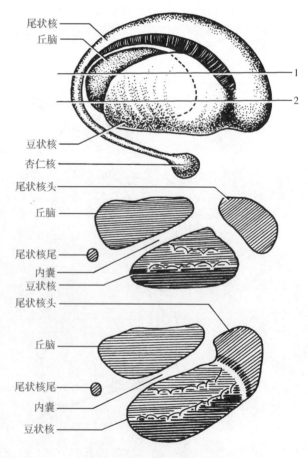

图 14 – 21　基底核和丘脑

以及本体传入冲动的处理，在调节躯体运动中起到重要作用。临床上，纹状体病变出现两种综合征：①运动减少综合征：病变在旧纹状体，表现为肌张力增高、运动减少、表情呆板和静止性震颤等；②运动增多综合征：病变在新纹状体，表现为肌张力低下、上肢和头部出现不自主、无目的的运动，称舞蹈病。

3. 大脑髓质（cerebral medullary substance） 大脑半球的髓质由大量神经纤维束组成（图 14 - 22）。髓质中的纤维结构复杂，大体可分为下列 3 种：

（1）**联络纤维**：是联络同侧大脑半球各叶间、各回间的往返纤维。

（2）**联合纤维**：是联系左、右大脑半球的纤维。主要有胼胝体。

（3）**投射纤维**：是联系大脑皮质与皮质下中枢（包括基底核、间脑、脑干和脊髓）的上、下行纤维，总称投射纤维。这些纤维出入大脑半球时，经过背侧丘脑、尾状核与豆状核之间，在此集中成一个厚的白质板，称内囊（internal capsule）（图 14 - 23）。在端脑水平切面上，内囊呈开口向外的"＞＜"状。通常把尾状核头和豆状核之间的部分，称内囊前肢；豆状核和背侧丘脑间的部分，称内囊后肢，内含有皮质脊髓束和丘脑皮质束；内囊前、后肢的相接部分叫内囊膝，含有皮质核束。

应用解剖学要点：

　　内囊是投射纤维高度集中的区域，所以此处的病灶即使不大，亦可导致严重的后果。临床上脑出血大多发生在内囊附近，血肿阻断了投射纤维，患者出现①对侧半身深、浅感觉障碍，即偏身感觉障碍（丘脑中央辐射受损）；②对侧半身随意运动障碍，即偏瘫（皮质脊髓束、皮质核束受损）；③双眼同向偏盲（视辐射受损）的"三偏"症状。此即临床所谓的脑血管意外，俗称"中风"。

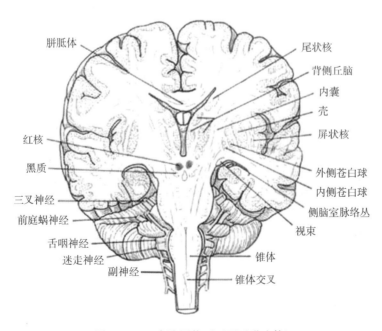

图 14 - 22　大脑冠状面（通过乳头体）

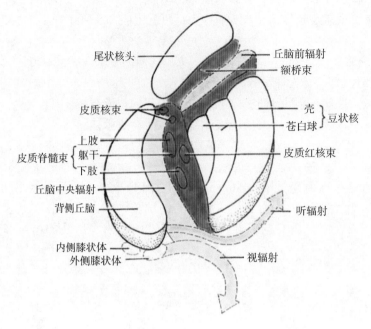

图 14 - 23　右侧内囊的水平面切面图（示主要纤维束的分布）

4. 侧脑室（图 14 - 24）　位于大脑半球深面的左、右对称的腔隙，内含透明脑脊液。侧脑室略呈 "C" 形，其伸向额叶的部分称前角；伸向枕叶的部分称后角；伸向颞叶的部分最长，称下角。三角相遇在顶叶内，称中央部。两侧前脚各借室间孔与第三脑室相通。侧脑室脉络丛位于中央部和下角内，它不断分泌脑脊液。

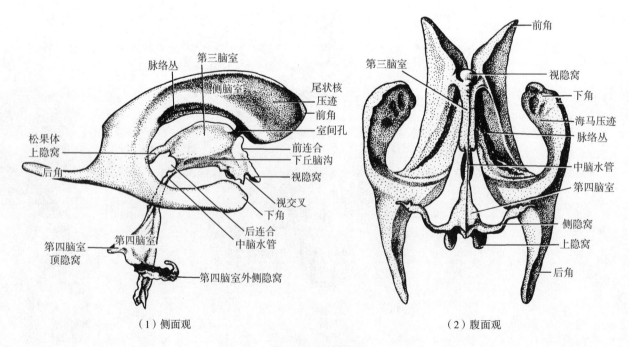

（1）侧面观　　　　　　　　　　　　　　　　（2）腹面观

图 14 - 24　侧脑室

（三）边缘系统

大脑的扣带回、海马旁回、钩以及海马等合称边缘叶。边缘系统由边缘叶及与其密切联系的皮层下结构共同组成。主要与内脏活动、情绪反应、记忆和性功能有关，所以有"内脏脑"之称。

【复习思考题】

1．简述脊髓的形态结构。

2．试述大脑皮质主要功能中枢的位置及其损伤后可能出现的症状。

3．简述内囊的位置、组成。若一侧内囊损伤，病人会出现什么功能障碍？简述引起这些症状的原因。

（雍刘军）

第十五章 脑和脊髓的被膜、血管及脑脊液循环

第一节 脑和脊髓的被膜

脑和脊髓的外面都包有三层被膜，由外向内依次为硬膜、蛛网膜和软膜。这些被膜对脑和脊髓有保护、支持作用。

一、硬膜

厚而坚韧，由致密结缔组织构成，其包被于脑的部分，称硬脑膜；包被于脊髓部分，称硬脊膜。

（一）硬脊膜

硬脊膜（spinal dura mater）（图 15 - 1）呈管状包裹着脊髓，上端紧附于枕骨大孔边缘，与硬脑膜相续；下端在第 2 骶椎以下包裹终丝，末端附于尾骨。硬脊膜与椎管内面骨膜之间有一腔隙，称硬膜外隙（epidural space）。隙内除有脊神经根通过外，含有静脉丛和大量脂肪。硬膜外隙不与颅内相通，略呈负压。临床上硬脊膜外麻醉即是将麻醉药注入此隙，以阻滞脊神经传导。

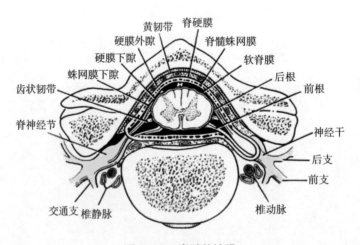

图 15 - 1 脊髓的被膜

（二）硬脑膜

硬脑膜（cerebral dura mater）包在脑外面，坚厚而光泽，在枕骨大孔处与硬脊膜相连。硬脑膜与硬脊膜相比，有以下特点：

1. 硬脑膜由两层构成，两层之间布有硬脑膜神经和血管。硬脑膜外层成自颅骨内面的骨膜。因此，硬脑膜外面无硬脑膜外隙。

2. 硬脑膜与颅骨内面的连接各部不尽相同。与颅顶骨连结较疏松，与颅底的连结紧密。因此，颅顶部外伤时，易在颅骨与硬脑膜间形成硬脑膜外血肿；颅底骨折时，易连同硬脑膜和蛛网膜一起撕裂，造成严重的脑脊液外漏。

3. 硬脑膜在某些部位，内层折叠形成不同形态的板状结构伸入脑间，对脑有承托和固定作用。主要有：①大脑镰（cerebral falx）呈镰刀状伸入大脑纵裂内；②小脑幕（tentorium of cerebellum）呈半月形伸入大脑半球和小脑之间，前缘中部游离，为近似半圆形的凹陷边缘，其前方恰对中脑。当颅内压升高时，海马旁回及钩可被挤向小脑幕切迹下，压迫中脑，形成危及生命的小脑幕切迹疝。

4. 硬脑膜在某些部位两层分开，内面衬有内皮细胞，构成特殊的颅内静脉管道，称**硬脑膜窦**（dural sinuses）（图15-2），脑的静脉直接注入窦内。硬脑膜窦无静脉瓣，窦壁不含平滑肌，无收缩性，故硬脑膜窦损伤时出血较多，易形成颅内血肿。主要的硬脑膜窦有：①**上矢状窦**（superior sagittal sinus）位于大脑镰上缘，自前向后汇入窦汇。②**直窦**（straight sinus）位于大脑镰和小脑幕结合处，向后注入窦汇。上矢状窦和直窦在枕内隆凸处汇合扩大，称窦汇。③**横窦和乙状窦** 横窦（transverse sinus）成对，位于小脑幕后缘（横窦沟内），其外侧端向前续乙状窦。乙状窦（sigmoid sinus）成对，位于乙状窦沟内，是横窦的延续，在颈静脉孔处移行为颈内静脉。④**海绵窦**（cavernous sinus）位于蝶骨体两侧，内有许多海绵状的结缔组织，故称海绵窦。在硬脑膜中，海绵窦与周围结构的联系和交通最为广泛。海绵窦向前经眼静脉与面静脉相通，向后借岩上、下窦通入横窦、乙状窦或颈内静脉。两侧的海绵窦借小支相通。海绵窦的外侧壁内面有动眼神经、滑车神经、三叉神经的眼神经通过。窦腔内有颈内动脉和展神经穿行。面部静脉与眼静脉相互交通，所以面部感染可蔓延至海绵窦，引起海绵窦炎症和血栓的形成，因而累及上述神经，出现相应的症状。

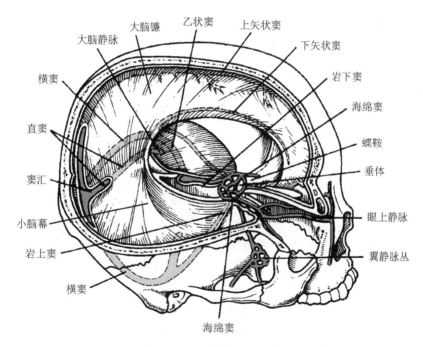

图 15-2 硬脑膜及静脉窦

硬脑膜窦血液流向归纳如下：

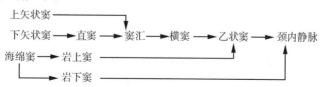

二、蛛网膜

蛛网膜（arachnoid mater）位于硬膜和软膜之间，为被覆脑和脊髓的半透明薄膜，缺乏神经和血管。蛛网膜与软膜间的间隙，称蛛网膜下隙（subarachnoid space），隙内充满脑脊液。蛛网膜下隙在某些部位扩大，称蛛网膜下池。在颅腔内，较重要的蛛网膜下池有小脑延髓池，位于小脑和延髓背面之间，第四脑室内的脑脊液借正中孔和两个外侧孔流入此池，临床上可经枕骨大孔进针作小脑延髓池穿刺；在脊髓圆锥下端与第2骶椎平面间有终池。终池内有马尾、终丝和脑脊液，临床采取脑脊液时，在此处进行穿刺。

蛛网膜在上矢状窦两侧形成许多细小突起，突入上矢状窦内，称蛛网膜粒（arachnoid granulations）（图15－3）。脑脊液通过蛛网膜粒渗入上矢状窦内。这是脑脊液回流静脉的途径。

三、软膜

软膜（pia mater）薄而透明，富含血管，紧贴脊髓和脑表面，并深入其沟、裂。按位置分别称为软脊膜和软脑膜。软脊膜自脊髓圆锥以下形成终丝。软脑膜血管在脑室某些部位形成毛细

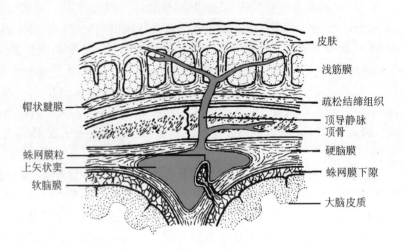

图15－3　蛛网膜粒与硬脑膜窦

血管丛。毛细血管丛与覆盖在其表面的软脑膜和室管膜上皮共同突入脑室，形成脉络丛，是产生脑脊液的主要结构。

第二节　脑和脊髓的血管

一、脑的血管

（一）脑的动脉

脑的动脉（图15－4）主要来自颈内动脉和椎动脉。颈内动脉供应大脑半球前2/3和部分间脑。椎动脉供应大脑半球后1/3、部分间脑及脑干和小脑。故临床上常把脑动脉分归两个系统，即颈内动脉系和椎—基底动脉系。此两系动脉分支可分为皮质动脉和中央动脉两类：皮质动脉较短，营养大脑皮质和大脑髓质浅部；中央支细长，供应髓质深部、基底核、内囊和间脑等深部结构。

1. 颈内动脉（internal carotid artery）起自颈总动脉，向上经颈动脉管入颅腔，前行穿过海绵窦至视交叉外侧，陆续发出分支。其主要分支有眼动脉、大脑前动脉和大脑中动脉等。大脑前动脉（anterior cerebral artery）（图15－5）位于大脑纵裂内，在胼胝体背侧向后走行，分支分布于大脑半球枕叶以前的内侧面及上外侧面上部。大脑中动脉（middle cerebral artery）（图15－6）可视为颈内动脉的直接延续，向外行进入外侧沟，分支分布于大脑半球上外侧面大部。大脑中动脉起始段发出一些细小的中央支（图15－7），垂直向上进入脑实质，营养尾状核、豆状核、内囊膝和后肢的前部。因血流动力学关系，在动脉硬化和高血压时容易破裂，而导致脑出血，因此有"出血动脉"之称。

应用解剖学要点：

大脑中动脉粗大，供血量占大脑半球的80%，其皮质支供应许多重要中枢，如躯体运动、躯体感觉和语言中枢，而中央支又供应内囊等处。一旦栓塞或破裂，都可产生严重的临床症状。

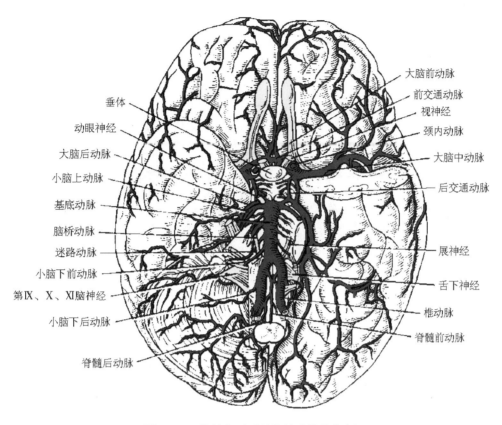

垂体
动眼神经
大脑后动脉
小脑上动脉
基底动脉
脑桥动脉
迷路动脉
小脑下前动脉
第Ⅸ、Ⅹ、Ⅺ脑神经
小脑下后动脉
脊髓后动脉

大脑前动脉
前交通动脉
视神经
颈内动脉
大脑中动脉
后交通动脉
展神经
舌下神经
椎动脉
脊髓前动脉

图 15－4　脑的底面（示脑的动脉及分支）

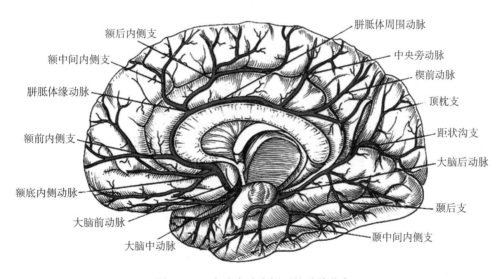

额后内侧支
额中间内侧支
胼胝体缘动脉
额前内侧支
额底内侧动脉
大脑前动脉
大脑中动脉

胼胝体周围动脉
中央旁动脉
楔前动脉
顶枕支
距状沟支
大脑后动脉
颞后支
颞中间内侧支

图 15－5　大脑半球内侧面的动脉分布

　　2.　**椎动脉**（vertebral artery）（图 15－8）经枕骨大孔入颅，在脑桥基底部左、右椎动脉合成一条**基底动脉**。基底动脉沿脑桥腹侧正中行走，至脑桥上缘分为左、右大脑后动脉。**大脑后动脉**（posterior cerebral artery）是基底动脉的终末支，皮质支分布于颞叶的内侧面和底面及枕叶，中央支供应背侧丘脑、内外侧膝状体、下丘脑等。椎动脉和基底动脉沿途发出分支，供应脊髓、小脑和脑干。

　　3.　**大脑动脉环**又称 Willis 环（图 15－8）。由大脑后动脉、后交通动脉、颈内动脉、大脑前动脉

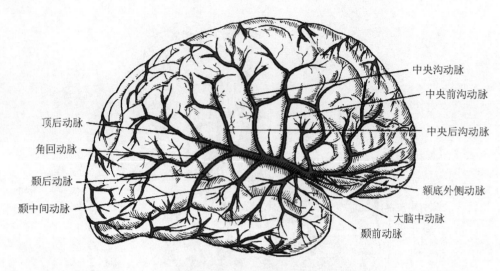

中央沟动脉
中央前沟动脉
中央后沟动脉
额底外侧动脉
大脑中动脉
颞前动脉

顶后动脉
角回动脉
颞后动脉
颞中间动脉

图 15 - 6　大脑半球外侧面的动脉分布

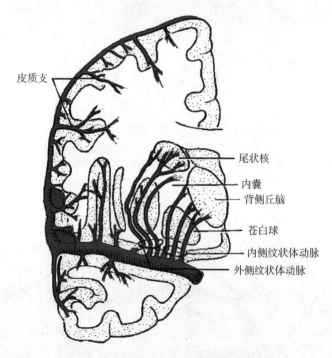

皮质支

尾状核
内囊
背侧丘脑
苍白球
内侧纹状体动脉
外侧纹状体动脉

图 15 - 7　大脑中动脉的皮质支和中央支

和前交通动脉在脑底吻合而成。该环将颈内动脉系和椎—基底动脉系连接起来，使左、右大脑半球的动脉相联合。大脑动脉环是一个潜在的侧支循环结构，环的血流都循各自动脉的流向。只有当某一支动脉栓塞或发育不良时，才可能通过动脉环，血液重新分配，以补偿缺血部分。可见大脑动脉环主要对脑血管供应起调节和代偿作用。

（二）脑的静脉

大脑静脉（图 15 - 9）不与动脉伴行，可分为深、浅两组。浅静脉收集大脑皮质及大脑髓质浅部的静脉血，注入邻近硬脑膜窦。深静脉收集大脑髓质深部、基底核、内囊、间脑及脑室脉络丛的静脉血，最后汇成一条大脑大静脉，向后注入直窦。

脑的浅静脉之间，浅、深静脉间都有较多的吻合，所以脑静脉梗阻时，比较容易建立侧支循环，一般不会发生严重的血流障碍。

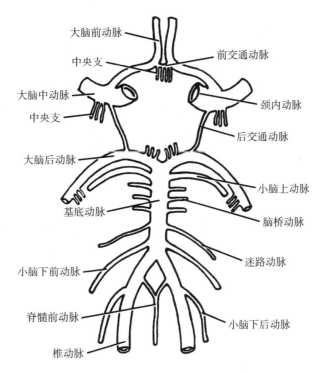

图 15 - 8　大脑动脉环及中央支

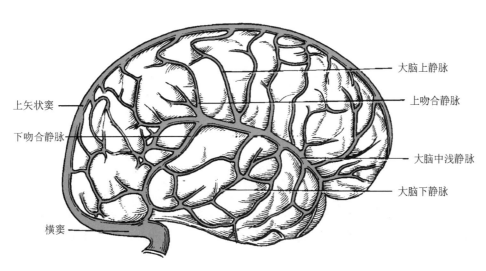

图 15 - 9　大脑浅静脉

二、脊髓的血管

（一）脊髓的动脉

脊髓的动脉（图 15 - 10）有两个来源：①来自椎动脉发出的**脊髓前动脉**和**脊髓后动脉**。左右脊髓前动脉合成一条，沿前正中裂下行，左右脊髓后动脉分别沿后外侧沟下降；②来自一些节段性动脉，如肋间后动脉、腰动脉、骶外侧动脉等的脊髓支，伴脊神经入椎管吻合脊髓前后动脉，使细小的脊髓前后动脉在下行过程中，不断得到节段性动脉的增补，以营养脊髓。

由于脊髓的动脉供应有两个不同的来源，在某些部位，若两个来源的血液供应不够充分，就容易使脊髓发生局部坏死。这常见于两个不同来源血供的移行地带，称"危险区"，如第 1～4 胸节和第 1 腰节的腹侧面。

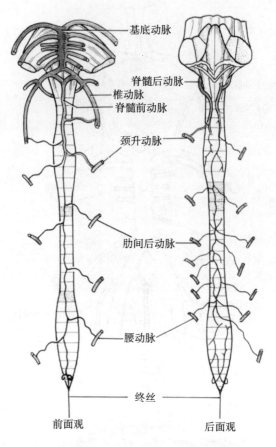

图 15 - 10　脊髓的动脉

（二）脊髓的静脉

分布情况大致和动脉相同。回收的静脉血注入硬膜外隙的椎内静脉丛，再转入椎管外的静脉，返回心。

第三节　脑脊液及其循环

脑脊液（cerebral spinal fluid）（图 15 - 11）是一种无色透明液体，充满于脑室和蛛网膜下隙内。成人总量约为 150ml 左右。脑脊液主要由脑室脉络丛产生，最后进入血液。正常脑脊液呈动态平衡，其循环途径可简述如表 15 - 2。

表 15 - 2　脑脊液循环途径

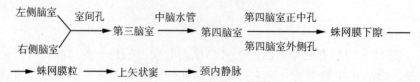

脑脊液循环发生障碍时，可引起脑积水或颅内压升高。

脑脊液有运送营养物质、带走代谢产物、缓冲压力，减少震荡和保护脑、脊髓的作用。正常脑脊液有较恒定的化学成分和细胞数，脑的某些疾病可改变脑脊液的成分，因此，临床上检查脑脊液，可以帮助诊断疾病。

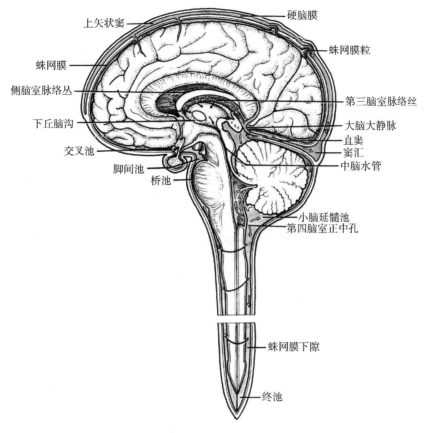

图 15 – 11　脑脊液循环模式图

上矢状窦　　硬脑膜
蛛网膜　　蛛网膜粒
侧脑室脉络丛　　第三脑室脉络丝
下丘脑沟　　大脑大静脉
交叉池　　直窦
脚间池　　窦汇
桥池　　中脑水管
　　小脑延髓池
　　第四脑室正中孔
蛛网膜下隙
终池

第四节　血 – 脑屏障

在中枢神经内，毛细血管内的血液与脑组织之间，具有一层选择性通透性作用的结构，这层结构称血 – 脑屏障（blood brain barrier）（图 15 – 12）。血 – 脑屏障的结构基础是：连续性毛细血管的内皮、内皮细胞间的紧密连接、内皮基膜和胶质细胞突起形成的胶质膜（脚板）。

血 – 脑屏障具有阻止有害物质进入脑组织，维持脑组织内环境的相对稳定，以实现其生理功能。临床选用药物治疗脑部疾病时，必须考虑其通过血—脑屏障的能力，才能达到预期效果。

应用解剖学要点：

脑屏障的功能意义表现在两个方面：在正常情况下，使脑和脊髓不致受到内、外环境各种物理化学因素的影响而维持相对稳定的状态。在脑屏障受到损伤（如外伤、炎症、血管病）时，脑屏障的通透性增高或降低，使脑和脊髓的神经细胞直接受到各种致病因素的攻击，将导致脑水肿、脑出血、免疫异常和使原有病情加重等严重后果。

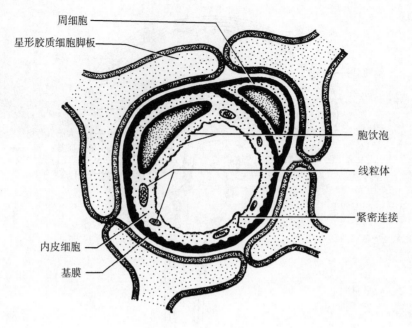

图 15 - 12　血 - 脑屏障

【复习思考题】

1. 简述脑和脊髓的 3 层被膜及所形成的重要结构。

2. 试述脑脊液的产生、循环途径及其功能。

3. 简述供应脑和脊髓的动脉来源。

4. 试述血脑屏障的结构和临床意义。

（米永杰）

第十六章　脑和脊髓的传导通路

人体感受器接受内、外环境的各种刺激所产生的神经冲动，分别通过神经系统内不同神经元链自周围传至大脑皮质或其他高位中枢；而自脑的各级中枢发出的神经冲动，也通过神经元链，到达躯体和内脏的各效应器。这种由特定的神经元通过突触连成的神经元链，在脑和脊髓中传导不同感觉和运动的路径，称中枢神经传导通路。中枢神经传导通路包括感觉传导通路和运动传导通路两类。感觉传导通路包括本体感觉、痛觉、温度觉、触觉、视觉、听觉、嗅觉和味觉等传导通路。运动传导通路又可分为锥体系和锥体外系。

第一节　感觉传导路

一、本体感觉传导通路

本体感觉又称深感觉（图16－1）。传导来自肌、腱、关节的位置觉，运动觉、振动觉和皮肤的精细触觉（辨别两点间距离和物体的纹理粗细）。此传导路由3级神经元组成。

第1级神经元胞体位于脊神经节内，其周围突布于肌、腱、关节和皮肤的感受器。中枢突经脊神经后根入同侧脊髓后索。其中来自第5胸节段以下的纤维组成薄束；来自第4胸节段以上纤维组成楔束。薄束和楔束纤维上行进入延髓，分别终止于延髓的薄束核和楔束核。

第2级神经元胞体位于薄束核和楔束核，由两核内神经元发出的

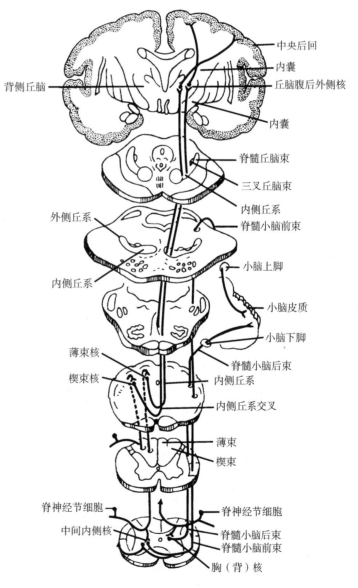

图 16－1　躯干、四肢本体感觉和精细触觉传导通路

中央后回
内囊
丘脑腹后外侧核
内囊
脊髓丘脑束
三叉丘脑束
内侧丘系
脊髓小脑前束
小脑上脚
小脑皮质
小脑下脚
脊髓小脑后束
内侧丘系
内侧丘系交叉
薄束
楔束
脊神经节细胞
脊髓小脑后束
脊髓小脑前束
胸（背）核
背侧丘脑
外侧丘系
内侧丘系
薄束核
楔束核
脊神经节细胞
中间内侧核

2级纤维，向前绕中央管腹侧，在中线上左右交叉，形成内侧丘系。内侧丘系向上经脑干，终止于丘脑腹后外侧核。

第3级神经元胞体位于丘脑腹后外侧核，由腹后外侧核发出3级纤维，经内囊后肢投射到中央后回上2/3部和中央旁小叶后部。

此传导通路损伤，引起肢体本体感觉和精细触觉丧失或减退。如脊髓后索损伤的患者，则不能感知肢体的空间位置和姿势，靠视觉行走，闭目后则容易倾倒。同时两点定位觉也丧失。

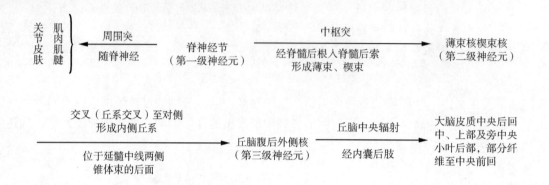

二、痛、温觉和粗触觉传导通路

痛、温觉和粗触觉，又称浅感觉（图16－2），由3级神经元组成。

（一）躯干、四肢的痛、温觉和粗触觉传导通路

第1级神经元胞体位于脊神经节，周围突随脊神经分布于躯干和四肢皮肤的痛、温度及触觉感受器；中央突组成后根入脊髓后角，与后角神经元形成突触。

第2级神经元胞体位于后角，由后角内神经元发出纤维，先向对侧斜升1~2个脊髓节段，至对侧外侧索前部和前索，形成脊髓丘脑束，经脊髓、脑干上行，止于丘脑腹后外侧核。

第3级神经元胞体位于丘脑腹后外侧核，由该核发出的纤维经内囊后肢投射到中央后回的上2/3部及中央旁小叶后部。

该传导通路一侧损伤，患者表现受损平面对侧1~2节段以下痛温觉消失。一般认为传导痛温觉纤维走在脊髓丘脑束的外侧索部分，传导粗触觉纤维走在脊髓丘脑束前索部分。皮肤触觉有两条路传导，因此，单纯后索或外侧索损伤，触觉往往不消失。

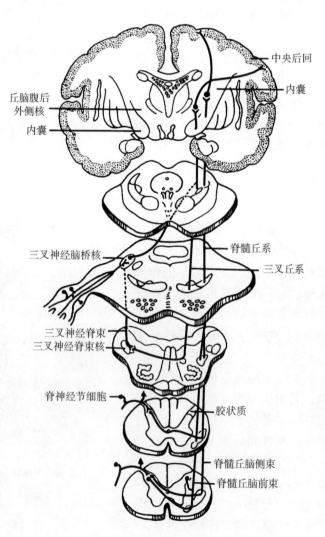

图16－2 痛、温度、触（粗）觉传导通路

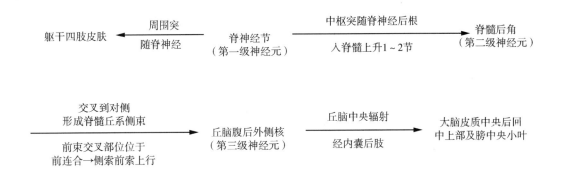

（二）头面部的痛、温觉和触觉传导通路

第1级神经元胞体位于三叉神经节内。其周围突经三叉神经布于头面部的痛、温觉和触觉感受器；中枢突经三叉神经根入脑，终于同侧三叉神经感觉核群内。

第2级神经元胞体位于三叉神经感觉核群内，由该核群发出纤维，在脑干内左、右相互交叉至对侧，伴内侧丘系上升，终于背侧丘脑腹后内侧核。

第3级神经元胞体位于丘脑腹后内侧核，由该核发出的第3级纤维，经内囊后肢投射到中央后回的下1/3部。

三、浅、深感觉传导通路的对比分析

（一）浅、深感觉传导通路的共同要点

1. 交叉传导，即左侧半身的感觉，传导到右侧中央后回；右侧半身的感觉，传至左侧中央后回。

2. 经过内囊，全身感觉都集中地通过内囊后肢，如一侧内囊损伤，可出现对侧偏身感觉障碍；

3. 由3级神经元构成。

（二）浅、深感觉传导通路的主要区别

各传导束具有不同的交叉部位：

1. 躯干、四肢浅感觉，传入脊髓，经后角换神经元后立即交叉到对侧上升。

2. 深感觉传入脊髓后，在同侧后索上升到延髓，经薄束核、楔束核换神经元后再交叉到对侧上升。

3. 头面部浅感觉在脑干内交叉到对侧上升。

4. 触、压觉传入脊髓后，一部分在脊髓内交叉，一部分上升到延髓才交叉。

由于上述感觉传导路的交叉部位不同，在神经系统不同部位损伤，则出现不同症状。例如：脊髓半横断损伤，出现本侧损伤平面以下本体觉丧失和对侧痛温觉丧失，而触压觉丧失不明显。如果脊髓白质前连合损伤（如脊髓空洞症），则出现两侧损伤平面痛温觉丧失，但本体觉和触压觉不丧失。

四、视觉传导通路和瞳孔对光反射通路

（一）视觉传导通路

视觉传导通路（图16-3）由3级神经元组成。双极细胞为视觉传导通路的第1级神经元。节细胞为第2级神经元，其轴突在视神经盘处集合成视神经。视神经形成交叉后，延为视束。在视交叉中，来自两眼视网膜鼻侧的纤维交叉，交叉后加入对侧视束。因此，左侧视束含有来自两眼视网膜左侧半的纤维，右侧视束含有来自两眼视网膜右侧半的纤维。视束绕大脑脚向后，主要终止于外侧膝状体。第3级神经元胞体在外侧膝状体内，由外侧膝状体发出纤维组成视辐射（optic radiation），经内囊后肢投射到端脑距状沟上下的视区（纹区），产生视觉。

当眼球固定向前平视时，所能看到的空间范围，称视野。每一眼的视野都可分为鼻侧和颞侧两部分。由于眼球屈光物质的作用，一眼鼻侧视野的物像投射到该眼视网膜颞侧部；而颞侧视野的物像，则投射到视网膜鼻侧部（图16－3）。

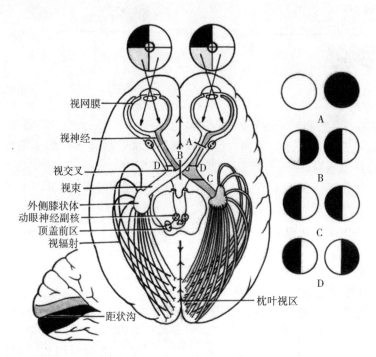

视网膜
视神经
视交叉
视束
外侧膝状体
动眼神经副核
顶盖前区
视辐射

枕叶视区

距状沟

图16－3　视觉传导通路

应用解剖学要点：

视觉传导通路的不同部位损伤，临床表现不同。①侧视神经损伤，伤侧眼全盲，患侧直接对光反射消失，间接对光反射存在；②视交叉中交叉纤维损伤可致双眼视野颞侧半偏盲；③一侧视束完全损伤时，则引起同侧眼的鼻侧半视野偏盲，对侧眼颞侧半视野偏盲。

（二）瞳孔对光反射通路

光照一侧瞳孔，引起两眼瞳孔缩小的反应称为瞳孔对光反射（图16－3）。光照侧的反应称为直接对光反射，未照射侧的反应称间接对光反射。瞳孔对光反射的通路如下：视觉传导通路中部分纤维离开视束到达中脑顶盖前区，由此发出纤维联系双侧动眼神经副核，该核的传出纤维随动眼神经出脑。在睫状神经节换神经元后，节后纤维支配瞳孔括约肌和睫状肌。借此完成瞳孔对光反射和晶状体的调节。瞳孔对光反射在临床上有重要意义，反射消失，可能预示病危。

第二节 运动传导路

运动传导通路是从大脑皮质到骨骼肌之间的神经联系，主要管理骨骼肌的运动，包括锥体系（pyramidal system）和锥体外系（extrapyramidal system）两部分。

一、锥体系

锥体系是最重要的下行传导通路，主要管理骨骼肌的随意运动。由上、下两级运动神经元组成。上运动神经元由位于中央前回和中央旁小叶前部的巨型锥体细胞组成。其轴突组成锥体束下行，其中终止于脑干躯体运动核的纤维称皮质核束；下行终止于脊髓前角细胞的纤维称皮质脊髓束。下运动神经元的胞体位于脑神经运动核和脊髓前角细胞，其轴突参与周围神经的组成。

（一）皮质脊髓束

皮质脊髓束（corticospinal tract）（图16-4）为支配躯干和四肢随意运动的锥体系纤维。由位于中央前回上2/3部和中央旁小叶前部神经元的轴突构成，下行经过内囊、大脑脚、脑桥腹侧部，至延髓聚集成锥体。在锥体下端，大部分纤维（约75%～90%）交叉到对侧，形成锥体交叉。交叉后的纤维在对侧脊髓外侧索内下行，称皮质脊髓侧束。此束纤维在下行的过程中逐节止于同侧脊髓前角运动神经元（下运动神经元），主要支配四肢肌。小部分未交叉的纤维在同侧脊髓前索内下行，称为皮质脊髓前束。此束只达上胸节段，经过白质前连合逐节交叉至对侧，终止于前角运动神经元，支配躯干和四肢肌的运动。皮质脊髓前束尚有少量始终不交叉的纤维而终止于同侧前角运动神经元，支配同侧躯干肌。因而躯干肌受双侧皮质脊髓束支配。

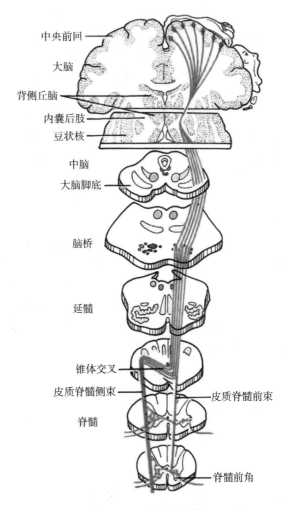

图16-4 皮质脊髓束

由上所述，一侧皮质脊髓束的上运动神经元损伤时，可引起对侧上、下肢肌瘫痪，躯干肌瘫痪不明显；下运动神经元损伤时，瘫痪出现于同侧它所支配的骨骼肌。下运动神经元接受上运动神经元的控制和调节，两级神经受损后，表现不同（表16-1）。

表16-1 上、下运动神经元损伤的区别

项 目	上运动神经元	下运动神经元
瘫痪特点	痉挛性（硬瘫）	弛缓性（软瘫）
肌张力	增高	降低
深反射	亢进	消失或减弱
病理反射	出现（阳性）	不出现（阴性）
早期肌萎缩	不明显	明显

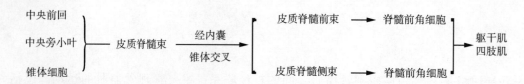

中央前回
中央旁小叶 ── 皮质脊髓束 ── 经内囊 锥体交叉 ── 皮质脊髓前束 → 脊髓前角细胞
锥体细胞 ── 皮质脊髓侧束 → 脊髓前角细胞 ── 躯干肌 四肢肌

（二）皮质核束

皮质核束（corticonuclear tract）（图 16 – 5）又称皮质脑干束，是支配头面部随意运动的锥体系纤维。主要由中央前回下部的锥体细胞的轴突组成。其纤维经内囊降至脑干，在脑干内，大部分纤维陆续止于双侧脑神经运动核，并随脑神经运动核发出的纤维支配眼外肌、咀嚼肌、面上部表情肌、咽喉肌等。小部分纤维完全交叉到对侧，终止于面神经核的下部和舌下神经核，支配对侧面下部表情肌和舌肌。因此，除支配面下部肌的面神经核和舌下神经核为单侧（对侧）支配外，其他脑神经运动核均接收双侧皮质核束的纤维。

由于大部分脑神经运动核接受两侧皮质核束的控制，一侧皮质核束损伤，不致引起下运动神经元所支配的骨骼肌瘫痪。面神经核下部和舌下神经核，只接受对侧皮质核束控制，故一侧皮质核束损伤，可引起下运动神经元支配的骨骼肌瘫痪，即对侧睑裂以下的面肌瘫痪和对侧舌肌瘫痪。这种瘫痪，由于损伤发生在脑神经运动核以上的神经元，临床称核上瘫；而脑神经运动核或其神经元轴突组成的脑神经损伤，则导致所支配的同侧骨骼肌瘫痪，称核下瘫（图 16 – 6）。

二、锥体外系

锥体外系（图 16 – 7）是锥体系以外的影响和控制躯体运动的下行传导通路，其结构复杂，包括大脑皮质、纹状体、背侧丘脑、丘脑底、红核、黑质、脑桥核、前庭核、小脑和脑干网状结构等以及它们联系的纤维。锥体

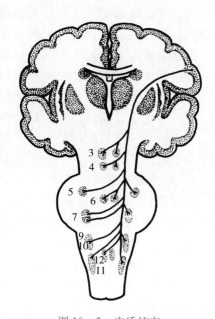

图 16 – 5 皮质核束

3. 动眼神经核 4. 滑车神经核 5. 三叉神经运动核 6. 展神经核 7. 面神经核 9、10 疑核 11. 副神经核 12. 舌下神经核

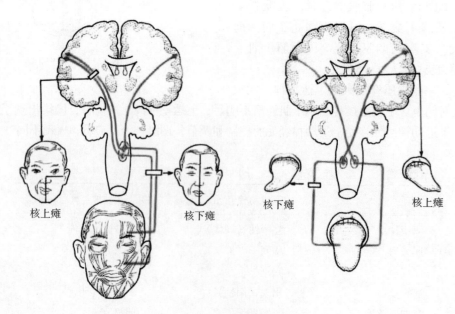

核上瘫 核下瘫 核下瘫 核上瘫

图 16 – 6 核上瘫与核下瘫

外系的主要功能是调节肌张力、协调肌群运动、维持和调整体态姿势和习惯性、节律性动作（如在走路时双臂的自然协调摆动动作）等。

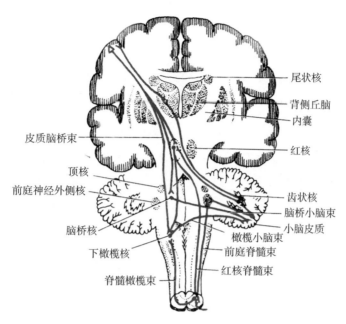

图 16 - 7　锥体外系

　　锥体外系的功能不是一个简单独立的系统，而是与锥体系在运动功能上互不分割的统一整体。只有在锥体外系使肌张力保持稳定协调的前提下，锥体系才能完成精确的随意动作。例如写字时，锥体外系使上肢保持正常肌张力，上肢各大关节保持适当位置，在这个基础上，锥体系使手部各肌群进行随意收缩或松弛，此时锥体外系协调各肌群活动，例如屈肌收缩则伸肌松弛，才能完成写字的精细活动。从另一方面讲，锥体外系对锥体系也有一定的依赖性如有些习惯性动作开始是由锥体系发动的，然后再处于锥体外系的控制之下。

【复习思考题】

　　1. 简述意识性本体觉传导通路与浅感觉传导通路的组成、走行的异同点。

　　2. 一侧视束损伤出现何症状？为什么？

　　3. 简述皮质脊髓束的组成和走行。

　　4. 何为上、下运动神经元？损伤后临床表现有何不同？

（李　健）

第十七章　周围神经系统

【重点内容】

1. 脊神经的构成。

2. 颈丛、臂丛、腰丛、骶丛的组成和位置；膈神经、肌皮神经、正中神经、尺神经、桡神经。腋神经、股神经、坐骨神经的行径和分布。胸神经前支分布的节段性。

3. 正中神经、尺神经、桡神经、腋神经、胫神经和腓总神经损伤后运动及感觉障碍的主要表现。

4. 各脑神经的性质和分布。

5. 动眼神经，滑车神经，三叉神经，展神经，面神经，副神经和舌下神经损伤后的主要症状。

6. 内脏神经的区分和功能。

7. 交感神经与副交感神经在形态结构上的差别。

8. 内脏感觉神经的特点。

周围神经系统（peripheral nervous system）是指中枢神经系统以外的神经成分而言，主要包括脊神经、脑神经和内脏神经。脊神经与脊髓相连，主要分布于躯干和四肢；脑神经与脑相连，主要分布于头、颈部；内脏神经分布于内脏、心血管和腺体。

第一节　脊　神　经

脊神经（图 17-1）共 31 对，包括 8 对**颈神经**（cervical nerves），12 对**胸神经**（thoracic nerves），5 对**腰神经**（lumbar nerves），5 对**骶神经**（sacral nerves）和 1 对**尾神经**（coccygeal

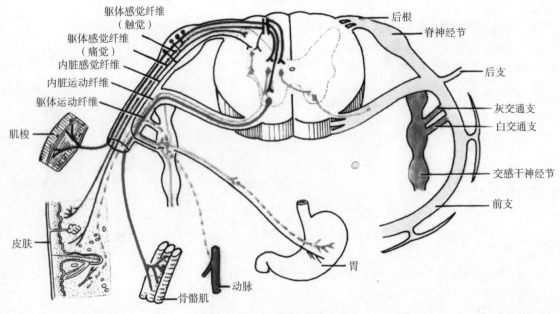

图 17-1　脊神经的组成和分布

nerve）。每对脊神经皆由与脊髓相连的**前根**（anterior root）和**后根**（posterior root）在椎间孔处合并而成。脊神经后根在椎间孔附近有一个椭圆形膨大的**脊神经节**（spinal ganglia），内含感觉神经元的胞体。

脊神经都是混合性神经，含有感觉纤维和运动纤维。感觉纤维是脊神经节内的假单极神经元的突起，其周围突分布于皮肤、肌、腱、关节及内脏的感受器；其中枢突组成后根入脊髓。运动纤维来自脊髓前柱及侧柱的运动性神经元的轴突，穿出脊髓形成前根，与后根合成脊神经，分布于横纹肌、平滑肌与腺体，管理其活动。因此，根据脊神经分布范围和功能的不同，可将脊神经所含的神经纤维成分分为4种：

1. **躯体感觉纤维** 分布于皮肤、骨骼肌、肌腱和关节，将皮肤的浅感觉和感觉神经纤维 肌、腱、关节的深感觉冲动传入中枢。

2. **内脏感觉纤维** 分布于内脏、心血管和腺体，将其感觉冲动传入中枢，是内脏神经的一个组成部分。

3. **躯体运动纤维** 分布于骨骼肌，支配其运动。

4. **内脏运动纤维** 支配平滑肌和心肌的运动，控制腺体的分泌，也是内脏神经的一个组成部分。

脊神经干较短，出椎间孔后立即分为数支：①前支粗大，分布于躯干前外侧和四肢的肌及皮肤。除第2～12对胸神经的前支保持明显的节段性，直接分布于躯干以外，其余的脊神经前支均交织成丛，由丛发出分支到头颈、上肢和下肢的分布区域。脊神经前支形成的丛有颈丛、臂丛、腰丛和骶丛；②后支细小，呈节段性分布于躯干背侧深层肌和皮肤。

一、颈丛

（一）颈丛的组成和位置

颈丛（cervical plexus）由第1～4颈神经前支构成，位于胸锁乳突肌上部的深面。

（二）颈丛的主要分支与分布

颈丛有浅支和深支（图17-2）。浅支由胸锁乳突肌后缘中点附近穿深筋膜浅出，呈放射状分布于颈侧部、头后外侧、耳郭及胸部等相应部位皮肤。其穿出的部位是颈部皮肤阻滞麻醉的进针点。

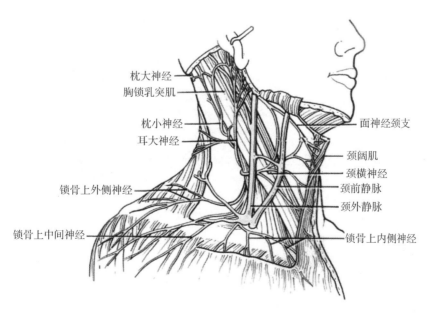

图17-2　颈丛皮支

颈丛的深支主要支配颈部深肌、肩胛提肌、舌骨下肌群和膈。其中**膈神经**（phrenic nerve）（图17-3）是颈丛最重要的分支，沿前斜角肌前面下行，在锁骨下动、静脉之间入胸腔，越过肺根的前

人体解剖学

方，在心包两侧下行达膈。其运动纤维支配膈，感觉纤维分布于心包、纵隔胸膜、膈胸膜及膈下面中央部的腹膜。右膈神经的感觉支还分布于肝、胆囊和肝外胆管等。

二、臂丛

（一）臂丛的组成和位置

臂丛（brachial plexus）（图17－4）由第5～8颈神经前支和第1胸神经前支的大部分纤维组成。臂丛从斜角肌间隙穿出，行于锁骨下动脉后上方，经锁骨后方进入腋窝。组成臂丛的5个神经根反复分支、组合后，形成内侧束、外侧束及后束，分别从外、内、后三面包围腋动脉。

（二）壁丛的主要分支与分布

1. 腋神经（axillary nerve）（图17－4）发自后束，绕肱骨外科颈至三角肌深面。肌支支配三角肌和小圆肌，皮支分布于肩部和臂外侧区上部的皮肤。

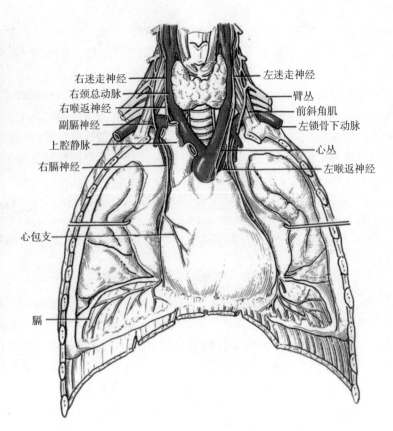

图17－3　膈神经

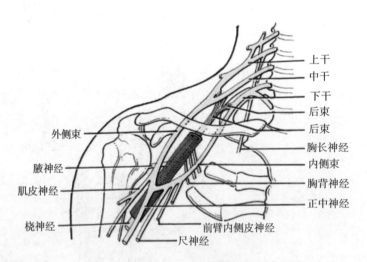

图17－4　臂丛的组成

应用解剖学要点：

　　肱骨外科颈骨折、肩关节脱位或使用腋杖不当，都可能损伤腋神经而导致三角肌瘫痪，表现为臂不能外展，三角肌区皮肤感觉障碍。由于三角肌萎缩，肩部圆隆的外形消失。

2. 肌皮神经（musculocutaneous nerve）（图 17 - 5）发自外侧束，斜穿臂肌前群之间，并发出分支支配该肌群。其终支在肱二头肌下端穿出，称前臂外侧皮神经，分布于前臂外侧皮肤。

3. 正中神经（median nerve）（图 17 - 5，6）由臂丛内、外侧束共同组成，沿肱二头肌内侧下降至肘窝。向下经前臂前群浅、深层肌之间至腕部，经腕管入手掌。正中神经在臂部无分支，在肘部和前臂发出肌支，支配除尺侧腕屈肌、肱桡肌和指深屈肌尺侧半以外的所有前臂屈肌。在手掌发出肌支，支配除拇收肌以外的全部鱼际肌和第 1、2 蚓状肌；皮支分布于鱼际和桡侧 3 个半指掌面的皮肤。

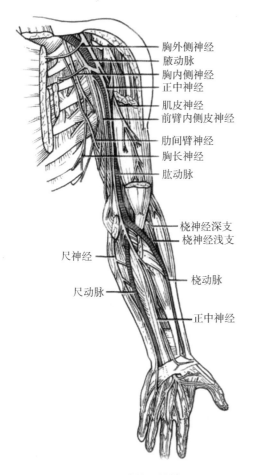

图 17 - 5　上肢前面的神经

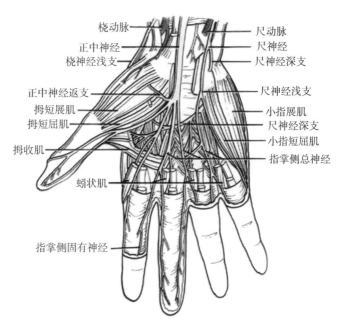

图 17 - 6　右手掌面的神经

应用解剖学要点：

　　正中神经主干受损，可使手的功能受到严重影响。运动障碍表现为前臂不能旋前，屈腕能力减弱，拇、示指不能屈曲，拇指不能对掌，握拳及前臂旋前功能丧失。由于鱼际肌萎缩，手掌变平坦，称"猿手"（图 17 - 7）。感觉障碍以拇指、示指和中指的远节最为明显。正中神经在腕部位置表浅，易被锐器损伤，在护理操作中应注意保护。

4. 尺神经（ulnar nerve）（图 17 - 6）　发自内侧束，在肱二头肌内侧随肱动脉下行，在臂中部转向后下，经肱骨内上髁后方的尺神经沟转至前臂内侧，沿尺动脉的内侧下行达腕部（图 17 - 5）。尺神经在臂部无分支，在前臂分支支配尺侧腕屈肌、指深屈肌尺侧半。在手掌，发肌支支配小鱼际肌、骨间肌和第3、4蚓状肌；皮支分布于小鱼际和尺侧1个半手指的皮肤。在手背，分布于手背尺侧半和尺侧2个半手指的皮肤。

应用解剖学要点：

尺神经最易受损的部位是位于肱骨内上髁后方的尺神经沟处，此处尺神经位置表浅，易受刺激和损伤。尺神经损伤后，运动障碍表现为屈腕力减弱，环指和小指末节不能屈曲，拇指不能内收，小鱼际萎缩。由于骨间肌和蚓状肌麻痹，各指不能互相靠拢和分开，掌指关节过伸，呈"爪形手"（图17-7）。感觉障碍以手掌、手背内侧缘和小指最明显。

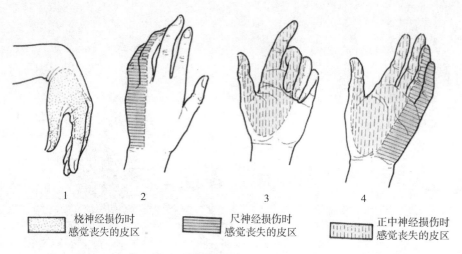

1　　　2　　　3　　　4

桡神经损伤时感觉丧失的皮区　　尺神经损伤时感觉丧失的皮区　　正中神经损伤时感觉丧失的皮区

图17-7　桡、尺、正中神经损伤时的手形及皮肤感觉丧失区

5. **桡神经**（radial nerve）　发自后束，在腋窝位于腋动脉后方，伴肱深动脉向下外行，沿桡神经沟绕肱骨中段背侧旋向外下，在肱骨外上髁上方穿外侧肌间隔至肘窝前面，分为浅、深支（图17-8）。桡神经浅支为皮支，分布于手背桡侧半和桡侧两个半手指的手背面皮肤（图17-9）。桡神经深支支配全部前臂伸肌和肱桡肌。桡神经主干在臂部发出肌支支配肱三头肌和肱桡肌，皮支分布于前臂背面。

应用解剖学要点：

桡神经最易受损的部位是臂中段后部。肱骨中段或中、下1/3交界处骨折、上肢放置止血带不当，均可引起桡神经损伤。桡神经损伤后主要运动障碍是前臂伸肌瘫痪，表现为不能伸腕和伸指，不能旋后，抬前臂时呈"垂腕"状。感觉障碍以前臂背面和手背桡侧半及第1、2掌骨间背面皮肤最明显（图17-7）。

三、胸神经前支

胸神经前支共12对。除第1对的大部分参与臂丛，第12对的少部分参与腰丛的组成外，其余皆单独走行。第1~11对胸神经前支位于相应的肋间隙中，称肋间神经（intercostal nerves），第12对胸神经前支位于第12肋下方，故名肋下神经（subcostal nerve）（图17-10）。肋间神经伴随肋间后动、静脉，在肋间内、外肌之间循肋沟行走，在腋前线附近发出外侧皮支。上 6 对肋间神经达胸骨侧缘处穿至皮下，称前皮支。下 5 对肋间神经远侧部和肋下神经斜向下内，行于腹内斜肌与腹横肌之间，并进入腹直肌鞘，至腹白线附近穿至皮下，成为前皮支。肋间神经和肋下神经的肌支分布于肋间肌和腹肌前外侧群，皮支分布于胸、腹壁皮肤及相应的壁胸膜和壁腹膜。

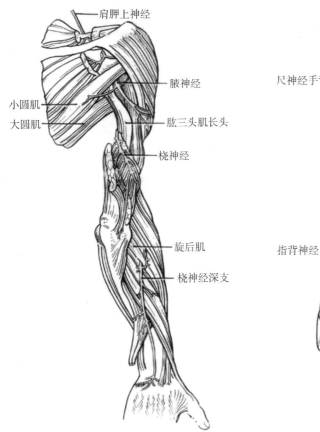

图 17 - 8　上肢后面的神经

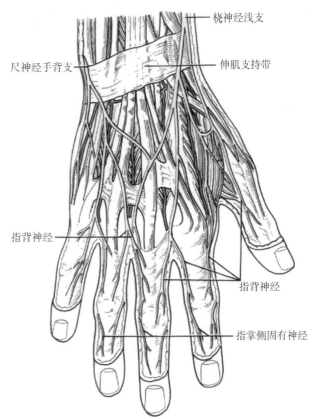

图 17 - 9　右手背面的神经

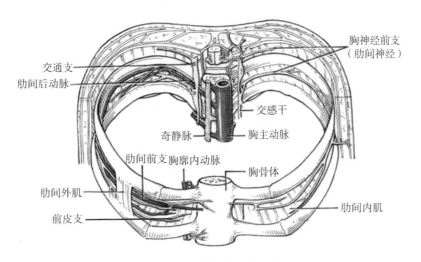

图 17 - 10　肋间神经的走行

胸神经前支在胸、腹壁皮肤呈明显的节段性和重叠性分布。节段性分布为由上向下依顺序分节段排列（表17-1）。临床常以上述标志检查皮肤感觉障碍节段，有助于对脊神经或脊髓损伤做定位诊断以及硬膜外麻醉时判断麻醉平面。

表17-1 胸神经前支的分布平面

序数	分布平面	序数	分布平面
T_2	胸骨角平面	T_8	肋弓平面
T_4	乳头平面	T_{10}	脐平面
T_6	剑胸结合平面	T_{12}	脐与耻骨联合连线的中点平面

应用解剖学要点：

临床上施行硬脊膜外麻醉时，常以上述皮神经分布区来测定麻醉平面的高低。脊髓损伤时，可根据感觉障碍平面来推断损伤的节段。

四、腰丛

（一）腰丛的组成和位置

腰丛（lumbar plexus）（图17-11）由第12胸神经前支的一部分、第1~3腰神经前支和第4腰神经前支的一部分组成，位于腰大肌深面。除就近发出分支支配腰方肌、髂腰肌外，还分支分布于股前部、股内侧部和腹股沟区。

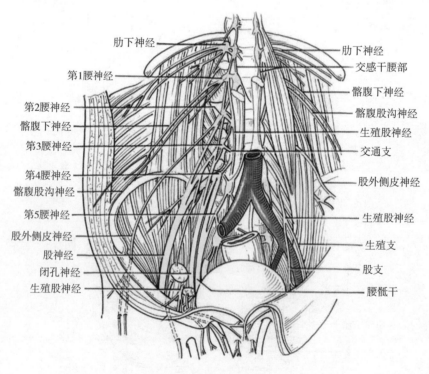

图17-11 腰骶丛及其分支

（二）腰丛的主要分支与分布（图17－11）

1. 髂腹下神经　自腰大肌外侧缘穿出，经髂嵴上方进入腹肌之间前行，在腹股沟浅环上方3cm处穿腹外斜肌腱膜达皮下，沿途分布于腹壁诸肌，并发出皮支分布于腹股沟区及下腹部的皮肤。

2. 髂腹股沟神经　行于髂腹下神经下方，穿经腹股沟管，伴精索或子宫圆韧带自腹股沟管浅环穿出。肌支分布于腹壁肌，皮支分布于腹股沟区、阴囊或大阴唇的皮肤。

3. 闭孔神经自腰大肌内侧缘穿出，沿盆侧壁前行，穿出闭膜管至股内侧，进入股内侧肌群，其肌支支配闭孔外肌、大腿内收肌群，皮支分布于大腿内侧的皮肤。（图17－11）。

骨盆骨折时易伤及闭孔神经，表现为股内侧肌群瘫痪，站立和行走受限，患肢不能交叉到健侧肢体上。

4. 股神经（femoral nerve）（图17－12）是腰丛中最大的神经。自腰大肌外侧缘穿出，行于腰大肌与髂肌之间，经腹股沟韧带中点的深面，于股动脉外侧进入股三角。股神经的肌支主要支配股前群肌，皮支除分布于股前部皮肤外，还分出隐神经（saphenous nerve）分布于小腿内侧面及足内侧缘皮肤。

应用解剖学要点：

股神经损伤表现为屈髋无力，行走困难，步履细小，不能奔跑跳跃；膝反射消失，股前面和小腿内侧面皮肤感觉障碍。

五、骶丛

（一）骶丛的组成和位置

骶丛（sacral plexus）（图17－11）由第4腰神经前支的一部分与第5腰神经前支合成的腰骶干、全部骶神经和尾神经的前支组成，位于盆腔后壁和梨状肌的前方，其分支分布于盆壁、会阴、臀部、大腿后部、小腿及足。

（二）主要分支与分布

1. 臀上神经　经梨状肌上孔出骨盆，支配臀中、小肌和阔筋膜张肌。如臀上神经受损，下肢外展功能障碍，当患者抬起健肢以患肢站立时，骨盆向健侧倾斜。

2. 臀下神经　经梨状肌下孔出骨盆，支配臀大肌。臀下神经受损，如起立和上楼梯时，伸髋关节受限。

3. 阴部神经　经梨状肌下孔出骨盆，绕坐骨棘经坐骨小孔进入坐骨直肠窝，分布于会阴、外生殖器和肛门周围的肌和皮肤。

4. 坐骨神经（sciatic nerve）是全身最长、最粗大的神经，经梨状肌下孔出骨盆，在臀大肌深面，经坐骨结节与股骨大转子之间下行至股后区，在股二头肌深面下行，达腘窝上方分为胫神经和腓总神经两终支。在股后部，坐骨神经主干分支分布于髋关节和股后群肌。

应用解剖学要点：

自坐骨结节和股骨大转子连线的中点至股骨内、外侧髁连线的中点作一连线，其上2/3段为坐骨神经干的体表投影。坐骨神经疼痛时，在此连线上出现压痛。

（1）胫神经（tibial nerve）（图17－13，14）为坐骨神经的直接延续，在小腿比目鱼肌深面伴胫后动脉下行，经内踝后方进入足底。胫神经肌支支配小腿后群肌及足底肌，皮支分布于小腿后面和足底皮肤。

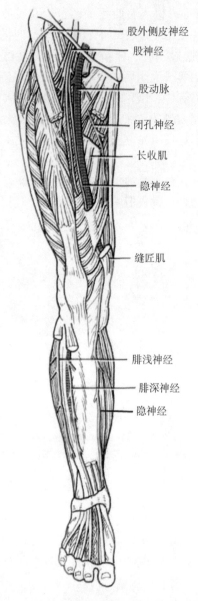

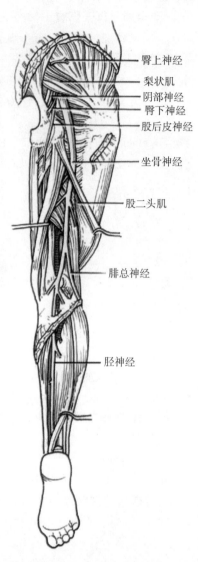

图 17 – 12　下肢前面的神经　　　　　　　图 17 – 13　右下肢后面的神经

应用解剖学要点:

　　胫神经损伤后主要表现为小腿后群肌无力，足不能跖屈，不能以足尖站立，内翻力弱，呈"钩状足"畸形（图 17 – 15）。感觉障碍以足底皮肤最明显。

　　（2）**腓总神经**（common peroneal nerve）（图 17 – 12）沿腘窝外侧缘下降，绕腓骨颈外侧向前下，分为腓浅神经和腓深神经。腓浅神经在腓骨长、短肌之间下行，分支支配小腿外侧群肌，皮支分布于小腿外侧、足背及第 2~5 趾背的皮肤。腓深神经穿经小腿前群肌深面至足背，分布于小腿肌前群、足背肌、小腿前面及第 1、2 趾相对缘的皮肤。

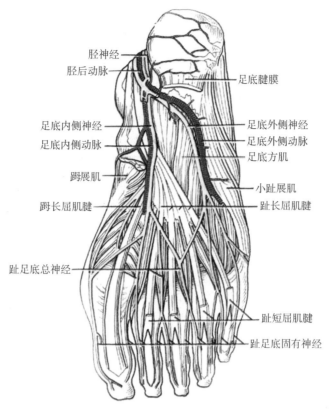

图 17 - 14　足底的神经

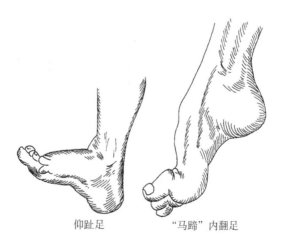

仰趾足　　　　　"马蹄"内翻足

图 17 - 15　胫神经和腓总神经损伤后的足畸形

应用解剖学要点：

　　腓总神经是小腿所有神经中最容易受损的神经，因为其绕过腓骨颈的位置非常表浅。当腓骨颈处骨折时，有可能割伤或切断腓总神经，另外腓骨颈处的骨科固定夹板如果太紧也有可能损伤该神经。损伤后足不能背屈，趾不能伸，行走时足下垂且内翻，呈"马蹄"内翻足畸形，感觉障碍以小腿前外侧和足背最明显（图 17 - 15）。

（马大军）

第二节 脑 神 经

脑神经（cranial nerves）（图17－16）是与脑相连的周围神经，共12对，排列顺序通常用罗马字母表示：Ⅰ嗅神经、Ⅱ视神经、Ⅲ动眼神经、Ⅳ滑车神经、Ⅴ三叉神经、Ⅵ展神经、Ⅶ面神经、Ⅷ前庭窝神经（位听神经）、Ⅸ舌咽神经、Ⅹ迷走神经、Ⅺ副神经和Ⅻ舌下神经。

脑神经和脊神经一样均含有躯体感觉、内脏感觉、躯体运动、内脏运动4种纤维成分，但不同的是每对脑神经内所含神经纤维的种类不同，少则一、两种，多则三、四种。因而可根据脑神经所含纤维性质的不同，将脑神经分为感觉性神经（第Ⅰ、Ⅱ、Ⅷ对脑神经）、运动性神经（第Ⅲ、Ⅳ、Ⅵ、Ⅺ、Ⅻ对脑神经）和混合性神经（第Ⅴ、Ⅶ、Ⅸ、Ⅹ对脑神经）。

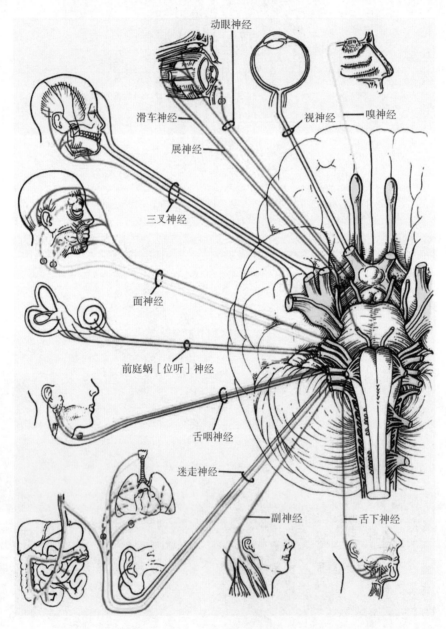

图 17－16 脑神经概况

一、嗅神经

嗅神经（olfactory nerve）（图17－16）为感觉性神经。起于嗅区粘膜内的嗅细胞，中枢突聚集为20余条嗅丝，向上穿筛孔进入颅前窝，终于嗅球，传导嗅觉冲动。

二、视神经

视神经（optic nerve）（图17－17）为感觉性神经，传导视觉冲动。视网膜节细胞的轴突在视神经盘处聚集，穿出巩膜后组成视神经，向后经视神经管入颅中窝，连于视交叉，向后延续为视束，终于间脑的外侧膝状体。

三、动眼神经

动眼神经（oculomotor nerve）（图17－17，18）为运动性神经，含躯体运动纤维和内脏运动（副交感神经）纤维。躯体运动纤维起于动眼神经核，内脏运动纤维起自动眼神经副核。两种纤维组成动眼神经，经中脑的脚间窝出脑，向前穿海绵窦外侧壁，再经眶上裂入眶，分支支配上睑提肌、上直肌、下直肌、内直肌和下斜肌。其内脏运动纤维分布于睫状肌和瞳孔括约肌，参与调节反射和瞳孔对光反射（图17－17，18）。

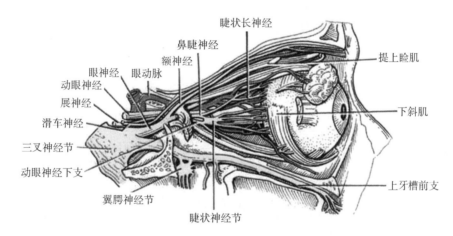

图 17－17　眶内神经（右侧外面观）

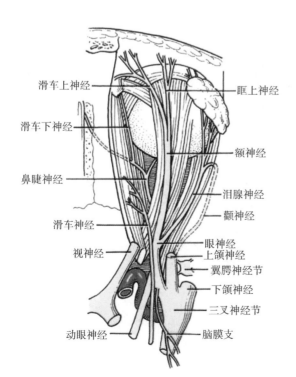

图 17－18　眶内神经（上面观）

应用解剖学要点：

一侧动眼神经损伤，可出现患侧上睑下垂、眼球朝向外下方，固定不能转动，瞳孔散大和患侧对光反射消失。

四、滑车神经

滑车神经（trochlear nerve）（图17-17，18）属躯体运动神经，起于中脑的滑车神经核，由中脑的下丘下方出脑后，绕大脑脚外侧前行，穿过海绵窦，经眶上裂入眶，支配上斜肌。

五、三叉神经

三叉神经（trigeminal nerve）（图17-19，20）为混合性神经，内脏运动纤维起于三叉神经运动核，组成细小的三叉神经运动根，经脑桥基底部与小脑中脚交界处出脑，位于感觉根内下方，其纤维加入下颌神经，支配咀嚼肌。躯体感觉纤维的胞体位于**三叉神经节**（trigeminal ganglion）内，该节位于三叉神经压迹处，由假单极神经元胞体聚集形成，其中枢突组成粗大的三叉神经感觉根，由脑桥基底部与小脑中脚交界处入脑，止于三叉神经脑桥核和脊束核，其周围突组成三叉神经3大分支：自上而下分别是眼神经、上颌神经和下颌神经。

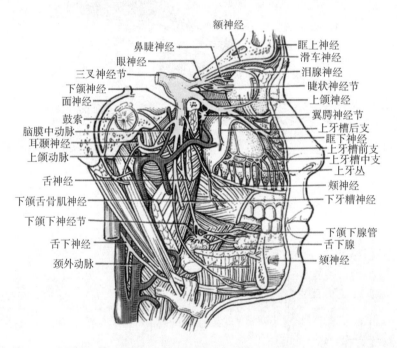

图 17-19 三叉神经

1. **眼神经**（ophthalmic nerve）为感觉性神经，自三叉神经节发出后，穿海绵窦外侧壁，再经眶上裂入眶，分出**眶上神经**（supraorbital nerve）、额神经、泪腺神经、鼻睫神经等，分布于眼球、泪腺、结膜、部分鼻腔粘膜、额顶部与上睑及鼻背的皮肤。

2. **上颌神经**（maxillary nerve）为感觉性神经，自三叉神经节发出后，穿海绵窦外侧壁，经圆孔出颅入翼腭窝，分出**眶下神经**（infraorbital nerve）等，分布于上颌牙、牙龈、口鼻腔粘膜、眼裂与口裂间的皮肤。

3. **下颌神经**（mandibular nerve）是三叉神经最大的分支，为混合性神经。自卵圆孔出颅，分出舌神经、下牙槽神经等；分布于腮腺和颞区皮肤，颊部皮肤及颊部的口腔粘膜，舌前2/3的粘膜，管理一般感觉。下牙槽神经的运动纤维支配咀嚼肌等。

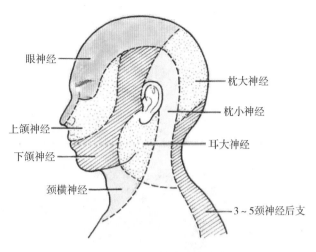

眼神经

上颌神经

下颌神经

颈横神经

枕大神经

枕小神经

耳大神经

3～5颈神经后支

图 17－20 三叉神经皮支分布区

应用解剖学要点：

　　一侧三叉神经损伤时出现同侧面部皮肤及眼、口和鼻腔粘膜感觉丧失；角膜反射因角膜感觉丧失而消失；患侧咀嚼肌瘫痪和萎缩，张口时下颌偏向患侧。临床上常见的三叉神经痛能波及三叉神经全部分支或某一分支，此时不仅疼痛的部位与三叉神经3个分支在面部的分布区（图17－20）相一致，而且压迫眶上孔、眶下孔或颏孔时，可诱发患支分布区的疼痛。

　　六、展神经

　　展神经（abducent nerve）（图 17－17）为运动性神经，起于脑桥展神经核，自延髓脑桥沟中线两旁出脑，向前穿海绵窦，经眶上裂入眶，支配外直肌。

应用解剖学要点：

　　一侧展神经损伤可导致外直肌麻痹，表现为患侧眼球不能向外转动，出现内斜视，多由炎症、肿瘤引起。

　　七、面神经

　　面神经（facial nerve）（图 17－21）为混合性神经，由粗大的运动根和细小的混合根（中间神经）组成，两根自脑桥延髓沟出脑，入内耳门后合为一干，穿内耳道底，进入面神经管，经茎乳孔出颅，向前穿入腮腺，于腮腺内分为数支并交织成丛，自腮腺前缘呈放射状发出五支：即颞支、颧支、颊支、下颌缘支、颈支，支配面部表情肌及颈阔肌。

　　面神经在面神经管弯曲处有膝神经节，此节由内脏感觉神经元的胞体组成。面神经在面神经管内发出分支：

　　1. 鼓索（图 17－22）　在茎乳孔上方约6mm处由面神经发出，向前进入鼓室，出鼓室加入舌神经。鼓索内的内脏感觉（味觉）纤维，随舌神经分布于舌前2/3的味蕾。内脏运动（副交感）纤维分布于下颌下腺和舌下腺，控制其分泌。

　　2. 岩大神经　由副交感节前纤维组成，分布至泪腺、鼻与腭部的粘液腺。

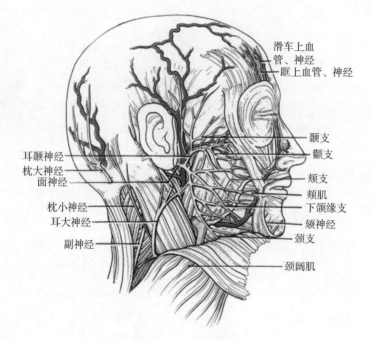

滑车上血管、神经
眶上血管、神经
颞支
颧支
颊支
颊肌
下颌缘支
颏神经
颈支
颈阔肌
耳颞神经
枕大神经
面神经
枕小神经
耳大神经
副神经

图 17 - 21　面神经

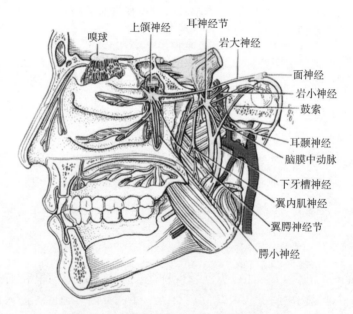

嗅球
上颌神经
耳神经节
岩大神经
面神经
岩小神经
鼓索
耳颞神经
脑膜中动脉
下牙槽神经
翼内肌神经
翼腭神经节
腭小神经

图 17 - 22　鼓索、蝶腭神经节与耳神经节

应用解剖学要点：

　　面神经损伤后的主要临床表现为面肌瘫痪。具体表现有：①患侧额纹消失，闭眼困难，鼻唇沟变平坦；②笑时口角偏向健侧，不能鼓腮，说话时唾液从口角流出；③因眼轮匝肌瘫痪闭眼困难，故角膜反射消失；④听觉过敏；⑤舌前2/3味觉丧失；⑥泌泪障碍引起角膜干燥；⑦泌涎障碍等。

八、前庭蜗神经

前庭蜗神经（vestibulocochlear nerve）为感觉性神经，由前庭神经和蜗神经组成。

前庭神经（vestibular nerve）传导平衡觉冲动。在内耳道底，双极神经元的胞体聚集形成前庭神经节，其周围突分布于内耳球囊斑、椭圆囊斑和壶腹嵴，中枢突组成前庭神经，终止于前庭神经核。

蜗神经（cochlear nerve）传导听觉冲动。在耳蜗的蜗轴内，双极神经元的胞体聚集形成蜗神经节，其周围突分布于基底膜上的螺旋器，中枢突组成蜗神经，终止于蜗神经核。

应用解剖学要点：

　　前庭蜗神经损伤后表现为伤侧耳聋和平衡功能障碍；如果仅有部分损伤，由于前庭神经受到刺激可出现眩晕和眼球震颤，并多伴有自主神经功能障碍的症状，如呕吐等。

九、舌咽神经

舌咽神经（glossopharyngeal nerve）（图 17 – 23）为混合性神经，神经根连于延髓，经颈静脉孔出颅，在孔附近的神经干上有膨大的上神经节和下神经节。出颅后经舌骨舌肌内侧达舌根。其主要分支有：①舌支：分布于舌后 1/3 的粘膜和味蕾；②咽支：分布于咽壁；③鼓室神经：起于下神经节，分支分布于鼓室、乳突小房及咽鼓管粘膜。其副交感纤维组成岩小神经，穿出鼓室至耳神经节交换神经元，节后纤维随耳颞神经走行，分布于腮腺；④颈动脉窦支：分布于颈动脉窦和颈动脉小球。

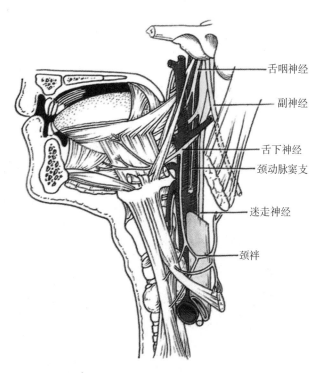

舌咽神经
副神经
舌下神经
颈动脉窦支
迷走神经
颈袢

图 17 – 23　舌咽神经与舌下神经

十、迷走神经

迷走神经（vagus nerve）（图 17 – 24）为混合性神经，是行程最长、分布最广的脑神经。迷走神经的根丝自延髓出脑，经颈静脉孔出颅，在孔内和孔下方神经干上有膨大的迷走神经上、下神经节。在颈部，迷走神经在颈动脉鞘内。在胸部，左、右迷走神经的行程有所不同。左迷走神经在左颈总动脉和左锁骨下动脉之间下行，跨主动脉弓前方，经左肺根后方下行至食管前面分支交织形成左肺丛和食管前丛，在食管下段合为迷走神经前干。右迷走神经越右锁骨下动脉前方，沿食管右侧下行，经右肺根后方下行至食管后面分支交织形成右肺丛和食管后丛，在食管下段合为迷走神经后干。迷走神经前、后干与食管伴行穿膈的食管裂孔进入腹腔，在贲门附近，前干分为胃前支和肝支，后干分为胃后支与腹腔支。迷走神经的主要分支如下：

（一）颈部

1. **喉上神经**（superior laryngeal nerve） 起于下神经节，在颈内动脉内侧下行至舌骨大角水平分为内、外两支。外支伴甲状腺上动脉下行，支配环甲肌；内支伴喉上动脉穿甲状舌骨膜入喉腔，分布于声门裂以上的喉粘膜及咽、舌根、会厌等处。

2. **颈心支** 分布于心传导系、心肌和冠状动脉以及主动脉弓壁内的压力感受器和化学感受器。

（二）胸部

1. **喉返神经**（recurrent laryngeal nerve）左、右喉返神经的起始、行程有所不同。右喉返神经起点高，于右锁骨下动脉前方起于右迷走神经，向后上勾绕右锁骨下动脉返回颈部。左喉返神经起点低，在主动脉弓前方起于左迷走神经，向后上勾绕主动脉弓返回颈部。在颈部，左、右喉返神经均于气管食管沟内上行，至咽下缩肌下缘、环甲关节后方入喉，改名为喉下神经，其中运动纤维支配除环甲肌以外的其余喉肌，感觉纤维分布于声门裂以下的喉粘膜。

2. **支气管支和食管支** 分布于气管、支气管、肺及食管。

（三）腹部

1. **胃前支** 分支分布于胃前壁。

2. **肝支** 参与形成肝丛，随肝固有动脉分支分布于肝、胆囊等处。

3. **胃后支** 分支分布于胃后壁。

4. **腹腔支** 与交感神经的纤维共同构成腹腔丛，伴腹腔干、肠系膜上动脉和肾动脉及其分支分布于肝、胰、脾、肾等实质性器官及结肠左曲以上的腹部消化管。

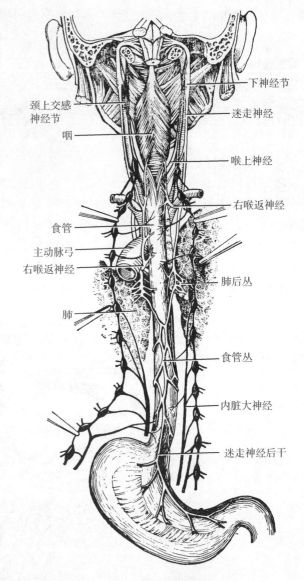

图 17-24 迷走神经

颈上交感神经节 —
咽 —
食管 —
主动脉弓 —
右喉返神经 —
肺 —

— 下神经节
— 迷走神经
— 喉上神经
— 右喉返神经
— 肺后丛
— 食管丛
— 内脏大神经
— 迷走神经后干

应用解剖学要点：

迷走神经主干损伤所致内脏活动障碍的主要表现为脉速、心悸、恶心、呕吐、呼吸深慢和窒息等。由于咽喉感觉障碍和肌肉瘫痪，可出现声音嘶哑、语言和吞咽困难，腭垂偏向患侧等症状。

十一、副神经

副神经（accessory nerve）为运动性神经，有颅根和脊髓根，颅根加入迷走神经并随其分支支配咽喉肌。脊髓根行向外下方，支配胸锁乳突肌和斜方肌。

十二、舌下神经

舌下神经（hypoglossal nerve）（图 17-23）为运动性神经，起于延髓的舌下神经核，经舌下神经管出颅，支配全部舌内肌和大部分舌外肌。一侧舌下神经损伤后，患侧舌肌瘫痪，伸舌时舌尖偏向患侧。

12 对脑神经的名称、性质、连脑部位、出入颅部位和分布概况见表 17-2，图 17-16。

表 17-2　脑神经的名称、性质、连脑部位和出入颅部位

顺序	名　称	性质	连脑部位	出入颅部位
Ⅰ	嗅神经	感觉性	端脑	筛孔
Ⅱ	视神经	感觉性	间脑	视神经管
Ⅲ	动眼神经	运动性	中脑	眶上裂
Ⅳ	滑车神经	运动性	中脑	眶上裂
Ⅴ	三叉神经	混合性	脑桥	眼神经：眶上裂
				上颌神经：圆孔
				下颌神经：卵圆孔
Ⅵ	展神经	运动性	脑桥	眶上裂
Ⅶ	面神经	混合性	脑桥	茎乳孔
Ⅷ	前庭蜗神经	感觉性	脑桥	内耳门
Ⅸ	舌咽神经	混合性	延髓	颈静脉孔
Ⅹ	迷走神经	混合性	延髓	颈静脉孔
Ⅺ	副神经	运动性	延髓	颈静脉孔
Ⅻ	舌下神经	运动性	延髓	舌下神经管

（鞠　梅）

第三节　内脏神经

内脏神经（visceral nervous system）主要分布于内脏、心血管和腺体。内脏神经可分为内脏运动神经和内脏感觉神经，内脏运动神经支配平滑肌、心肌和腺体的分泌，以控制和调节新陈代谢活动，在很大程度上不受意识支配，故又称**自主神经系统** autonomic nervous system 或**植物神经系统**（vegetative nervous system）。内脏感觉神经则将内脏、心血管等处感受器的信息传入各级中枢，通过反射调节内脏、心血管等器官的活动。

一、内脏运动神经

内脏运动神经（visceral motor nerve）（表 17-3）和躯体运动神经一样，都受大脑皮质和皮质下各级中枢的调控，二者在功能上互相依存、互相协调，又互相制约，以维持机体内、外环境的统一和平衡，保障机体正常生命活动的进行。内脏运动神经与躯体运动神经在结构和功能上有较大差别。内脏运动神经具有以下特点：

1. 内脏运动神经在一定程度上不受意识控制。

2. 内脏运动神经低级中枢位于脑干的内脏运动神经核和脊髓 $T_1 \sim L_3$ 节段的侧角以及脊髓 $S_2 \sim S_4$ 节段的骶副交感核。

3. 内脏运动神经自低级中枢发出后，在内脏运动神经节交换神经元，由神经节内神经元发出的纤维到达支配器官。因此上述低级中枢内的神经元称为**节前神经元**（preganglionic neuron），其轴突称节前纤维。神经节内神经元称**节后神经元**（postganglionic neuron），其轴突称节后纤维。一个节前神经元可以与多个节后神经元构成突触联系（图 17 -25）。

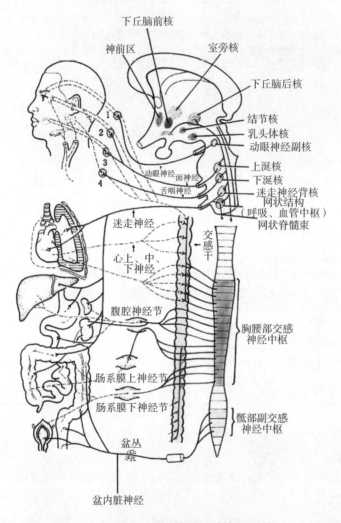

图 17 -25　内脏运动神经

1. 睫状神经节；2. 翼腭神经节；3. 下颌下神经节；4. 耳神经节

——节前纤维；……节后纤维

4. 内脏运动神经根据生理特点不同分为交感神经和副交感神经。多数内脏器官同时接受两种神经的双重支配。交感神经和副交感神经的结构有不同之处（表 17 -3）。和对各系统的作用比较（表 17 -4）。

表 17 -3 内脏运动神经与躯体运动神经比较

	躯体运动神经	内脏运动神经
效应器	骨骼肌（受意志支配）	心肌、平滑肌和腺体（不受意志支配）
纤维成分	一种	二种：交感神经和副交感神经
低级中枢	一个神经元	两个神经元：节前神经元和节后神经元
纤维种类	较粗的有髓纤维	薄髓（节前纤维）和无髓（节后纤维）细纤维
分布形式	神经十	神经丛

表 17 -4 交感神经与副交感神经结构比较

	交感神经	副交感神经
低级中枢	脊髓 $T_1 \sim L_3$ 节段侧角	脑干的内脏运动神经核，$S_2 \sim S_4$ 节段的副交感神经核
神经节	椎旁节和椎前节	器官旁节和壁内节
节前、节后纤维	节前纤维短，节后纤维长	节前纤维长，节后纤维短
分布范围	全身血管及胸、腹、盆腔平滑肌、心肌、腺体及竖毛肌和瞳孔开大肌	内脏 胸、腹、盆腔内脏平滑肌、心肌、腺体（肾上腺髓质除外）、瞳孔括约肌、睫状肌

（一）交感神经

交感神经（sympathetic nerve）（图 17 - 26）的中枢部位于脊髓 $T_1 \sim L_3$ 节段的侧角。周围部由交感神经节和交感干及分支组成。

1. 交感神经节　交感神经节因位置不同分为椎旁神经节和椎前神经节。椎旁神经节即交感干神经节，位于脊柱两侧，每侧 19 ~ 24 个，形态不规则。椎前神经节位于脊柱前方，包括腹腔神经节、主动脉肾节、肠系膜上神经节及肠系膜下神经节，分别位于同名动脉根部附近，相应的节后纤维起自这些神经节。

2. 交感干（sympathetic trunk）由交感干神经节和节间支连接而成，位于脊柱两侧，上起自颅底，下至尾骨前方汇合于奇神经节。

交感干神经节借交通支与相应的脊神经相连。交通支可分为白交通支和灰交通支。白交通支是节前纤维，因具有髓鞘色白而得名。白交通支只存在于 $T_1 \sim L_3$ 共 15 对脊神经与相应的交感干神经节之间。灰交通支连于交感干与 31 对脊神经之间，由椎旁节内的神经元发出的无髓鞘的节后纤维组成，因无髓鞘，色灰暗而得名，共 31 对。

白交通支内的节前纤维，进入交感干后有 3

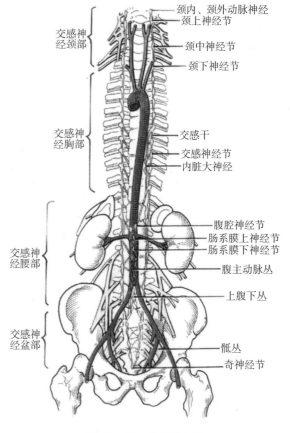

图 17 - 26 交感干全貌

颈内、颈外动脉神经
颈上神经节
交感神经颈部
颈中神经节
颈下神经节
交感神经胸部
交感干
交感神经节
内脏大神经
腹腔神经节
肠系膜上神经节
肠系膜下神经节
腹主动脉丛
交感神经腰部
上腹下丛
交感神经盆部
骶丛
奇神经节

种去向：①终止于相应的椎旁神经节，并换神经元；②在交感干内上升或下降，再终于颈部或下腰部的椎旁节，并换神经元；③穿过椎旁神经节至椎前神经节换神经元。

交感神经节后纤维也有3种去向：①经灰交通支返回脊神经，随脊神经分布全身的血管、汗腺和竖毛肌；②攀附动脉走行，随动脉到达所支配的器官；③离开交感干直接分布到所支配的器官。

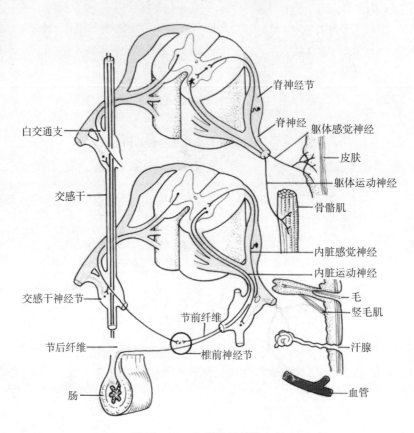

图 17 - 27　交感神经纤维走行

3. 交感神经的分布概况（表17 - 5）

表 17 - 5　交感神经的构成和分布

节前纤维的来源	节后神经元胞体部位	节后纤维的分布
$T_1 \sim T_5$ 节段的侧角	椎旁节	头颈、胸腔器官及上肢的血管、汗腺、竖毛肌
$T_5 \sim T_{12}$ 节段的侧角	椎旁节或椎前节	肝、胰、脾、肾等腹腔实质器官、结肠左曲以上的消化管
$L_1 \sim L_3$ 节段的侧角	椎旁节或椎前节	结肠左曲以下的消化管、盆腔脏器和下肢的血管、汗腺、竖毛肌

（二）副交感神经

副交感神经（parasympathetic nerve）的中枢部为脑干的4对副交感神经核和脊髓 $S_2 \sim S_4$ 节段的骶副交感核。周围部包括副交感神经节和节前纤维、节后纤维。副交感神经节多位于器官附近或器官壁内，称为器官旁节或器官内节。

1. 颅部的副交感神经（图17 - 28）

（1）由中脑的动眼神经副核发出的节前纤维，随动眼神经入眶后，进入睫状神经节内交换神经元，节后纤维支配瞳孔括约肌和睫状肌。

（2）由脑桥的上泌涎核发出的节前纤维加入面神经。一部分至翼腭神经节交换神经元，节后纤维分布于泪腺、鼻腔粘膜的腺体。另一部分经鼓索加入舌神经，至下颌下神经节交换神经元，节后纤维分布于下颌下腺、舌下腺及口腔粘膜的腺体。

（3）由延髓的下泌涎核发出的节前纤维加入舌咽神经，其分支进入耳神经节交换神经元，节后纤维分布于腮腺。

（4）由延髓的迷走神经背核发出的节前纤维加入迷走神经，分支到达心、肺、肝、脾、胰、肾及结肠左曲以上消化管的器官旁节或器官内节交换神经元，节后纤维分布于上述器官的平滑肌、心肌和腺体。

2. 盆部副交感神经（图17-29） 由 $S_2 \sim S_4$ 节段的骶副交感核发出节前纤维，加入骶神经前支，出骶前孔，离开骶神经，构成盆内脏神经加入盆丛，随盆丛分支到所支配脏器的器官旁节或器官内节交换神经元，节后纤维支配结肠左曲以下的消化管、盆腔内脏的平滑肌和腺体

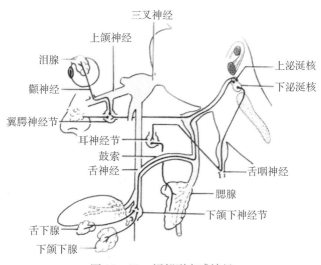

图17-28 颅部副交感神经

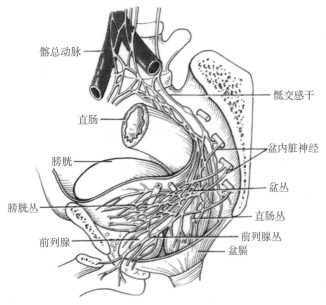

图17-29 盆部副交感神经

交感神经与副交感神经对绝大多数内脏器官都是共同支配，但二者对同一器官的作用既互相拮抗又互相统一（表17-6）。

表17-6　交感神经和副交感神经对各器官的作用

	交感神经	副交感神经
心	心律加快，收缩力增强，冠状动脉舒张	心律减慢，收缩力减弱，冠状动脉收缩
支气管	支气管平滑肌舒张	支气管平滑肌收缩
胃肠道	胃肠平滑肌蠕动减弱，分泌减少	胃肠平滑肌蠕动增强，分泌增加
膀胱	膀胱壁的平滑肌舒张、括约肌收缩（贮尿）	膀胱壁的平滑肌收缩、括约肌舒张（排尿）
瞳孔	瞳孔散大	瞳孔缩小

（三）内脏神经丛（图17-29）

交感神经、副交感神经和内脏感觉神经在分布于脏器的过程中，相互交织在一起，形成内脏神经丛。如心丛、肺丛、腹腔丛等，由丛再发出分支到达所支配的器官。

二、内脏感觉神经

人体各内脏器官除有交感和副交感神经支配外，还有感觉神经分布。内脏感觉神经接受内脏的各种刺激，并传入中枢。如同躯体感觉神经一样，内脏感觉神经元的胞体亦位于脊神经节和脑神经节内，且也是假单极神经元。其周围突随交感神经和副交感神经分布，中枢突进入脊髓和脑干，分别止于脊髓后角和脑干内的孤束核。其传入通路较为复杂。

（一）内脏感觉的特点

1. 内脏感觉纤维数目较少，细纤维占多数，痛阈较高，对于正常的内脏活动一般不引起主观感觉，但胃饥饿时的收缩可引起饥饿感觉，直肠、膀胱的充盈可引起膨胀感觉等。

2. 内脏对切割等刺激不敏感，但对牵拉、膨胀、冷热、缺血等刺激十分敏感。

3. 内脏感觉的传入途径比较分散，即1个脏器的感觉纤维可经几个脊神经传入中枢，而1条脊神经又包含几个脏器的感觉纤维。因此内脏痛往往是弥散的，而且定位亦不准确。

（二）牵涉性痛

当某些内脏器官发生病变时，常在体表一定的区域产生感觉过敏或疼痛，这种现象称为**牵涉性痛**（图17-30）。牵涉性痛的机制被认为与同一节段脊髓支配有关，即内脏病变器官与相关体表部位感觉神经元在脊髓同一节段，内脏病变的神经冲动可扩散或影响到邻近的感觉神经元，感觉中枢定位不准而产生牵涉性疼痛。如心绞痛时可放射到胸前区及左臂部内侧皮肤，使该区感到疼痛。肝、胆病变时，常在右肩部皮肤感到酸痛等（表17-7）。

表17-7　常见脏器的牵涉痛部位

患病器官	疼痛牵涉部位
心	心前区、左肩、左臂和手尺侧区
肝、胆囊	右上腹、右肩区
胃、胰	左上腹、肩胛间
小肠、阑尾	上腹、脐周围
肾、输尿管	腰、腹股沟

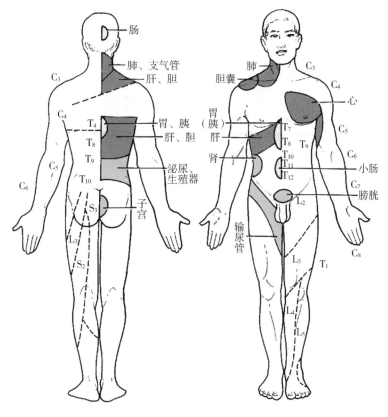

图 17 - 30　内脏牵涉痛区

【复习思考题】

1. 试述颈丛、臂丛、腰丛、骶丛的组成、位置、主要分支分布范围。

2. 描述正中神经、尺神经、桡神经、腋神经、胫神经和腓总神经损伤后的临床表现。

3. 简述三叉神经在面部皮肤的分布范围。

4. 试述面神经在面部分部及损伤表现。

5. 试述交感神经与副交感神经的主要差别。

（雍刘军　米永杰）

内分泌系统

【重点内容】
  1. 内分泌系统的组成、结构特点及主要功能。
  2. 内分泌器官的名称、位置和形态。

第一节 总 论

　　内分泌系统（endocrine system）是机体的重要功能调节系统，与神经系统在结构和功能上有密切的联系。几乎所有的内分泌腺和内分泌组织，均直接或间接地接受神经系统的控制和调节；同时，内分泌系统也可影响神经系统的功能，如甲状腺分泌的甲状腺素就能影响脑的发育和功能。内分泌功能紊乱，可导致神经系统功能失调。另外，某些神经元也具有内分泌的功能，如下丘脑的视上核、室旁核中的神经元等。

　　内分泌系统由内分泌腺和内分泌组织组成。其主要功能是对机体的新陈代谢、生长发育和生殖活动等进行体液调节。

　　内分泌腺（endocrine glands）内分泌腺与外分泌腺不同，在结构上具有以下特点：①没有排泄管；故又称无管腺，其分泌的物质称**激素**（hormone），直接进入血液或淋巴，随血液循环输送至全身，作用于特定的靶器官；②体积小，重量轻，但其分泌的激素对人体的新陈代谢、生长发育、生殖等的调节作用很大；③腺细胞通常排列呈索状、团状或围成滤泡状；④内分泌腺的血液供应非常丰富，与其旺盛的新陈代谢和激素的运输有关；⑤其结构和功能活动有显著的年龄变化。

　　内分泌组织为分散存在于机体其他器官或组织内的内分泌细胞团，如胰腺内的胰岛、睾丸内的间质细胞、卵巢内黄体以及神经、消化道管壁内的内分泌细胞。

　　人体主要的内分泌腺（图1）有：甲状腺、甲状旁腺、肾上腺、垂体、松果体、胰岛、胸腺和性腺等。

第二节 内分泌腺

一、甲状腺

　　甲状腺（thyroid gland）（图2）位于颈前部，喉和气管的两侧，棕红色，呈"H"形，分左、右侧叶和峡部。侧叶呈锥体形，贴附在喉下部和气管上部的侧面，上达甲状软骨中部，下至第6气管软骨环；峡部多位于第2～4气管软骨环的前方。有时自峡部向上伸出一个锥状叶，长者可达舌骨平面。临床急救进行气管切开时，应尽量避开甲状腺峡。甲状腺表面包有薄层致密结缔组织构成的纤维囊，称为甲状腺被囊。此囊伸入腺组织，将腺分为大小不等的小叶。甲状腺借结缔组织附着于环状软骨

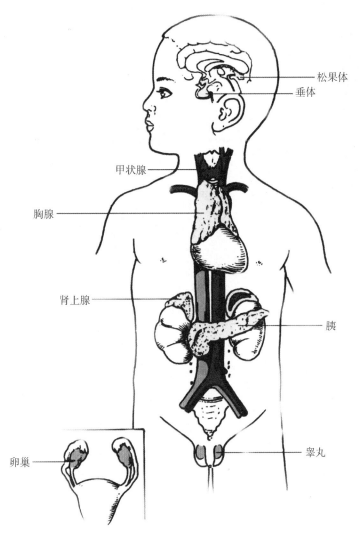

松果体

垂体

甲状腺

胸腺

肾上腺

胰

卵巢

睾丸

图1　内分泌腺概况

上，故吞咽时甲状腺可随喉上下移动。

　　甲状腺分泌的激素称甲状腺素，具有调节机体的基础代谢并影响机体的生长发育。甲状腺分泌过剩时，可引起突眼性甲状腺肿，病人常有心跳加速、神经过敏、体重减轻及眼球突出等症状。分泌不足时，可引起成人粘液性水肿，患者皮肤变厚，并有性功能减退、毛发脱落等现象；小儿则患呆小症，患者身体异常矮小，智力低下。碘对甲状腺的活动有调节作用。缺碘时可引起甲状腺组织增生而导致腺体增大。在某些地区，土壤或饮水中缺碘，如不能得到适当补充，可引起地方性甲状腺肿。

　　二、甲状旁腺

　　甲状旁腺（parathyroid gland）图2是两对扁椭圆形小体，呈棕黄色，形状大小似黄豆，表面有光泽。腺体大小存在个体和年龄的差异。在小儿时期体积较大。甲状旁腺通常有上、下两对，均贴附在甲状腺侧叶的后面。上一对多在甲状腺侧叶后面的上、中1/3交界处；下一对常位于甲状腺下动脉进入腺体的附近。有时甲状旁腺可埋于甲状腺组织内，而使手术时寻找困难。

　　甲状旁腺分泌的激素能调节体内钙、磷代谢，维持血钙平衡。分泌不足或因甲状腺手术时不慎误将甲状旁腺切除，则可引起血钙降低，而导致手足抽搐，肢体呈对称性疼痛与痉挛，严重者可致死亡。若甲状旁腺功能亢进，则可引起骨质过度吸收，容易发生骨折。

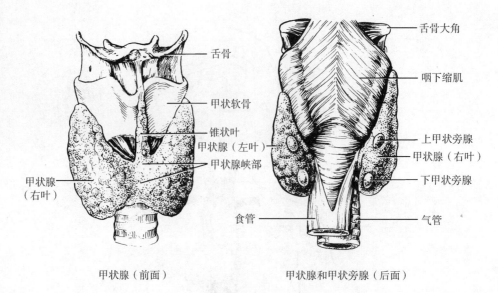

舌骨

甲状软骨

锥状叶

甲状腺（左叶）

甲状腺峡部

甲状腺
（右叶）

舌骨大角

咽下缩肌

上甲状旁腺

甲状腺（右叶）

下甲状旁腺

食管

气管

甲状腺（前面）　　　　　　　甲状腺和甲状旁腺（后面）

图2　甲状腺的甲状旁腺

三、肾上腺

肾上腺（suprarenal gland）（图3）是人体重要的内分泌腺。位于腹膜后，肾的内上方，与肾共同包在肾筋膜内。肾上腺左、右各一；左侧者近似半月形，右侧者呈三角形。腺的前面有不显著的门，是血管、神经出入之处。

肾上腺实质分为皮质和髓质两部分。皮质在外，髓质在内。肾上腺皮质可分泌多种激素，根据其作用归分为3类：①调节体内水盐代谢的**盐皮质激素**；②调节碳水化合物代谢的**糖皮质激素**；③影响性行为和副性特征的**性激素**。肾上腺髓质可分泌的激素称**肾上腺素**和**去甲肾上腺素**，能使心跳加快，心收缩力加强，小动脉收缩，维持血压和调节内脏平滑肌活动，对机体代谢也起一定作用。

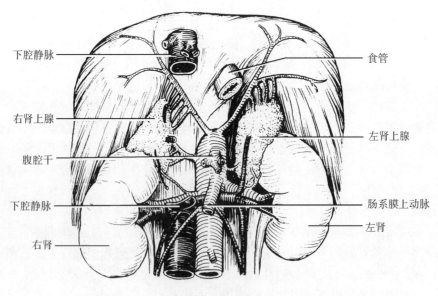

下腔静脉

右肾上腺

腹腔干

下腔静脉

右肾

食管

左肾上腺

肠系膜上动脉

左肾

图3　肾上腺

四、垂体

垂体（hypophysis）（图4）是机体内最复杂的内分泌腺。所产生的激素不但与身体骨骼和软组织的生长有关，且可影响其他内分泌腺（甲状腺、肾上腺、性腺）的活动。垂体借漏斗连于下丘脑，呈椭圆形，位于颅中窝、蝶骨体上面的垂体窝内，外包以坚韧的硬脑膜。根据发生和结构特点，垂体可分为腺垂体和神经垂体两大部分，各部的名称和关系列表于下：

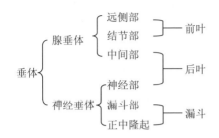

腺垂体包括远侧部、结节部和中间部；通常所称的垂体前叶，是以远侧部为主，还包括极小的结节部。腺垂体可分泌多种激素，能促进机体的生长发育，并影响其他内分泌腺（如甲状腺、肾上腺和性腺等）的功能活动。分泌的激素可分为4类：①**生长激素**：可促进骨和软组织的生长。幼年时分泌不足则形成侏儒症。如果该激素分泌过剩，在骨骼发育成熟前可引起巨人症；在骨骼发育成熟以后则引起肢端肥大症；②**催乳素**：使已发育而具备泌乳条件的乳腺（分娩后）分泌乳汁；③**黑色细胞刺激素**：使皮肤黑色素细胞合成黑色素；④**促激素**：即各种促进其他内分泌腺分泌活动的激素，包括促肾上腺皮质激素、促甲状腺激素和促性腺激素等。

神经垂体由神经部和漏斗组成。垂体后叶则以神经部为主，实际上并无分泌作用，其释放的**抗利尿激素和催产素**是分别由下丘脑的视上核和室旁核分泌，并贮存于神经部，需要时再由后叶释放入血液。抗利尿激素可使血压上升、尿量减少；催产素能使子宫平滑肌收缩。

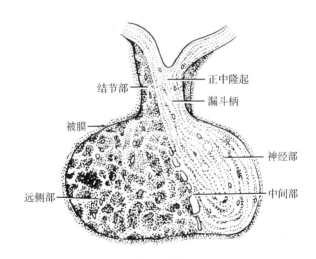

图 4　垂体

五、松果体

松果体（pineal body）为一椭圆形小体，形似松果，颜色灰红。位于丘脑后上方，附于第3脑室顶的后部。松果体在儿童时期比较发达，一般至7岁后开始退化。到成年后松果体部分钙化形成钙斑，可在X线片上见到。临床上可根据位置的改变，作为诊断颅内病变的参考。

松果体分泌的激素，影响机体的代谢活动、性腺的发育和月经周期等。松果体有病变时，可出现性早熟或生殖器官过度发育。若分泌功能过剩，则可导致青春期延迟。

六、胸腺

胸腺（thymus）（图5）。位于纵隔的前上部，色灰红，质柔软，上窄下宽，分为不对称的左、右两叶，呈长扁条状，两叶借结缔组织相连胸腺上端达胸腔上口，有时突入颈根部，下端至心包的上部。新生儿及幼儿时期胸腺相对较大，随着年龄的增大，胸腺继续发育，至青春期以后，则逐渐萎缩，腺组织多被脂肪组织代替。胸腺的主要功能是分泌胸腺素和产生 T 淋巴细胞。

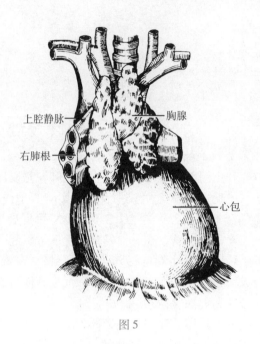

上腔静脉　　　　　　胸腺

右肺根

心包

图 5

【复习思考题】

1. 试述内分泌系统的组成和功能。

2. 试述内分泌腺的结构特点。

3. 简述甲状腺、甲状旁腺、肾上腺、垂体的位置。

（李　健）